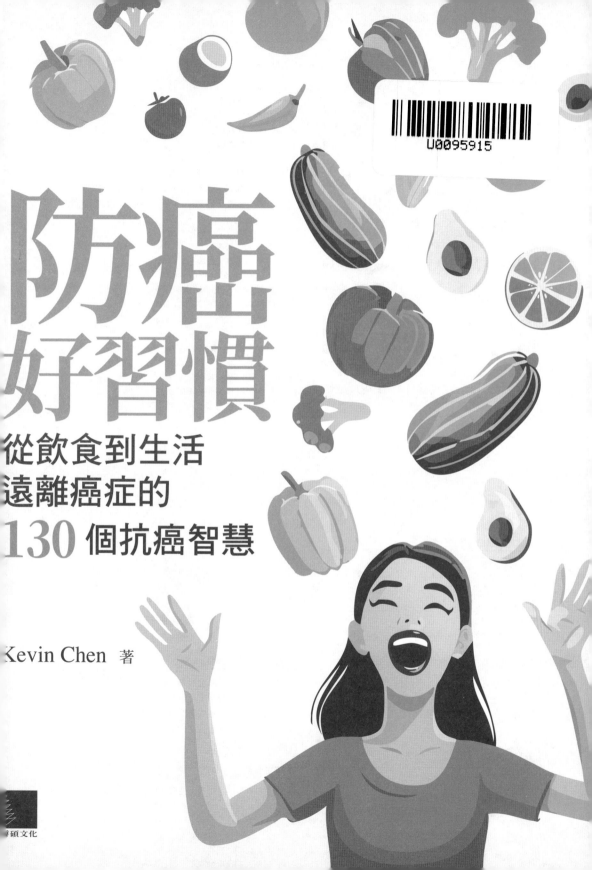

防癌好習慣

從飲食到生活
遠離癌症的
130 個抗癌智慧

Kevin Chen 著

碩文化

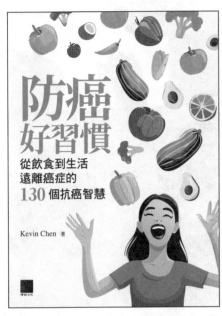

防癌好習慣

從飲食到生活
遠離癌症的
130 個抗癌智慧

Kevin Chen 著

本書如有破損或裝訂錯誤，請寄回本公司更換

作　　　者：Kevin Chen
編　　　輯：林楷倫

董 事 長：曾梓翔
總 編 輯：陳錦輝

出　　　版：博碩文化股份有限公司
地　　　址：221 新北市汐止區新台五路一段 112 號 10 樓 A 棟
　　　　　　電話 (02) 2696-2869　傳真 (02) 2696-2867

發　　　行：博碩文化股份有限公司
郵撥帳號：17484299
戶　　　名：博碩文化股份有限公司
博碩網站：http://www.drmaster.com.tw
讀者服務信箱：dr26962869@gmail.com
訂購服務專線：(02) 2696-2869 分機 238、519
（週一至週五 09:30 ～ 12:00；13:30 ～ 17:00）

版　　　次：2024 年 11 月初版一刷

建議零售價：新台幣 480 元
ＩＳＢＮ：978-626-414-023-2
律師顧問：鳴權法律事務所 陳曉鳴

國家圖書館出版品預行編目資料

防癌好習慣：從飲食到生活遠離癌症的 130 個
抗癌智慧 / Kevin Chen 著 . -- 初版 . -- 新北市：
博碩文化股份有限公司 , 2024.11
　　面；　公分

ISBN 978-626-414-023-2 (平裝)

1.CST: 癌症 2.CST: 預防醫學

417.8　　　　　　　　　　　　113016444

Printed in Taiwan

博碩粉絲團　歡迎團體訂購，另有優惠，請洽服務專線
(02) 2696-2869 分機 238、519

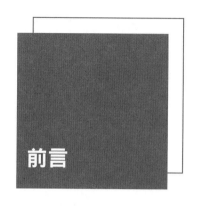

前言

談癌色變大可不必

不論是隨著人類壽命的延長，還是因為人類對環境的改造，或是人類高度發達的科技，尤其是對於食品的基因改造，各種化合品的超加工食品的攝取，包括空前發達的各種調味品與食品添加劑，都預示著人類的生存環境與身體所面對的環境都在發生深刻的變化。可以預期，隨著現代醫學的發展，這些變化將人類從過去由饑餓、傳染病等導致的死亡，轉變為新的死亡方式。也就是肥胖所引發的相關疾病，以及癌症引發的死亡風險。

癌症對於很多人而言是一種帶有恐懼的死亡威脅，這主要是因為很多人對於癌症缺乏客觀的認識，包括現代醫學科普教育的不足，導致大眾出現談癌色變的現象。然而現實的情況卻是，癌症並不是我們死亡的第一疾病，已經有越來越多的研究都指向於癌症只是一種慢性疾病，就算是確診為晚期也並不是馬上死亡。

不過客觀的現實問題是，隨著人們壽命的延長，生活方式、飲食結構和環境的改變，癌症發病的風險必然會隨之增加。從目前的統計資料來看，癌症儘管成為中國居民死亡的主要原因，不過每 4 ～ 5 個死亡者中只有 1 個死於癌症。如果我們將這個資料的機率具體到每個人，就意謂著我們每個人一生患癌症而死亡的風險也只有 22%。當然，這種死亡率也足以成為造成我們死亡的主要因素，我們還是需要有所瞭解與重視。

而我寫這本書的目的也是想跟大家探討，關於我們應該採取哪些措施可以減少癌症發生？如果不幸患了癌症，又應該怎樣面對，怎麼樣選擇抗癌治療？如今關於癌症的治療方法越來越多，成功率也越來越高，但是如果從資料來看的話，依然是治死的比治好的要多。

　　這也讓我們看到癌症的複雜性，包括治療的複雜性。其實相比較於癌症的治療選擇，癌症的預防更為重要，只是這被很多人所忽視。但我可以非常明確的說，預防癌症比治療癌症更重要。現今已被證實有效的防癌方法很多，也有越來越多的研究揭示癌症的一些形成因素，這些都在告訴我們如何有效的預防。比如控煙，包括吸菸、二手菸以及炒菜的油煙，以預防肺癌；比如注射 B 肝疫苗、HPV 疫苗以預防肝癌、子宮頸癌等，包括基於人工智慧技術所達成的一些過去無法實現的癌症早篩，藉助於早期檢出、早期治療，以提高療效，降低死亡率。

　　不過遺憾的是，許多人對各種癌症的早期症狀知之甚少，或者根本不知道哪些診斷方法有助於早期發現癌症。同時，對於癌症的預防瞭解也不足，導致在生活中沒有足夠的自我健康管理意識。不過在自我健康管理與護理、保健方面的意識，中國香港、臺灣地區的居民比中國大陸的居民更強，也更重視。因此，學習和掌握一定的癌症預防知識十分必要。本書將從前沿醫學研究的視角，力求為讀者提供相對全方位預防癌症的一些原則和建議，藉助於認知更新與建立科學認知，我們將能更加科學、客觀、理性的對待癌症。防癌之道就在我們每個人自己的手中，就在我們日常生活中，選擇什麼樣的生活方式，在一定程度上就決定了我們的健康與否。

　　時至今日，隨著基於西醫的標靶治療不斷深入與精準化，以及中醫的科學化，在癌症認知方面也越來越客觀，這對於癌症的預防與治療，包括癌症患者生存期的延長都越來越有效，癌症逐漸成為了一種與糖尿病、高血壓之類類似的慢性病。不過，癌症仍是目前尚未攻克的重大疾病，尤其是到了第

4 期的階段，死亡率居高不下。由於出於對死亡的本能恐懼，讓患者總是幻想能找到治癒癌症的「靈丹妙藥」，躲過這一劫。很多人就開始聽信各種民間偏方，結果，不僅耽誤了正規的抗癌治療，還浪費大量金錢。

也正是基於此，本書收集了眾多臨床醫生 F 的經驗，以及國內外先進理念，包括基於前沿醫學研究的視角，來幫助我們建立相對科學的健康意識，消除對癌症的恐懼，同時幫助 患者消除抗癌認識誤區，積極進行科學、理性、有效的抗癌治療，降低癌症死亡率，延年益壽，提高生活品質。

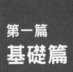

第一篇
基礎篇

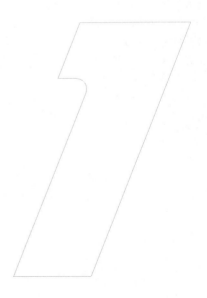

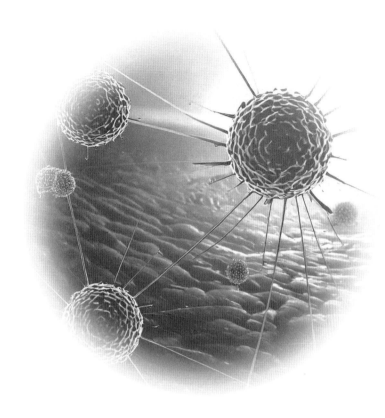

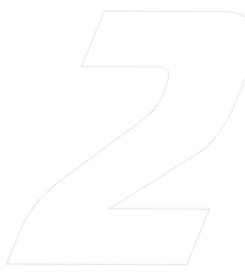

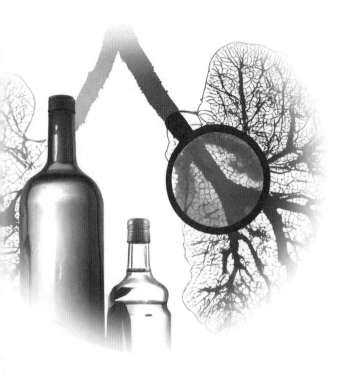

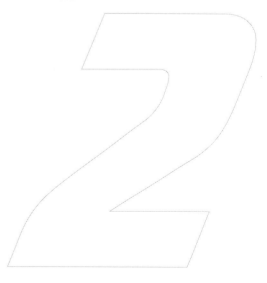

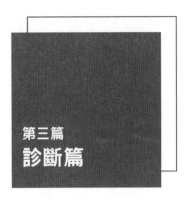

第三篇
診斷篇

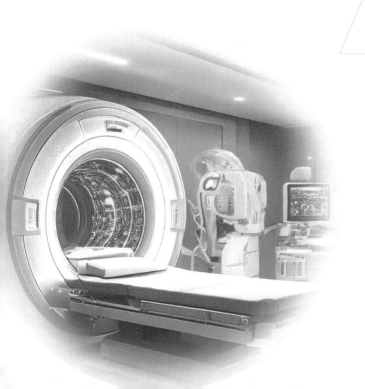

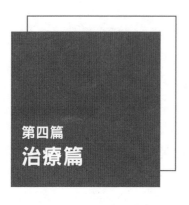

第四篇
治療篇

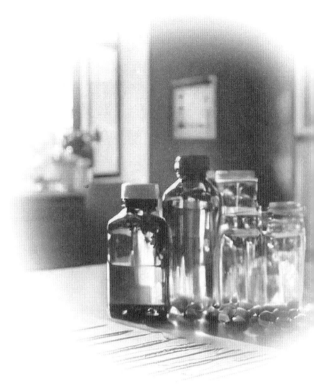

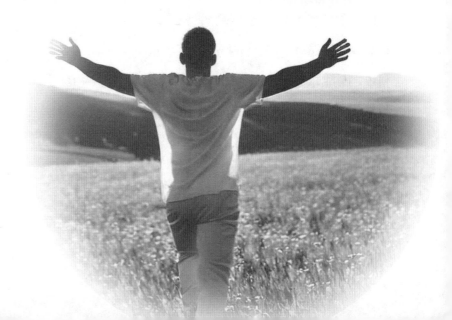

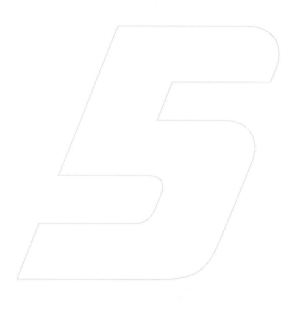

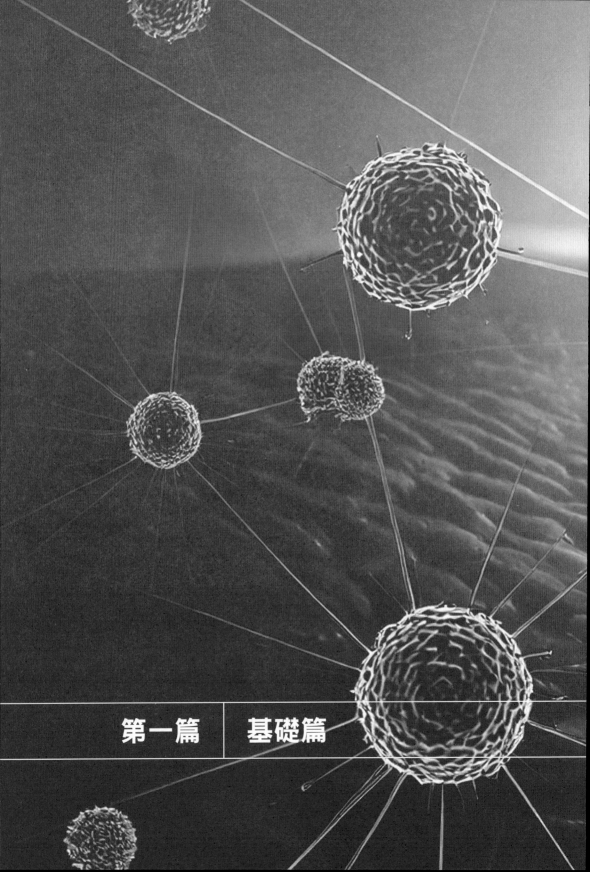

第一篇 | 基礎篇

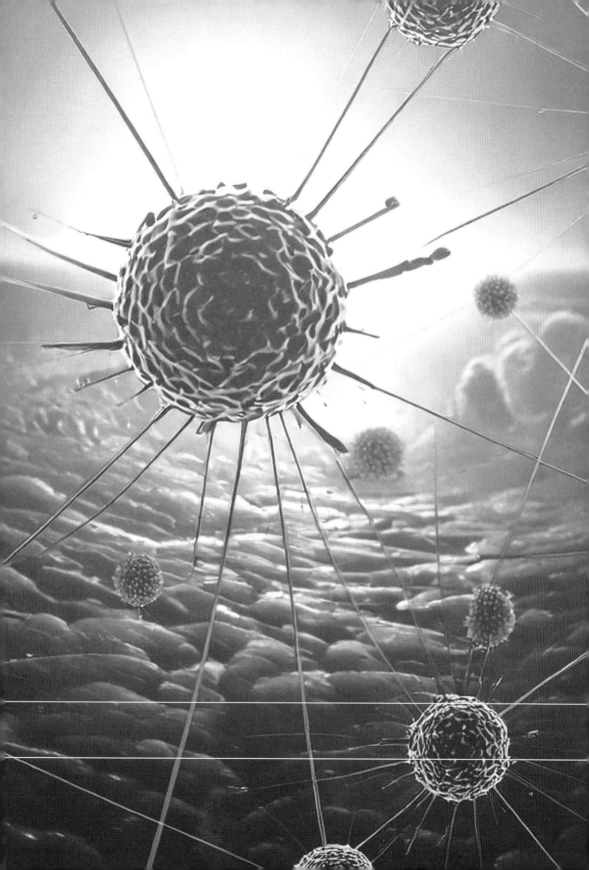

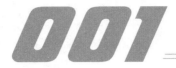

癌症知多少？

我們的身體由無數細胞組成，這些細胞在基因的指令下分裂，以替代受損、老化或死亡的細胞。然而，當這些基因受損時，細胞可能會失去控制，異常增生，從而可能引發癌症。

癌細胞指的是那些異常分裂的細胞。這些細胞不僅會不斷侵入附近的器官和組織，還可能透過血液和淋巴系統擴散到身體的其他部位。如果癌細胞在體內形成腫塊，這些腫塊被稱為癌腫瘤。然而，並非所有癌症都會形成腫瘤。例如，血癌中的癌細胞在血液中增生而不形成腫塊。並且，並非所有腫瘤都是癌腫瘤。發現腫瘤時，醫生通常會取樣進行檢測，以確定其是否為惡性。良性腫瘤不會擴散到身體其他部位，而惡性腫瘤則會侵入鄰近組織，並可能轉移到其他器官和遠端部位。

癌症的發生可能由遺傳因素和環境因素引起。部分基因變異可能是遺傳的，但許多基因突變則由後天因素造成，例如不良飲食習慣、吸菸、酗酒和環境污染等。儘管醫學界對基因突變的機制尚未完全瞭解，但近年來癌症治療取得了顯著進展，大幅提高了存活率並延長了患者的生命。

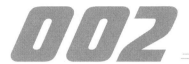

最新癌症概況與存活率

　　根據香港癌症資料統計中心最新的資料顯示，大腸癌已取代肺癌，成為香港最常見的癌症。每年新增病例數持續上升，占所有癌症病例的約 17%。緊隨其後的是肺癌和乳癌。自 2015 年以來，香港每年的癌症新病例超過30,000 例，呈現出持續上升的趨勢。

　　雖然癌症越來越普遍，但醫療科技的進步使得癌症治療取得了顯著成果。早期發現癌症對提高存活率至關重要，一些患者甚至可以完全治癒。根據香港的乳癌和大腸癌分期存活率報告，2010 至 2017 年間，第一期乳癌患者的五年相對存活率高達 99.3%，而第一期大腸癌患者的五年相對存活率也達到了 95.7%。這說明了早期發現和及時治療的重要性。

　　儘管治療不能保證完全治癒癌症，但大多數患者經過治療後病情會有所緩解。通常情況下，如果癌症患者在確診後五年內接受治療並且病情有所改善且未出現轉移或擴散，痊癒的機會會更大。

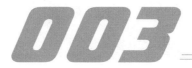

常見的癌症術語

我們常聽到的癌症術語如大腸癌、乳癌、肺癌等較為熟悉，但一些醫學術語可能不太瞭解。

以下是一些常見的醫學術語，瞭解這些術語有助於更好地理解醫生的診斷：

- **期數**：指癌細胞和腫瘤的生長及擴散程度，幫助患者瞭解病情階段以及醫生制定治療方案。

- **原發性腫瘤和繼發性腫瘤**：原發性腫瘤是癌細胞最初生長的部位，而繼發性腫瘤則是癌細胞擴散到其他器官後形成的腫瘤。例如，大腸癌擴散到肝臟形成繼發性肝癌，但仍稱為大腸癌。

- **存活率及五年存活率**：指治療開始後患者的存活比例，通常以五年存活率表示，即患者在確診或治療後五年仍存活的比例。

- **突變**：指細胞發生異常變化，可能是分裂過程中的錯誤或環境因素引起的。細胞突變不一定會導致癌症。

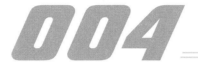

癌症期數與TNM分期系統

　　癌症的治療方案取決於癌症的類型和期數。早期癌症通常透過手術或放射治療消除癌細胞，而晚期癌症則可能需要化療及近年來的標靶藥物和免疫治療等新療法來延長患者的生命。

　　在制定治療計畫時，醫生通常會根據腫瘤的位置和擴散程度，將癌症分為第 0 至第 4 期。治療方案不僅依據癌症的期數，還會考慮患者的年齡、種族和身體狀況。即使是相同期數的癌症，也可能會有不同的治療方案，而不同期數的癌症有時也可能使用相同的治療方法。

　　在香港，實質癌（或癌腫瘤）的期數主要依據美國癌症聯合委員會（AJCC）和國際抗癌聯盟（UICC）共同修訂的 TNM 分期系統來確定。

　　TNM 分期系統包括以下三個範疇：

- **腫瘤**：描述腫瘤的大小。不同癌症的 TNM 分期標準各異。例如，肺癌的 T1a 指腫瘤小於 1 公分，而乳癌的 T1a 指腫瘤大於 0.1 公分但小於 0.5 公分。

- **淋巴結**：描述腫瘤擴散至鄰近淋巴結的程度。淋巴結是淋巴系統的一部分，有助於身體抵禦外來細菌或病毒。

- **遠端轉移**：描述腫瘤是否擴散到身體其他部位。

通常，大多數癌症根據 TNM 分期系統可以分為以下四個期數：

■ **第 0 期**：有異常細胞存在，但腫瘤仍停留在原發位置，被稱為原位癌，屬於非常早期的癌症。

■ **第 1-3 期**：期數越大，腫瘤越大，擴散至鄰近組織或淋巴結的風險也越高。

■ **第 4 期**：晚期癌症，表示腫瘤已擴散至身體遠端部位。

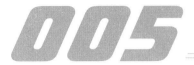

腫瘤長大1CM，需要多久？

　　腫瘤也被稱為癌症，它的形成過程非常複雜。目前已經明確的癌症形成的相關因素包括：基因、環境污染、飲食習慣、吸菸、年齡等。癌症的產生通常是這些因素共同作用的結果，因此可以看出，癌症的形成是一個逐漸發展的過程。

　　我們也可以理解癌症是一個免疫系統的缺陷型疾病，或者由衰老所導致的免疫力衰弱而引發的疾病。人體的免疫力主要依賴白血球。白血球有多種類型，其中 T 細胞、B 細胞和 NK 細胞對抗癌細胞具有重要作用。當癌細胞出現時，T 細胞會主動識別並攻擊這些細胞。它們透過附著在癌細胞上，並釋放酶來改變癌細胞膜的通透性，導致癌細胞內部的鉀離子大量流失，同時將鈉、鈣離子和水分大量注入，從而使癌細胞失去滲透平衡，最終死亡。隨後，B 細胞也會參與其中，產生特異性抗體──免疫球蛋白，這些抗體分佈在全身的體液中，形成「體液免疫」防線。細胞免疫和體液免疫的協同作用有助於及時清除體內的癌細胞，維持身體的健康。

　　現代醫學的研究讓我們看到，癌症的發生主要與基因突變有關。我們體內約有兩萬多個基因，其中約一百多個與癌症直接相關。當這些基因中的一個或多個發生突變時，癌症的風險顯著增加。基因突變通常發生在細胞分裂過程中，每次分裂都有可能產生突變，但多數突變並不影響關鍵基因，因此癌症的發生仍然是相對少見的。

從腫瘤細胞的分裂及其體積大小來看：

細胞的直徑平均為 10 至 20 微米（μm），1 公分（cm）等於 10,000 微米。正常細胞的分裂週期約為 2.4 年，但癌細胞的分裂週期會縮短。細胞分裂遵循指數增長的規律，每次分裂產生的細胞數量會以指數方式增長。例如，一個細胞分裂成兩個細胞，兩個細胞分裂成四個細胞……第 x 次分裂的細胞數量 y 與分裂次數 x 的關係是指數函式：

$$y = 2^x$$

這個函式特點是 x 越大，y 的增長越快。因此，癌細胞從一個細胞增殖到 1 公分大小的腫瘤，通常至少需要 5 至 10 年。然而，隨著時間推移，增長速度會加快，細胞數量也會急劇增加。人體免疫系統在癌症的發生和發展過程中不斷發揮作用。當免疫系統有效時，腫瘤的生長速度可能會減慢，而當免疫系統失效時，腫瘤的生長速度則可能加快。

從體積上看，100 萬個癌細胞聚集在一起大約形成 1 毫米的腫瘤，而 1 公分的腫瘤則大約需要 10 億（10^9）個癌細胞聚集。因此，從一個癌細胞增殖到 10 億個癌細胞，腫瘤達到 1 公分的大小通常需要數年的時間，有些腫瘤可能需要十幾年甚至幾十年。這一過程與癌細胞的分裂速度和增殖倍增時間密切相關。

癌細胞是怎麼獲取營養的？

　　癌症在生長過程中會從血液中透過直接擴散的方式獲取營養。一些酶，如蛋白酶，能夠破壞周圍組織，促進腫瘤的局部擴展。隨著癌症體積的增加，它可能會釋放一些血管生成因子，比如血管內皮生長因子（VEGF），這些因子可以促進新血管的形成，為腫瘤的進一步生長提供必需的血液供應。

　　在癌症發展的早期階段，癌細胞可能會釋放到血液迴圈中。據動物研究估計，直徑為 1 公分的腫瘤每 24 小時可能釋放超過 100 萬個癌細胞進入靜脈血液。許多晚期癌症患者體內會出現迴圈腫瘤細胞，甚至一些局限期的患者也可能存在。雖然大多數迴圈中的癌細胞會死亡，但偶爾有些細胞能夠滲透到組織中，並在遠處形成轉移。轉移瘤的生長模式與原發癌症類似，可能會導致進一步的轉移。大多數癌症患者的死亡是由於轉移性癌症，而非原發癌症。

　　實驗研究表明，轉移性細胞具有若干關鍵特性，包括侵襲性、遷移能力、成功植入新環境以及促進新生血管的形成。轉移瘤通常來源於原發腫瘤的一個細胞亞群，具有類似的生物特性。

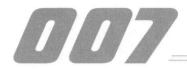

從中醫的角度看癌症

中醫對癌症的看法主要包括內在因素和外在因素兩方面。

內在因素，指的是身體內部的條件，包括器官狀況和體內氣血的阻滯。中醫認為，這些因素可能導致癌症的發生。雖然一些人天生具有這些體質，但中醫並不將其歸為「遺傳因素」；如果家族中有類似症狀，僅表示這些人罹患癌症的風險可能較高。

外在因素，包括可能影響癌症形成的多個方面：

- **情緒**：情緒的極端表現對健康不利，過度開心、興奮等情緒也被視為不利因素。

- **飲食**：過多油脂、脂肪以及燒烤食物可能增加癌症風險。

- **環境**：長期暴露在極端溫度、不良空氣品質和有毒物質中，可能對健康構成威脅。

中醫認為，癌症是一種全身性疾病。如果患者因癌症而感到肝臟或肺部疼痛，應從多個角度入手進行綜合治療，而不僅僅集中在某一器官上。

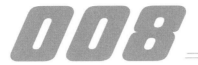

癌症治療：中醫VS西醫

對於癌症患者而言，需要辯證的看待中西醫治療癌症的方式，以及處於不同階段有不相同的選擇，最好的方式就根據癌症的發展情況採取中西醫結合的方式。

不應僅依賴中醫作為完全的治療手段，而在採取西醫一些有效技術治療方式的階段，中醫也可以對癌症治療的各個階段（手術、化療和放射治療）中，能有效地輔助西醫治療：

- **治療前**：中藥如夏枯草、蒲公英和穿心蓮等可用於控制腫瘤的生長。

- **治療期間**：中醫可以幫助增強體力，減輕化療和放射治療的副作用。此階段可使用如黃芪、紅棗和薑等中藥，以緩解噁心、腹瀉等副作用，並增加白血球數量。

- **治療後**：中醫有助於強化身體恢復和免疫系統，預防癌症復發。

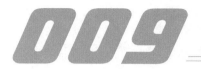

中藥抗癌，效果如何？

目前，癌症的治療方法包括手術、放化療、標靶治療、內分泌治療、中藥治療以及免疫治療等多種途徑。中醫治療的主要關注點在於調整個人體質和恢復臟器功能，能夠幫助緩解患者的症狀，提高生活品質。

現代藥理學研究已經證實，一些中藥如黃芪和黨參具有保肝、保護神經元、抗炎等作用。這些效果對於改善患者的生存品質和減輕放化療的副作用具有一定幫助。

《2022 年肺癌生存品質白皮書》顯示，超過三分之一的受訪者曾使用中藥，其中 80% 的患者認為中藥治療有助於改善自身症狀。

儘管中藥有其獨特的作用，但僅依靠中藥治療而忽視其他療法是不科學的。患者在使用中藥的過程中，應定期複查血常規、肝腎功能等指標，以便及時發現潛在的健康問題，避免用藥不當帶來的風險。

為什麼有些醫生不推薦中藥抗癌？

儘管現代研究表明中藥在癌症治療中可以起到輔助作用，但仍有一些醫生不建議或很少使用中藥治療。這主要有兩個原因。

第一，缺乏嚴格的科學驗證。中藥治療通常缺乏雙盲對照實驗，其療效多依賴於個人經驗和感覺，缺乏足夠的資料支援。

第二，中藥使用中存在諸多誤區。包括：

- **過度疊加藥物**：中醫講究根據患者的具體症狀和體質進行個體化治療，而不是單純地疊加藥物。盲目增加藥物可能導致過量使用，反而對身體產生負面影響。

- **盲目使用未經驗證的藥物**：某些中藥可能具有毒性，或者需要嚴格配伍和炮製。在沒有規範使用的情況下，可能會對健康構成威脅。

此外，「以毒攻毒」的治療方案雖然有時可以殺傷腫瘤，但也可能對正常組織造成傷害。癌症患者若自行嘗試此類治療，可能會加速病情惡化。中藥作為中國傳統醫學的瑰寶，具有重要的歷史和文化價值。然而，在癌症治療中，患者仍需依靠科學、規範的治療方法，避免延誤最佳治療時機。

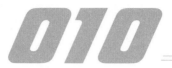

中醫能治療癌症嗎？

這一直以來都是備受爭議的問題，原因在於癌症與免疫系統都太複雜，導致我們很難單純的從中醫或者西醫的角度完全解釋清楚，以及能夠找到完全對應的解決方案。這也導致，在臨床中，許多患者對中醫治療癌症持懷疑態度。其實在癌症治療中，我們更需要重視的是免疫系統的調整。因此，癌症的治療不是僅僅局限於西醫透過藥物去除腫瘤細胞，更重視提升身體免疫系統和調整病理環境。這種理念與中醫的「扶正祛邪」治療理念相契合。在中西醫結合的治療模式下，中醫確實提供了精準有效的治療方法，能夠增強患者的抗病能力和修復能力。

儘管癌症的發生率和死亡率仍在上升，西醫治療方法雖然多樣，但患者常因抗藥性或癌症相關疲勞等問題不得不中斷治療。根據香港一些中醫診所的臨床資料統計發現，約 40% 的就診患者已到達癌症第四期，這表明許多患者在面臨西醫治療困境時，會尋求中醫的幫助。同時這也讓我們看到，對中醫還是缺乏信任與客觀的認識，只到最後無奈的情況下才會以活馬當死馬醫的心態來嘗試中醫，這顯然會大幅影響治療的效果。

近年來，中醫治療癌症已進入一個新的階段，並且能夠以科學和精準的方式進行解讀。從免疫學的角度看，癌症的發生是由於免疫系統無法清除癌細胞。因此，平衡免疫系統和改造腫瘤微環境對於癌症治療至關重要。

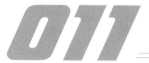

中醫治癌的五大基礎方法

1. **扶正祛邪**：透過活化免疫細胞、增強抗病體力來提高免疫力。中藥材如人參、枸杞、茯苓、靈芝、冬蟲夏草等，能增加免疫球數量，監控癌細胞擴散、轉移和復發，提升免疫細胞識別癌細胞的能力。

2. **軟堅散結**：改變腫瘤表面信號，調節細胞間質狀態，特別適用於西藥治療效果不佳的情況。中藥如山慈菇、生半夏、夏枯草、昆布、海藻等有助於軟化和消散腫塊，並可與糖胺聚糖營養製劑配合使用，抑制血管新生，阻斷癌細胞獲取營養。

3. **清熱解毒**：減少自由基損傷，調節解毒代謝功能，主要適用於癌症初期。中藥如連翹、板藍根、金銀花、蒲公英具有抗炎作用，但清熱解毒藥物偏寒，不適合長期使用。

4. **活血化瘀**：改善腫瘤內部血液流暢性，降低血液黏稠度，為正常細胞提供足夠氧氣。中藥如當歸尾、赤芍、丹參、桃仁等有助於抗凝血和抑制血管新生，但使用時需考慮患者體質和腫瘤分期。

5. **養心安神**：調節神經系統和全身抗癌能力。許多癌症患者面臨巨大的心理壓力，情緒與病程密切相關。中藥如天王補心丹、酸棗仁湯可以減少癌因性疲勞，提升免疫系統功能。

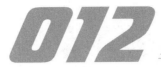

中西醫結合的治癌效果

在不同癌症階段，中醫介入可以提供不同的幫助。總而言之，在適合西醫介入的階段，可以以西醫為主中醫為輔；在適合中醫主導的階段，可以以中醫為主西醫為輔。

但不論是哪種方式，如患者都應定期做西醫檢測，並將資料圖表化，這樣可以清楚地反映治療效果。但也不能頻繁的做一些對身體具有比較大傷害性的檢查，尤其是放射性的檢查。雖然中醫治療可能顯得較慢，但中醫介入後，癌症相關症狀如疲勞、食慾不振、腹瀉等，通常在 3 至 4 週內會有所改善，整體療效的評估應以 3 個月為基準。

013

癌症轉移：危險的晚期癌症

　　晚期癌症為什麼危險？晚期癌症的顯著特徵之一就是轉移，即癌細胞從原發部位脫離，開始在體內遊走，最終在新的部位住下。這也正是晚期癌症患者藉助於手術效果比較不理想的關鍵因素，因為癌細胞藉助於血液在身體內大量流動，隨時會找到新的據點住下。

　　現代醫學研究發現，不同類型的癌症有其特定的轉移模式。例如，肺癌常轉移到腦部，因此在研發新藥時，常常需要考慮藥物是否能穿越血腦屏障。而結直腸癌則傾向於轉移到肝臟，而不是腦部。乳癌則可能轉移到肝臟、骨骼、肺部，甚至腦部。那麼，為什麼不同類型的癌症會偏好不同的轉移部位呢？癌細胞的遷移往往取決於各種條件和環境因素。

　　我們的身體內部如同一個複雜其龐大的網路，各個器官之間藉助著血液循環系統和淋巴系統相連。癌細胞的轉移通常透過這些循環系統進行，因此距離比較近，轉移比較方便的一些部位就更容易成為它們的轉移目標。

　　其中血液循環系統的影響尤為顯著。例如，腸道的血液通過「門靜脈」流向肝臟，使得腸癌細胞容易通過門靜脈轉移到肝臟，可以說是最快捷便利的轉移通路。胰臟癌細胞也是類似地轉移到肝臟。

此外，淋巴循環系統也是癌細胞的重要擴散通路，這也就是為什麼再臨床上通常發現癌細胞擴散到淋巴系統的時候，通常就是一個非常不樂觀的階段的原因。比如，乳癌細胞常透過淋巴管轉移到腋窩的淋巴結，再擴散到其他部位，也就是說癌細胞會藉助於淋巴系統進行不斷的轉移。前列腺癌也常常先轉移到附近的淋巴結，然後再擴散到骨骼。

癌細胞到達一個新器官後，並不是都能存活下來，其中新器官的生存環境是非常關鍵的因素。因為每個器官都有獨特的微環境，類似於小型生態系統，都有各自不同的代謝與免疫機制，癌細胞必須適應這個環境才能生長。

中醫中的「土壤 - 種子」理論，就很好的解釋了癌細胞轉移的機制。不同的癌細胞適應不同的「土壤」——即器官的微環境。例如，胰臟癌細胞特別適應肝臟環境，因此肝轉移非常常見。此外，一些營養豐富的器官，比如骨骼和肝臟都常常成為癌細胞的目標。因為骨骼富含鈣和礦物質，這些是癌細胞喜歡的「養分」。肝臟則因其血液供應充足，營養豐富，成為癌細胞理想的棲息地。不過這也讓我們看到，對於日常血糖的管理就非常重要，通常血糖值變得高的情況下，就容易適合癌細胞的增殖。

反之，心臟幾乎不發生癌症轉移，這可能是由於心臟環境惡劣，血流速度快，癌細胞難以附著和生長。肌肉組織也是不適合癌細胞生長的地方，其血流模式和代謝環境不利於癌細胞生存。

不過不同的癌細胞，它們也許有自己不同的特性。比如，肺癌細胞特別容易轉移到腦部，因為它們能夠更容易穿越血腦屏障。相比之下，腸癌細胞穿越血腦屏障的能力就比較弱。而惡性黑色素瘤細胞則表現出強大的遷移能力，常常轉移到肝臟或其他部位，這可能與其具有特殊的「黏附分子」有關，使得它們在新環境中能夠牢牢附著。相反，基底細胞癌比較少發生轉移，可能因為它們對環境的適應性較強，不易在其他器官中生存。

癌細胞能發成功的轉移，其中還涉及免疫逃逸，不同器官的免疫監視能力都不同。例如，脾臟是免疫系統的重要組成部分，充滿了免疫細胞，這些細胞可以迅速識別和攻擊入侵的癌細胞，使得癌細胞在脾臟內難以生存。相對而言，腦部的免疫監視能力較弱，一旦癌細胞突破血腦屏障，就容易在腦部存活和繁殖。

也正是由於人體複雜的機制，以及癌細胞的狡猾特性，就使得標靶藥物在有效性方面面臨著挑戰。同樣，也正是由於癌細胞一旦進化出了免疫逃逸的能力，在治療上就會變得更加困難。但不論如何，我們人體自身的免疫能力在癌症治療中起到關鍵的作用，如果我們能夠擁有比較好的免疫能力與代謝能力，那麼就能在最大程度上幫助我們對抗癌細胞的累積現象出現，也能在最大程度上幫助我們遏制癌細胞的轉移行為。

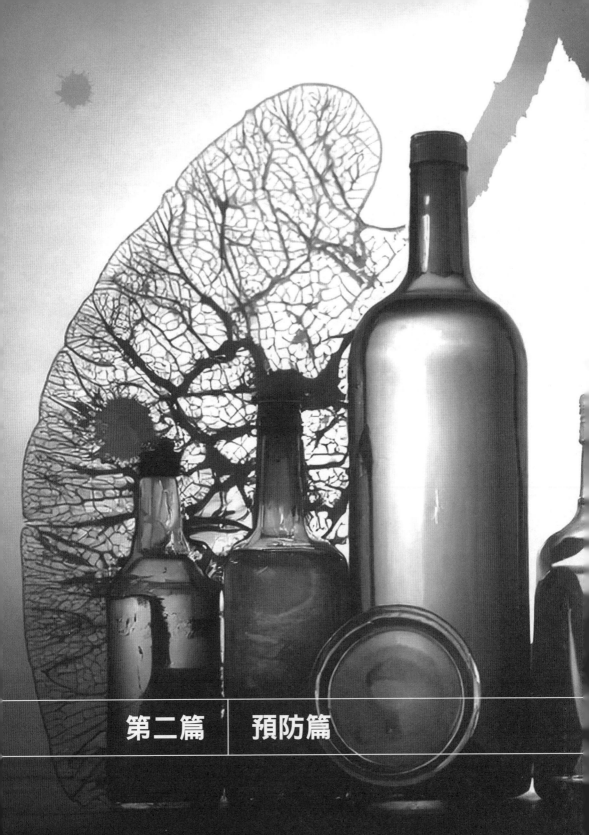

第二篇　預防篇

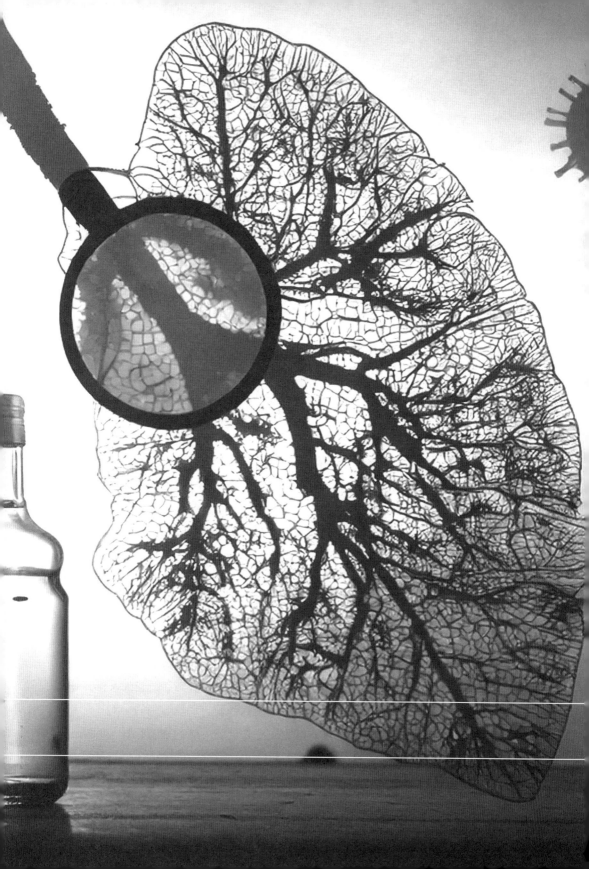

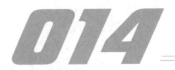

有多少癌症是「命中註定」？

在日常生活中，我們經常聽到一些平時不抽菸不喝酒，或者說生活無不良習慣的人，以及一些還處於中年年富力強階段的人，突然被診斷出患癌症的事情發生。面對這種「意外」，一些人會陷入困惑，甚至一些人在非醫學與科學的思維下，會出現一些胡思亂想，認為是不是一些因果報應之類的困惑，更甚者會認為這可能是上天的一種懲罰。

其實癌症的形成一定不會是無緣無故的，背後一定是基於飲食、習慣、環境等因素導致基因的突變與積累，只是這些因素很多時候被我們所忽略，我們會以習慣忽略了影響健康的因素。包括習慣性的從家庭中傳承了一種飲食習慣，或者說習慣性的居住在一個地方等。

患癌易感：解毒基因受損＋長期頻繁接觸毒素

人體是一個由龐大細胞所組成的有機體，按照美國《國家科學院學報》在 2023 年所發表的一份研究進行估算，成年男性約有 36 萬億個細胞，成年女性約有 28 萬億個細胞，兒童約有 17 萬億個細胞。

為了估算人體細胞的數量，德國馬克斯‧普朗克學會數學研究所的揚‧哈頓帶領一個國際研究團隊分析了 1500 多篇研究論文，這些論文都是研究人體的細胞類型以及每個組織中的每類細胞數量、每類細胞的平均尺寸和品質等。然後透過這些不同的人體細胞研究來估算人體的細胞數量。同時，他們在 60 種不同組織中發現了 400 多種已知的細胞類型。為什麼是估算？因

為我們無法確切的知道人體細胞的具體數量，以及不同的個體細胞數量的差異性，幾乎可以肯定的是我們很難以有限的科研手段準確的掌握細胞的數量，因為這是一種關於生命的奧秘。

而生命的奇妙就在於，我們都是從一個受精卵開始的，它經歷了連續的細胞分裂和分化，最終形成了不同功能的器官，產生了一個含有 X 個細胞的成年生物體。從目前的研究來看，我們人體內有多少種不同類型的細胞呢？或者說我們人類發現了多少種不同類型的細胞呢？400 多種。

比如有我們常常聽到的紅血球、白血球、皮膚細胞、肌肉細胞、神經元（神經細胞）、脂肪細胞等，這也讓我們明白人類是由多細胞組成的複雜生物，並且不同類型的細胞都執行獨特的特殊功能。各種細胞各司其職，組成人體九大系統，即運動、神經、呼吸、迴圈、消化、泌尿、生殖、內分泌、免疫系統．統一而又協調地進行工作，維持生命的自主運轉。

而組成這個有機體的基本單位，也就是細胞，並不是固定不變的，而是在不斷的變化著。細胞在我們身體內，按照一套標準的作業程式，也就是 DNA，透過新陳代謝，不斷地進行複製、分裂，周而復始地進行，為了達到保持我們身體健康的目的。但是這些體細胞在不斷複製的過程中，難免會出現偏差．從而造成基因變異。

為什麼細胞代謝的過程中會出現偏差呢？給大家舉一組資料幫助我們更直觀的理解，我們人類一個細胞的 DNA 中所儲存的資訊量是多少呢？相當於 30 卷《大英百科全書》的三到四倍。如果我們把儲存在一個針頭大小的 DNA 分子內的資訊寫在平裝書上，書的總厚度就是地球到月球的距離的 500 倍，而且每本書都擁有各自獨特的內容。如果換算成 40GB 的電腦硬碟，一個針頭大小的 DNA 分子內的資訊量就等於 1 億個這樣的硬碟。

也就是說，細胞每代謝一次，就意謂著 DNA 就要複製與搬運一次，在這個搬運過程中就容易造成資訊遺失與出錯。在正常情況下，目前已知大約 100 萬次會出錯 1 次，這些代謝出錯就造成所謂的基因變異。而這些變異的基因中，有些帶有致病性，有些則沒有傷害性，而致病性變異的積累就會導致疾病，以及癌症的形成。2021 年，《自然》期刊線上發表的一篇研究論文中，來自哈佛醫學院和牛津大學的科研人員藉助於一款人工智慧（AI）模型技術。對於人類的基因變異是否意謂著疾病，藉助於 AI 進行了分析判斷。AI 不僅預測出了 3200 多個疾病相關基因中的 3600 萬個致病突變，並且為 256000 個至今意義不明的基因突變是「致病」還是「良性」做出歸類。

很顯然，出錯的基因就會影響免疫系統的正常運作，或者說會對免疫系統的正常運作造成干擾，從而導致疾病的形成。比如，人體內的第二對染色體裡有一個叫 CYP1B1 的基因，它主導我們身體內的解毒功能。當這個基因出現變異的時候，就會降低人體對一些毒素的代謝能力。尤其對於如今的人類而言，我們的環境、食品、情緒等各方面都在不斷的給身體帶來與產生前所未有的毒素，而解毒功能的受損，假以時日，身體就很容易形成疾病。

比如，越來越多的研究發現，導致肺癌的禍首與多環芳香烴化學物質有關，這些有害物質不僅僅存在於香菸的煙霧中，也同樣存在於汽車的尾氣、廚房的油煙中，甚至存在於經常吃的燒烤食物中。這也讓我們看到，儘管一個人不吸菸，但如果經常高溫炒菜所吸入的油煙就會導致肺癌的發生。

再比如，有統計資料表明，在中國大陸的大城市中約 70% 的女性患有乳腺增生，並且多發於 25 至 45 歲。這些女性中的一些人，生活習慣或許也很良好，不抽菸也不喝酒，並且可能也不肥胖，但是依然會患上乳腺增生。而這背後的主要原因就在於情緒，這些患者通常都會有壓力大、焦慮、愛生

氣的表現。當女性處於生氣、煩悶、憂慮、抑鬱等不良情緒狀態時，會抑制卵巢的排卵功能，出現孕酮減少，使雌激素相對增高，影響到了細胞的代謝，從而影響乳房健康。

而在正常情況下，我們身體的免疫細胞是可以清除這些出錯的細胞。但當人的基因有變異而導致解毒功能受損時，這些毒素就會不斷累積，從而使人患癌的機會大增。由此可見，患癌並不是突然之間發生的事情，而是基因受損長期得不到修復所累積的結果。

後天基因變異也可能造成癌症

一直以來，肺癌發病率、死亡率久居各腫瘤之首。肺癌曾被認為是吸菸人士的「專利」，一度被稱為「男性癌」。但癌症的臨床資料讓人費解的是，在中國大陸，女性吸菸人數比較少，但肺癌仍是女性發病率第二、死亡率第一的腫瘤。我們可以由兩組資料來瞭解：

- **資料一**：2015 年統計資料表明，中國大陸男性的吸菸率為 52.1%，女性只有 2.7%。但這一年，中國男性肺癌的發病率是 50.9/10 萬人年，中國女性肺癌的發病率卻也高達 22.4/10 萬人年。

- **資料二**：中國大陸女性吸菸率遠低於歐美已開發國家，但肺癌發病率卻比較接近：中國、美國女性吸菸率分別為 2.4%、23.6%，肺癌發病率分別為 22.8/10 萬、30.8/10 萬。

而針對於這種獨特的現象，新加坡癌症流行病學 Adeline Seow 曾經在研究中提到：「令人奇怪的是，吸菸率和肺癌的發病率之間明顯脫節，特別是針對中國女性」。

　　肺癌為何如此「青睞」中國大陸不抽菸的女性？為什麼不抽菸的女性跟抽菸的女性患肺癌的機率差不多呢？遺傳與基因、「二手菸」、油煙……，到底是什麼因素導致的呢？既然吸菸，不吸菸都有可能得肺癌。那麼，問題來了，吸菸與不吸菸，得的肺癌是一樣嗎？

　　我們先來看一項研究，中國疾病預防控制中心控煙辦公室曾經做過一個研究，實驗顯示，在一個 122.5 平方公尺的房間裡，吸一支菸，PM2.5 的濃度可達到 800 微克 / 立方公尺；吸兩支菸，PM2.5 的濃度可達到 1500 微克 / 立方公尺（世界衛生組織 PM2.5 標準是：24 小時平均濃度值小於 25 微克 / 立方公尺，中國 PM2.5 標準是：24 小時平均濃度值小於 75 微克 / 立方公尺），這就意謂著對於抽菸環境而言，室內 PM2.5 的值是嚴重超標的。更糟糕的是，被動吸菸吸進的有害物質比主動吸菸更多。這主要是因為香菸點燃後外冒的煙與吸入的煙相比，一些致癌物質的含量更高，如一氧化碳含量高 5 倍，焦油和尼古丁高 3 倍，苯高 4 倍，氨高 46 倍，亞硝胺高 50 倍，這些物質被不吸菸者經鼻吸入呼吸道後，就會損害氣管上皮細胞，誘發癌變。

　　此外，吸菸者吸菸通常有自己固定的時間段，而被動者吸菸由於所處的一些環境導致不固定的多次、持續、反覆地吸到多個吸菸者吐出的煙霧。不僅如此，二手菸中的有害物質，甚至吸菸後殘留在空氣、皮膚、毛髮、衣物、沙發、地毯及窗簾等處的三手菸，也會導致長期干擾細胞代謝的因素，成為損害肺部健康的主要原因。研究表明，如果老公吸菸，老婆得肺癌的機率是普通人群的 200% 以上。而更讓人擔憂的統計資料讓我們看到，在中國大陸有 55% 的 15 歲以上女性每天都在遭受被動吸菸的危害。

　　另一個重要的肺癌致癌因素，就是中國人獨有的烹飪方式，炒菜油煙。

　　幾乎接觸過中國菜的地球人都知道中國菜好吃，因為可以利用煎、煮、烹、炸、炒等各種烹飪方法，盡其所能追求菜餚的色、香、味俱全；相反，西方的烹飪方式則相當的科學、理性，通常採取低溫烹飪，同一道菜從紐約

到中國，口味不會有太大的變化。但也正是因為這種複雜的烹飪方式，成為了肺癌形成的一個關鍵原因，導致中國女性肺腺癌高發。研究發現，油炸或者熱油炒菜的時候，PM2.5能迅速飆升幾十倍。由於中國女性在廚房的時間普遍比男性要長，因此接觸廚房中有害氣體的時間更久，患肺癌的危險性也就相應增加。

英國曾經有一項研究表明，在通風系統差、燃燒效能極低的灶具上做飯，相當於每天吸兩包菸，這種情況每年在全球導致 160 萬人死亡。而來自中國同濟大學腫瘤研究所、上海肺科醫院癌症免疫研究室在研究肺癌和油煙發病機理中發現，肺癌跟廚房油煙與燒菜時油的溫度有直接關係。也就是說，炒菜時的油溫越高，油煙就越大，釋放的有害氣體也越多。另有動物實驗顯示，菜籽油、豆油加熱到 270℃ 至 280℃ 時產生的油霧凝聚物，可以導致細胞染色體損傷，這一點也許被證實和癌症的發生有關。

這就意謂著，如果是平時在家炒菜，廚房吸油煙機排污狀況良好，廚房的通風情況良好，油煙能很快散盡，影響不大。但如果廚房以及餐廳的通風狀況不佳，尤其是在冬天的環境下，經常性的處在油煙濃度高的環境中，對肺部的影響也是顯而易見的，是引發肺癌的一個關鍵因素。比如我們觀察日常生活中的情況就會發現一種現象，「做完飯，我都不想吃了。」這話很多家庭主婦，以及廚師都說過的話。究其原因，就是當油溫升到一定程度時，除了形成多種化合物外，還會產生凝聚體，使人產生「醉油」症狀，導致食慾減退、精神不振、疲乏無力等，醫學上稱為油煙綜合症。

應該說中國女性每天都是用生命在給家人做飯。

不論是吸菸導致的肺癌，還是油煙導致的肺癌，雖然在臨床上都稱之為肺癌，表面看起來也很相似，但吸菸患者和不吸菸患者所患的癌症是不一樣的。臨床研究發現，不吸菸女性得的幾乎全是肺腺癌，很多有 EGFR 和 ALK 基因突變；而吸菸者的肺癌各式各樣，其中以鱗癌居多，EGFR 和

ALK 突變比例少。從不抽菸的肺癌患者，也就是通常的肺腺癌來看，惹禍的基因主要是表皮生長因子受體（EGFR），它控制人體內的細胞生長，一旦該基因發生變異，細胞的生長失控，使原本遵循代謝規律的細胞，依舊不停地複製、分裂，周而復始地工作。只是區別在於，變異後的基因它複製出來的是癌細胞而非正常的體細胞。這將會對機體造成極大的危害，這也就解釋了為何不抽菸也能得肺癌，因為所處的呼吸環境會影響細胞的代謝。其實，不論是肺癌、乳癌、前列腺癌等不少癌症的發病都有相同之處，就是基因在代謝過程中受到後天因素的影響，從而導致代謝過程中出錯、變異，而累積成癌症。

先天基因突變：預防性手術+藥物可預防

癌症的發生儘管在大部分的情況下是由後天因素所造成，但依然不能排除先天的遺傳因素，這和基因遺傳的特性有關。但基因的遺傳也是一個複雜的過程，比如父母近視的情況下，孩子近視的機率就高，比如父親脫髮的情況下，男孩子脫髮的機率就高，而女孩子脫髮的機率就非常低。這讓我們看到一些疾病會遺傳，有些疾病卻不一定會遺傳。同樣，有些腫瘤也可因先天的遺傳而獲得極大的患癌可能。

比如，做雙乳切除的國際巨星安潔莉娜・裘莉，在 2013 年，她得知自己攜帶 BRCA1 基因突變，有 87% 的風險患上乳癌。面對這一困境，她做出了決定，進行了雙側乳房切除和重建手術。這種突變的基因並非後天獲得，而是先天遺傳所致，而攜帶此基因的人患乳癌的機會就會大增提高。當然，並不是說攜帶某種癌症遺傳基因的人就一定會得這種癌症，只是說在他們的身體裡有這種癌基因的種子，那麼發芽、成長的機率就更高一些。

不過這類帶有遺傳性的癌症的比例並不太大，以 BRCA1 為例，在乳癌患者中不超過 10% 的患者，攜帶有此突變基因者。儘管遺傳攜帶癌症基因

聽起來是一件不幸的事情，但隨著基因檢測技術的不斷發展，這類潛在的遺傳風險是有機會被提前檢測出，並可以在日常的生活中提前預防的。而隨著癌症研究的不斷進展，除了乳癌之外，現已知在大腸癌患者中也有兩個所謂遺傳性基因突變，一是家族性多發腺性息肉，另一個是遺傳性非息肉性大腸癌，前者約占大腸癌發病率的 5%，後者約占 10%，不過值得注意的是，這種明確與遺傳有關的癌症，通常發病年齡都相對比較年輕。

　　或許有人認為，這種與遺傳有關的癌症是命中註定，其實也並不儘然。因為遺傳只能表示攜帶了這類癌症基因的種子，但是我們身體內，任何人的身體內都有癌細胞的存在。只是說，有明確遺傳特性的癌症，遺傳的發病風險相對高一些，那麼就需要我們在日常的生活中更加注重生活管理比如前面所談到的安潔莉娜・裘莉為何下決心切除乳腺呢？因為攜帶 BRCA1 基因的人，隨著年齡的增長，得乳癌的機率就會驟增。到 70 歲時，幾乎 80% 攜帶該基因的女性都會患上乳癌。或許我們也可以理解為，隨著年齡的增加，癌症這種老年病本身的發病風險就會大幅增加，只是有某種癌症基因攜帶的人會更明確患上這種癌症，而沒有明確癌基因攜帶的人群不能相對明確的提前知道潛在的發病風險點。

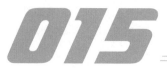

AI讓癌症早篩成為可能

　　隨著技術的不斷提升，尤其是 AI 技術的介入，在癌症的早期篩檢方面給我們帶來了意想不到的突破。在醫學領域，胰臟癌被稱為「癌症之王」，其惡劣的生存率和難以早期發現的特性，一直是全球科學家攻克的難題。國際醫學期刊 Nature Medicine 在 2024 年發表的一項研究顯示，人類首次可以透過使用「平掃 CT+AI」技術進行大規模的早期胰臟癌篩檢。這項技術是來自於阿里巴巴的研究成果，阿里巴巴達摩院（湖畔實驗室）與全球多家頂級醫療機構合作，利用 AI 技術在體檢中心和醫院對無症狀人群進行胰臟癌篩檢，僅需進行基本的平掃 CT 檢查，不需要各種增強的 CT 檢查，然後利用 AI 識別技術就能實現。

　　在超過兩萬名真實世界的連續病例中，發現了 31 例臨床上未診斷的病變，包括 2 例早期胰臟癌患者，他們已經透過手術得到了治癒。而 Nature Medicine 針對此項成果也發表了相應的評論文章，稱「基於醫療影像 AI 的癌症篩檢正邁入黃金時代」。不僅是在早期篩檢方面 AI 表現出了驚人的優勢，在費用方面，使用「平掃 CT+AI」，這種技術不需要使用增強劑，成本也獲得的大幅下降。阿里巴巴達摩院的這項 AI 癌症篩檢技術，也就是PANDA 模型的成功不僅限於胰臟癌篩檢。達摩院正在擴展這項技術到其他多種癌症的早期診斷中，包括食道癌、肺癌、乳癌、肝癌、胃癌、結直腸癌等。此外，研究團隊還計畫透過增強演算法和擴大資料集，進一步提高PANDA 模型的診斷精確性，使其能適應更多種族和地區的患者群體，實現全球範圍內的廣泛應用。

AI 技術的介入就讓我們看到，除了傳統的基因篩檢，以及一些基於血液指標的腫瘤篩檢之外，普通 CT 就能非常高效的實現癌症的早期篩檢。也就是說，在成像識別方面，AI 擁有我們人類無法做到的細微辨識能力，能夠將早期的微型癌症病灶有效的識別出來。而早期的篩檢，就能幫助患者更有效的進行防範治療與應對，就能大幅提高生存率，以及有效的遏制癌症的進展。

016

防癌好習慣：從飲食到生活遠離癌症的 130 個抗癌智慧

與其「恐癌」，不如「控癌」

在現實生活中，我們經常可以看見身邊突然有人檢查出來患有晚期癌症，然後很快就離開了世界。或許很多人會困惑，為什麼很多癌症一旦發現就是晚期呢？

這其中是兩方面的原因，一方面是我們在癌症篩檢方面的技術還存在的一定的局限性；另外一方面是很多人還沒有建立體檢的意識，等到身體出現明顯的不適狀況時才去檢查，此時就很容易錯過了早期階段。

很顯然，當發現癌症處於比較晚的階段，不能治癒不僅給癌症患者帶來了心靈、肉體上的痛苦和經濟負擔，同時也給還尚未患癌的健康人帶來認知影響，在缺乏醫學知識的情況下，就會容易形成對癌症產生恐懼心理，甚至焦慮。

事實上，與其「恐癌」，遠不如「控癌」，這也是我一直所說的，我們需要在基礎教育中加入更多的醫學普及知識，尤其是關於癌症的形成機制以及人體免疫力相關的知識，幫助大眾對比建立客觀的認知。只有建立科學、客觀、理性、健康的生活方式，就能有效的預防癌症，甚至是在患癌之後也完全可以實現帶癌生存，就如同糖尿病、高血壓之類的慢性病一樣。

當然，建立對癌症的早發現、早診斷、早治療意識也是癌症防治的關鍵，不論是藉助於西醫的檢查手段，還是藉助於中醫的診斷方式，對身體的健康做管理是遠離疾病的唯一有效方式，也是防癌、抗癌的理性方式。

不過我們也不需要對癌症產生過度的焦慮，有些人並未患癌，但總認為自己患了這樣或那樣的癌，或者是家族裡有親人患上了某種癌症，就認為自己也有遺傳風險，就到處求醫、檢查、諮詢，甚至聽信一些民間偏方，最終傷害到了自身的健康。事實上，幾乎每個人都會對癌症產生恐懼心理，這是人們對生命重視的正常表現，也是人們真正面對死亡臨近時候的一種恐懼，但是，這種恐懼的限度應該是短暫的，不可以影響正常生活，更不能影響情緒。

2024 年發表在著名期刊美國心臟協會雜誌（JAHA）上的研究告訴我們，生氣對身體的傷害。這項研究的負責人、心臟病學專家 Daichi Shimbo 博士說，「如果你是一個經常生氣的人，那麼你的血管就會受到慢性損傷」。現代醫學的研究告訴我們，怒火攻心，真不是一句空話。研究發現，僅僅生氣 8 分鐘，就會在後續 40 分鐘內，持續損傷血管。而這項研究的受試者都是健康的、相對年輕的人，生氣一下的影響都那麼大，如果有三高或者心血管基礎疾病，或者年紀大的人，顯然就會更嚴重。

而焦慮與恐懼更是會直接對免疫系統造成傷害，很多研究都指出這些負面情緒會抑制免疫細胞的活躍度，負面情緒會給細胞的正常代謝帶來干擾，從而加劇細胞代謝的出錯率。從這個層面來看，負面情緒是會導致與加劇癌變的機率。因此，好心情對於防癌與抗癌都非常重要。

那麼，對於「恐癌」者和癌症高危險族群預防和控制癌症有哪些對策呢？以下給大家 7 點建議：

1. 以正確科學的態度學習一些基礎醫學以及癌症的科普知識，對健康與疾病建立一個科學的認知思維；

2. 以開放的心態學習有關飲食與健康方面的知識，藉助於飲食的管理來實現對健康的管控；

3. 良好的平常心態來面對人生、生活、家庭、事業，積極改善不良的生活習慣，規避人為的惡性刺激；

4. 找到有癌症專業知識的醫生、書籍或專業技術水準的醫院諮詢、體檢；

5. 做好職業防範，尤其對於一些特殊工作環境與職業的人員，比如在化工環境、廚師之類的，都需要做好自我防護措施；

6. 要加強適當的鍛鍊身體，做到飲食有節、起居有常，形成規律；

7. 如果確診，需要尋找專業的醫療機構與醫生，配合相應治療，不要盲目相信民間傳說。

當我們能夠遵循這 7 點建議的時候，相信「防癌、控癌」的目的就能達到與實現，我們就能更好的與癌症保持距離，癌症也將變得不那麼可怕了。

017

癌症是一種老年病

　　一個正常的細胞，儘管它有非常頑強的毅力與記憶，努力讓自己在代謝的過程中不出錯，但是細胞在代謝過程中無法左右的事情在於外因的干擾。在某些外因，包括物理性、化學性、生物性的因素，以及環境、情緒等因素的長期作用之下，細胞代謝就容易出錯，就容易變異成癌細胞。

　　當然，癌症的形成一定不是突破之間的規模性突變，更不是一種急性病，通常在初期會有點增生，還有一部分慢慢化生，而這就是癌症的前兆，或者說的癌症的友情提醒，通常在這些階段是可逆的。但是，在這個增生、結節的階段不重視，不進行相應的調理與調整，如果還繼續按照以往的方式生活，那麼再發展下去，有一部分的細胞就變成了惡性細胞。這種惡性細胞一旦形成以後，就是我們常說的具有和正常細胞不同的過度增生能力，並且這類細胞會構建一個適合自身生長的環境，也就是腫瘤的形成。這也就意謂著，一旦腫瘤形成，治療就會變得困難，因為癌細胞在身體裡找到了一個可以生存與增殖的環境。不過，腫瘤也分為良性和惡性。我們一般所說的癌症都是指惡性腫瘤，也就是已經形成為腫瘤並且對人體健康帶來明確危害的階段。

　　從醫學領域以往的大量有關癌症的研究資料來看，一個正常細胞要轉變成一個惡性細胞，通常需要經過很長的時間。比如曾經在雲南有項研究，一個舊錫礦防治肺癌的經驗表明，礦工職業性肺癌的形成大約需要 30 年的時間。這也就是醫學領域有關癌症的一個共識，就是癌症的形成往往需要堅持某種不良因素 30 年，甚至更長的時間，最終就會突破免疫系統，而形成癌症。所以從這個角度也可以讓我們看到，癌症為什麼不是急性病。

只是在臨床中很多人被診斷出來的時候已經是確診的癌症階段，這就導致一些人認為癌症為什麼突然就發生了，其實這種概念是不對的。和所有的慢性病一樣，比如糖尿病的形成也是一個漫長的過程，長期的不健康飲食導致胰島出現疲勞，出現胰島抵抗現象，最終形成糖尿病。

同樣，癌症這類慢性病的形成也需要有一個過程。我們所看到的腫瘤的形成其實只是一個結果，但腫瘤的發生需要很長的過程，而在這個長達幾十年的形成與發展過程中，我們既可以預防，又可以透過檢查早期發現，早期治療，並且是有徹底治癒或者說控制的可能性，不論是西醫或者中醫，都有一些有效的方法。

現在已經有越來越多的研究證實癌症其實是一種老年病，並且會隨著年齡的增長，相應的患癌風險也會上升。這也就意謂著，對於 40 歲以後，尤其是 60 歲之後的人群，需要特別注意自我健康管理。

而在自我健康管理方面，我總結了 5 點建議：

1. 遠離致癌物，不論是致癌環境，或者是一些致癌食物，要盡量的少油少鹽少糖，遠離重口味；

2. 遠離菸酒，儘管不能說不抽菸不喝酒的人就不會患癌，但抽菸喝酒這些行為一定會大幅增加患癌的機率；

3. 要保持適度的運動，不要認為步入中老年之後年紀大了就成為不運動的藉口，相反的，由於年齡的上升，新陳代謝能力的下降，此時更需要藉助於運動來提升新陳代謝的能力；

4. 進行定期的健康檢查，關注自身基礎健康指標的變化；

5. 對癌前病變進行及時的治療與管理，將癌症控制在良性與可逆階段。

018

慢性感染：
誘發癌症的「元兇」

　　1999 年，世界衛生組織（WHO）確定了一些微生物感染與癌症的關係，如 B 肝病毒（HBV）與原發性肝癌，人類乳突病毒（HPV）與子宮頸癌、肛門癌，幽門螺旋桿菌與胃癌、淋巴瘤，EB 病毒（EBV）與淋巴瘤、鼻咽癌，愛滋病病毒（HIV）與卡波西式肉瘤、淋巴瘤，血吸蟲與膀胱癌，肝吸蟲與膽管癌等。

（1）幽門螺旋桿菌（Hp）。

- **相關癌症**：胃癌、胃淋巴瘤
- **傳染途徑**：口對口傳播、噴嚏傳播

　　幽門螺旋桿菌感染非常普遍，據統計研究，全世界約 50% ～ 60% 的人胃中可檢測出幽門螺旋桿菌。幾乎可以肯定的是，所有的 HP 感染者均會發展成胃炎（胃竇為主的胃炎或全胃炎），15% ～ 20% 的 HP 感染者會發展成消化性潰瘍。HP 感染者發生胃癌和黏膜相關性淋巴瘤的風險較未感染人群增高了 2 ～ 6 倍。多項研究表明胃癌患者中幽門螺旋桿菌感染達 61% ～ 77%，因而世界衛生組織在 1994 年已將其定為胃癌第一致癌因子，也是預測胃癌患者生存的一項獨立預後因素。大量證據表明，由 Hp 引起的慢性胃炎就是胃癌發生的重要環節，因此，Hp 也被看作是胃腺癌和胃黏膜相關淋巴組織（MALT）淋巴瘤的重要誘發因素。目前，胃黏膜相關淋巴組織（MALT）淋巴瘤的標準治療方法首先就是根除 Hp。

（2）B 型肝炎病毒和 C 型肝炎病毒（HBV 和 HCV）。

- ■ 相關癌症：原發性肝癌
- ■ 傳染途徑：血液傳播、母嬰傳播、性傳播

肝細胞癌是目前最常見的癌症之一，從目前的研究來看，比較明確的是 HBV 和 HCV 感染會增加肝癌的發生風險。研究肝癌患者的血液時，發現有 50%～ 90% 的肝細胞癌是由慢性 B 肝病毒（HBV）感染引起的。C 肝病毒（HCV）慢性感染是肝細胞癌的主要風險之一，15%～ 27% 的 HCV 慢性感染者可發展為肝硬化，而長期慢性炎症導致的肝纖維化是肝癌的主要誘因。從臨床上看，大多數原發性肝癌都是經歷過 B 肝病毒感染、慢性 B 型肝炎、肝硬化的演變過程。

（3）人類乳突病毒（HPV）

- ■ **相關癌症**：子宮頸癌、肛門生殖器癌及口咽癌
- ■ **主要傳播途徑**：透過性接觸傳播

人類乳突瘤病毒，為嗜上皮性球狀病毒，其中 HPV16/18 是子宮頸癌最常見的型別。人類乳突病毒（HPV）家族約有 200 個成員，根據 HPV 型別的致癌潛力，我們通常將其分為高危型和低危型，高危型 HPV 主要與子宮頸及肛門、生殖器癌相關；低危型 HPV 主要引起生殖器疣和良性病變。宮頸鱗癌（SCCA）主要感染 HPV16 型，HPV18 則主要與宮頸腺癌（AC）有關。根據有關資料流行病學統計，HPV 陽性率癌前病變組為 60%～ 87%、子宮頸癌組為 85%～ 99%。從這些統計研究可以看出，HPV 與子宮頸癌發病之間的關係比較明確，並且跟外陰癌、陰莖癌、肛門癌、口腔癌和口咽癌等癌症之間也有比較強的相關性。

（4）EB 病毒（EBV）

- **相關癌症**：鼻咽癌、淋巴瘤

- **傳染途徑**：唾液傳播

EB 病毒，又叫人類皰疹病毒 4 型，與多種癌症相關，包括 Burkitt 淋巴瘤、霍奇金淋巴瘤和鼻咽癌等。Epstein-Barr 病毒（EBV）為皰疹病毒科嗜淋巴細胞病毒屬的成員，為 95% 以上的成人所攜帶。早在 1997 年，EBV 被國際癌症研究機構歸為 I 類致癌物質，其中與之相關最明確的是鼻咽癌、人伯基特淋巴瘤、甲狀腺癌。近年來有大量研究證明胃癌、肺癌、乳癌和子宮頸癌也與 EB 病毒相關。曾有研究表明：40% ～ 50% 的霍奇金淋巴瘤的發病與 EB 病毒相關；而鼻咽癌患者血清中 EB 病毒核殼抗原的抗體（VCA/lgA）陽性率高達 90% 以上，而正常人的陽性率僅為 5% 左右。EB 病毒早期抗原的抗體（EA/lgA）在鼻咽癌病人中的陽性率為 73%，並且病情越重，抗體滴度就越高。目前，臨床上還沒有特異且有效的抗病毒藥物能清除以上病毒，因此，這類疾病的感染往往需要藉助於我們自身的免疫系統來進行清除，這也就讓我們看到提升自體免疫力的重要性。

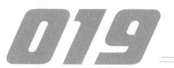

防癌要從改變生活習慣開始

　　越來越多的研究證實，導致細胞癌變的很多物質就存在於我們的日常生活中。國際癌症研究機構（IARC）針對於日常生活中可能的致癌物質進行了明確的劃分，分為 5 個等級：1 類、2A 類、2B 類、3 類和 4 類。

- **1 類**：已知的致癌物質，就是指有足夠證據證明對人類具有致癌性的物質，比如菸草、石棉、甲醛等。這些物質被認為對人類有很高的致癌風險，其致癌性已經得到了充分證實。

- **2A 類**：可能致癌物質，指有限的人類證據和充分的動物實驗證據顯示這類可能對人類具有致癌性的物質。雖然沒有足夠的證據證明它們對人類造成致癌風險，但仍然存在潛在的危險。一些常見的 2A 類致癌物質包括咖啡中的丙烯醯胺和消防員長期暴露於煙霧中的職業暴露。

- **2B 類**：可能致癌物質，指其對人類致癌性的證據不足，但有一定的動物實驗證據的物質。這些物質在動物實驗中顯示出致癌性，但在人類實驗中的證據不足。比如一些 2B 類致癌物質包括聚氯乙烯（PVC）和二甲基亞　（DMSO）。

- **3 類**：目前尚不確定致癌性物質，是指目前對人類致癌性的證據不足，也沒有充分的動物實驗證據的物質。這些物質的致癌性還沒有得到充分的研究和證實，因此無法確定其致癌風險。一些常見的 3 類物質包括咖啡因和紫外線輻射。

■ **4 類**：可能無致癌性物質，指有證據表明其對人類基本無致癌性的物質。這些物質已經透過大量的研究證明對人類沒有致癌風險。一些常見的 4 類物質包括水和維生素 C。

但需要注意的是，這些分類僅僅代表了對現有證據的評估，並不意謂著風險程度是固定不變的。比如維生素 C 的過量使用也會致癌，包括微塑膠在人體內的致癌性目前也還沒有深入研究。可以明確的是，隨著研究的深入，致癌物質的分類也將會發生變化。因此，在日常生活中，盡量減少接觸可能致癌的物質，保持良好的生活習慣和健康的飲食結構，是預防癌症的有效手段。為此，腫瘤學家就提出「生活方式癌」這個概念，所表達的意思就是，癌症與許多不良生活行為相關，大部分癌症的形成都是一種「生活方式病」。

比如，目前已經有大量的研究資料顯示：高脂肪飲食攝取過多與大腸癌、乳癌的發生關係密切相關，與前列腺癌、子宮內膜癌、胰臟癌也有密切關係；長期攝取高鹽飲食，以及經常性的攝取大量醃製品，與食道癌、腸道癌和胃癌的發生就有密切關係；而長期缺少新鮮蔬菜與水果，與多種消化道癌的發生有關；黴花生、黴玉米以及一些沒有處理恰當的發酵茶中所含的黃麴黴毒素能引起肝癌，這些致癌性都已經在動物實驗中得到證實。

吸菸、汽車尾氣以及中式炒菜等，也都是非常明確的致癌因素，其中還包括電子煙。目前在香菸的煙霧中，已經被證實的致癌物質有 40 多種。吸菸的人與不吸菸的人相比，發生肺癌的風險要高 8 ～ 12 倍，發生喉癌的風險要高 8 倍，發生食道癌的風險要高 6 倍，發生膀胱癌的風險要高 4 倍，發生肝癌的風險要高 2 倍。也就是說，吸菸的人群患癌症的風險比不吸菸的人要高很多倍，患癌的機率就非常高。而長期喝酒與肝癌、胰臟癌的發生也有直接關係，喜歡嚼檳榔的人更容易發生口腔癌。

　　除了飲食之外，個人生活行為也與癌症的發生相關，如多坐少動的人容易患大腸癌；早婚、多產、有多個性伴侶的人容易患子宮頸癌；未生育與分娩後不哺乳的女性，容易患乳癌；抑鬱症、長期壓力過大、焦慮以及經常性熬夜的人也更容易患上癌症。

　　從降低癌症發生機率的角度來看，少油少鹽少糖的飲食習慣，能夠有效的預防與改善動脈粥樣硬化、高血壓、糖尿病等慢性疾病，而這些疾病正是癌症的基礎疾病。也就是說，如果我們能夠在日常生活中，盡量少接觸致癌物質，就能夠有效的降低癌症的發生機率。

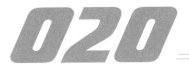

防癌的14條「玉律」

　　世界癌症研究基金會邀請了 8 國（包括中國）的 16 位著名專家，綜合研究了全球最新飲食與癌症預防方面的科研成果，考慮到世界各國不同的飲食習慣，同時兼顧預防冠心病等慢性疾病，提出了預防癌症 14 條飲食原則。這 14 條也被醫學領域稱之為防癌「玉律」。

1.　**飲食以植物性食物為主**：每天的食物中蔬菜、水果、穀類、豆類應占 2/3 以上。

2.　**多吃蔬菜和水果**：每人每天應吃 400-800 克蔬菜、水果，新鮮綠葉蔬菜、胡蘿蔔、馬鈴薯和柑橘類水果防癌作用最強。每天吃 5 種以上的水果、蔬菜，而且要常年堅持才具有防癌作用。

3.　**堅持體育鍛鍊**：每天應有 1 小時左右的快走或類似運動。每星期要進行 1 小時的劇烈運動，包括健身、騎車、打球、游泳、爬樓梯、划船、打掃房間衛生等都可以，但要運動到出汗程度。

4.　**控制體重**：避免過輕或過重，成年後體重增幅不應超過 5 公斤。

5.　**多吃各種穀類、豆類、植物根莖類食物**：每人每天吃 600-800 克。

6.　**不飲酒或限制飲酒**：成年男性一天不超過 2 杯，女性不超過 1 杯（1 杯的量相當於 250 毫升啤酒、100 毫升果酒或 25 毫升白酒）。

7.　**限制肉類食品**：每天豬、牛、羊等「紅肉」要少於 90 克，可選擇魚和禽肉代替「紅肉」。

8. **限制高脂肪飲食**：每人每天植物油用量應為 25 克，每月不超過 750 克。

9. **少吃鹽及醃製食品**：成人每天鹽的消耗量應少於 6 克（約 1 湯匙）。

10. **食物貯藏要防黴**：食物在常溫儲藏下易生黃麴黴菌，其毒素有導致肝癌的作用。不要吃在常溫下存放時間過長，可能受真菌毒素污染的食物。

11. **食物要保證新鮮**：很多食物容易腐爛，因此要學會用冷藏或其他適宜方法加以保藏。

12. **注意食品安全**：只有當食品中的添加劑、污染物及其他殘留物含量低於國家所規定的限量時，才是安全的。在中國尤其要注意種植的瓜果、蔬菜的農藥殘留，可採取沖洗、削皮、浸泡、加熱的方法減少危害。

13. **烹調方法要科學**：不吃燒焦的食物，直接在火上燒烤的魚和肉或醃肉、燻肉只能偶爾食用，並且也需要與新鮮蔬菜、雜糧類食品混合食用，以降低危害性。

14. **正確使用營養補充劑**：對於遵循上述建議的人來說，一般不必再用營養補充劑。如果身體有特殊情況，補充營養劑一定要在醫生指導下進行。維生素及微量元素並非多多益善，過量食用反而會給身體帶來副作用。

如果我們在日常生活中，能夠遵循上述各條建議，就能將患癌的風險降低 30% ～ 40%。如果再加上不吸菸、酗酒，患癌的風險就能降低 60% ～ 70%。

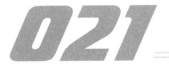

為什麼干預癌前病變
這麼重要？

　　絕大多數的癌症細胞是由我們身體自身的細胞演變而來的，不是外來入侵者。就算是我們將癌細胞注射到正常人的體內，如果癌細胞的數量沒有達到足夠的量，我們身體的免疫系統都會非常快速的將這些外來的癌細胞消滅，根本沒有存活的機會。因此，癌症的形成，是在眾多內因和外因的長期作用下，我們機體內的環境發生了改變，導致正常細胞在代謝過程中發生了質的改變，這些變異的細胞無法藉助於代謝再次自我修復，並且這些變異細胞因為具有過度增殖能力而最終形成癌。這種異常增殖既不符合正常細胞生長的規律，也不符合機體生理的需要，並且能夠逃避免疫系統的清除機制。由此可見，在癌症的形成過程中，內因和外因都很重要，而且需要很長一個時期的積累過程。

　　在臨床上，醫學專家通常將癌症的發生和發展分為五個階段，即癌前病變、原位癌、浸潤癌、局部或區域性淋巴結轉移和遠處播散。

- **癌前階段**：細胞已經發生一定的改變，但仍然不是癌，還可以雙向發展。
- **原位癌**：一般稱為 0 期。剛剛發生惡變，例如上皮層。
- **浸潤癌**：一般用 t 表示細胞已有發生的部位向深處浸潤。

■ **局部或者是區域性的淋巴結轉移**：一般用 n 表示，細胞有發生的組織沿淋巴管轉移到淋巴結。

■ **遠處播散**：一般用 m 表示，腫瘤細胞隨血流轉移到遠處的器官。

其中，在癌前病變時期，細胞雖已發生了一定改變，但還不能確診為癌，在這個階段最大的特點就是可逆轉，也就是說，如果採取的措施得當，是完全可以修飾這些變異的細胞，讓它們在代謝過程中重新成為正常細胞。同樣，如果在這個階段不加以重視，那麼這些變異的細胞不斷的繼續增殖，很快就會確診為癌症。也就是說，當細胞從正常細胞演變為癌細胞，有一個癌前病變時期。癌前病變在一定程度上是可逆的，而一旦發生了惡變，一般就不可逆了。

由於癌症的發生和發展有一個比較漫長的過程，而癌前病變又具有可逆性，因此，定期健康檢查是必要的，盡早發現癌前病變，並給予及時、有效的調理與治療，不僅很重要，關鍵是對於控制癌症的發展非常有效。目前，被醫學家列入癌前病變黑名單的有：乳腺囊性增生、慢性萎縮性胃炎、胃潰瘍、家族性多發性大腸息肉、口腔白斑、慢性遷延性肝炎、子宮頸糜爛等。

透過早發現，早干預，早治療，早調整，也就是說，除了積極的藉助於一些藥物的調理方式，包括中醫的一些藥方或者西醫的一些藥物、手術等方式治療癌前病變外，大家還應注意改善生活環境，尤其是飲食習慣與生活習慣的調整。因為形成癌前期病變，就意謂著我們曾經的各種外因存在著不當，導致身體內部出現了適合癌細胞生長的環境。因此，透過改變外因，包括飲食、運動、作息等方面的調整，才能有效的逆轉。

022

遭遇感染，一定會得癌嗎？

感染幽門螺旋桿菌、人類乳突病毒、EB 病毒等細菌病毒的人就一定會患癌嗎？

當然不是。因為我們身體有一個強大的免疫系統，這個系統時刻在幫助我們清理外來的這些細菌病毒，可以說我們的大部分疾病都是可以藉助於自體免疫系統自癒的。尤其對於癌症這種慢性病，從接觸到致癌因素到進展為癌症，會經歷一個相對較長的時間，通常是幾年甚至幾十年，不同癌症進展速度也不同。甚至有些癌症會一直與人和諧共處，比如男性的前列腺癌。

以人類乳突病毒（HPV）與子宮頸癌為例。子宮頸癌發生的一個必要因素是高危型 HPV 持續感染，但當 HPV 透過破損的子宮頸表皮進入人體後，我們體內的免疫系統一旦「偵查」到 HPV 的存在，就會啟動一系列「防護措施」清除病毒。所以，在 HPV 感染的人群中，只有不到 10% 的感染者表現為 HPV 持續陽性，而在 HPV 持續感染者中，僅有很少的一部分患者最終進展為子宮頸上皮內瘤樣病變 II 級，即 CINII 級病變，也就是我們通常所說的子宮頸癌癌前病變。癌前病變分為 I 級、II 級、III 級，III 級之後便可以變為癌，同樣，子宮頸癌的發生是一個逐漸的過程。從 I 級病變，變為 II 級病變，再變成 III 級病變最後變成癌症。而在 III 級病變之前，只要調理得當，我們都可以藉助於自體免疫系統來抑制子宮頸癌的發生。

這也就意謂著，從感染 HPV 病毒到進展為癌症的每一個環節都有逆轉的機會。日本研究人員曾經對 570 名患宮頸上皮內瘤病變 I 級和 II 級的婦女進行了 7 年的隨訪觀察，發現 CINI 級的感染者 2 年逆轉率為 64%，

CIN II 級者 2 年逆轉率為 54%，而從 CIN II 級進展到真正的子宮頸癌所需的中位時間是 23.5 年，其中僅有 1.6% 的人會在 10 年內進展為子宮頸癌。

這也是我經常說的，要形成癌症並不容易，沒有足夠的不良生活影響，癌細胞很難逃脫我們自體免疫系統的檢測與清除。

而對於子宮頸癌的防治，目前還是有比較成熟與有效的方式，只要採取得當的措施，就能有效預防子宮頸癌的發生：

1. **注射 HPV 疫苗**：目前臨床試驗及國外 10 多年臨床使用經驗都表明，HPV 疫苗可有效預防，並降低子宮頸癌的發病率。當然，這裡需要注意的是要接種有效的子宮頸癌疫苗，並且最好是在無性行為之前接種，就能獲得比較理想的保護效果。

2. **採取安全健康的性行為**：不論是 HPV、HBV，還是 EB 的病毒等都可透過性行為傳播。使用保險套、注意個人衛生、避免多性伴等，都可以有效的減少這類病毒感染的風險。

3. **藉助「篩檢」**：透過「篩檢」的醫學檢測手段，可發現是否存在子宮頸癌的感染，以及早期癌症和癌前病變。不過並不是所有癌症都可以透過篩檢得到有效預防和早期發現，只是對於子宮頸癌而言，目前有相對比較明確與成熟的篩查方法及篩檢指南。

023

預防胃癌：
嚴防幽門螺旋桿菌
「偷渡入境」

幽門螺旋桿菌是一種寄生在胃黏膜組織中的細菌，大量的研究已經證實，幽門螺旋桿菌不但可以引起胃炎、胃潰瘍，而且是引發胃癌的關鍵因素，並且被世界衛生組織列為第一類的生物致癌因素。從目前的研究資料來看，全球範圍內有 50% 的人都感染過幽門螺旋桿菌，在不同的國家和地區，不同的民族人群，幽門螺旋桿菌的感染率會有明顯的差異。這主要跟社會總體的經濟水準、就餐習慣、衛生條件、健康意識、人口密度、水資源的管理等方面有著密切的關係。

從目前的研究資料來看，幽門螺旋桿菌在開發中國家的感染率相對比較高，大約為 50% ～ 80%；而在已開發國家，感染率就明顯下降，感染率大約為 25% ～ 50%。而目前在中國，幽門螺旋桿菌的感染率在 50% 左右。由於幽門螺旋桿菌是藉助於消化道進行傳播的這種特性，包括糞 - 口、口 - 口，使得嘴巴接觸就成為了感染的直接風險部位。因此，對於幽門螺旋桿菌的日常防範，大家必須注意以下幾點。

1. **保持餐具衛生**：餐具要徹底清洗乾淨，如能煮沸或用消毒櫃消毒則更好，外出就餐尤其要重視餐具衛生。

2. **保持個人衛生**：養成餐前洗手的習慣。因為我們手上的皮膚會分泌油脂，而水中就可能攜帶幽門螺旋桿菌，這些菌與油脂黏在一起，單用水很難沖洗乾淨，需要藉助於肥皂或者洗手液清洗。而洗後也不要用公用的毛巾擦手，因為公用的毛巾很可能被污染，讓本來洗乾淨的手又重新感染。保持就餐前手上沒有幽門螺旋桿菌的攜帶，就能防止在就餐過程中將細菌帶進胃內。

3. **保持用餐衛生**：這是每個人都特別需要注意的方面，就是就餐盡量分餐，使用公筷。每人一套餐具，使用公用筷子，就能最大程度的避免交叉感染。如果每人都用自己的筷子從同一盤菜中夾菜，就很容易通過這些菜上攜帶的唾液中的幽門螺旋桿菌而交叉感染。因此，使用公筷、分餐是防止幽門螺旋桿菌傳染的直接與重要措施。

4. **保持健康意識**：一些缺乏健康意識的家長，在餵養嬰幼兒的時候，就會採用將食物自己咀嚼後，然後再餵給嬰兒，這會直接將幽門螺旋桿菌傳播給嬰兒。因此，嬰兒感染幽門螺旋桿菌通常都跟大人口對口餵食有關係。而不能明確自己沒有幽門螺旋桿菌感染與攜帶的家長，尤其要注意避免這種行為，以免影響孩子的健康。

由於最新的一些研究指出，幽門螺旋桿菌可以在人體胃內長期存活，離開胃以後，在溫暖濕潤的環境中最長還可以存活 4-5 小時。不過它是一種微厭氧菌，對生長條件十分苛刻，在空氣中不能長期存活和繁殖。而幽門螺旋桿菌感染，進入胃部後，會導致胃腸道黏膜表面的活性物質分佈濃度降低，降低胃腸道黏膜對胃酸的抵抗作用。由於幽門螺旋桿菌會自身分泌大量抗原性物質，促使胃部釋放炎症介質，從而損傷機體胃腸道黏膜。因此，在日常生活中尤其要注意口腔與飲食衛生的管理。

024

人畜為什麼會同患一類癌？

　　癌症是自然界普遍存在的一種疾病，植物、昆蟲、魚蝦、飛禽、走獸、人類等，幾乎所有的多細胞高等生物都可能罹患。不過一些研究讓我們看到，冷血動物的癌症發病率要比溫血動物低得多，體溫越高的動物癌症發病率越高。不過我個人認為這個觀點需要辯證的看待，還需要更多的研究來證實。

　　儘管一些研究例子讓我們看到，比如，烏龜、甲魚、貝類等均屬冷血動物，它們的癌症發病率就很低，甚至不患癌。曾經一度有研究認為鯊魚和大象是不會患癌的，這就導致曾經社會上風靡的鯊魚軟骨粉、龜鱉丸等，一直被人當作抗癌藥使用。但是經過反覆的追蹤研究與驗證後，海洋動物研究者發現，鯊魚並不是不會患癌，只是患癌的機率比較低，其實它們是會患癌，比如患黑色素瘤的皮膚癌。

　　那麼是不是體溫越高的動物癌症發病率越高呢？其實也不是，比如雞的體溫高達 39°C，其患癌率並不高。中國的腫瘤研究人員曾經對家禽、家畜進行了一次腫瘤普查。普查中，研究人員解剖了 269 隻雞，發現其中竟有 11 隻患有肝癌、食道癌、胃癌以及惡性畸胎腫瘤等不同類型的癌症。而在食道癌肆虐的河南省林縣，研究人員也發現了雞的食道癌患病率也只有 0.71%。

　　再比如蝙蝠，蝙蝠的體溫高達 40°C，也就是這樣的高溫使得導致大部分病毒根本就不會在蝙蝠體內存活、停留超過 24 小時。並且越來越多研究

發現，人體體溫每上升 1℃，基礎代謝會提高 13%。如果體溫過低，反而可能意謂著我們的代謝系統運作不夠順暢。

那麼為什麼會在一些地方出現人畜同患一類癌症的現象呢？是不是表示有些癌症是人與動物之間相互傳染的呢？

近 30 年來，中國的醫務工作者經過大量調查發現，有些地區存在人畜同患一類癌的現象。比如，河南省林縣是中國食道癌發病率和死亡率最高的地區，每 10 萬人每年因食道癌死亡人數在 150 人左右，與此同時又發現這個地區的雞也有很高的食道癌死亡率（175/10 萬），但周邊的範縣則是食道癌的低發區（20/10 萬），雞的食道癌發病率也低（17/10 萬）。而在江蘇省啟東市發現肝癌發病率高，當地鴨子的肝癌發病率也高。這些調查研究似乎讓我們看到一個現象，那就是在癌症高發區，不論是人或是動物都會出現比較高的癌症發病率。

其實這種現象的背後並不是癌症在人與動物之間相互傳染，而是環境所引發的。也就是說，當一個地方環境遭到嚴重污染、破壞時，勢必會誘發、引起人畜同患一類癌，這種結論也在世界各地被大量的事實所證實。

比如，中國人移民到美國時，第一代人所患癌的類型（如肝癌、鼻咽癌、食道癌、胃癌等）與他之前在國內所生活地方的癌症發病率相一致，而到了二代所患癌症就介於中國人和美國人之間，到了第三代就完全趨同於當地美國人的癌症類型與癌症發病率了。這就充分說明了環境、生活習慣、飲食習慣在癌症發展中扮演的關鍵角色，這也是一些家庭出現所謂的「遺傳」性癌症的根本原因。

因此，我們需要建立科學健康的飲食習慣，不吸菸，少飲酒，防止食品黴變，防止水土污染，盡量減少攝取加工的食物，這樣就能有效的預防與改善癌症的患病風險。

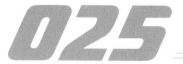

空氣污染也會致癌？

　　肺癌是中國大陸目前一種高發病率的癌症，這和空氣的污染有直接的關係。其實在我們生活的城市裡，空氣污染物的種類有很多種，有些污染還很嚴重，除了吸菸之外，中式炒菜的油煙排放就是很大的空氣污染物。通常我們所談論的空氣污染物主要有一氧化碳、二氧化碳、氮氧化合物、碳氫化合物、二氧化硫、光化學煙霧，以及顆粒物質，當人體長期吸入後，肺功能會受到影響，從而導致呼吸系統疾病發病率的增加。

　　在空氣的顆粒物質中，通常直徑小於 10 微米的顆粒就會進入呼吸道，因此這類的顆粒就被稱為可吸入性顆粒物，對人體健康危害較大。這些顆粒可從鼻腔進入呼吸道深部和肺，由於這些顆粒的表面吸附大量有害物質，隨之進入人體就會引發免疫反應，從而對健康造成影響。尤其是近年來所關注的 PM2.5，這是一個更加具體的空氣品質檢測指標，是指大氣中直徑小於或等於 2.5 微米的顆粒物，細懸浮微粒也稱為可入肺顆粒物。它的直徑還不到人的頭髮絲粗細的 1/20。雖然 PM2.5 只是地球大氣成分中含量很少的組分，但它對空氣品質和能見度等有重要的影響。與較粗的大氣顆粒物相比，PM2.5 粒徑小，富含大量的有毒、有害物質且在大氣中的停留時間長、輸送距離遠，因而對人體健康和大氣環境品質的影響更大。由此可見，在城市空氣污染嚴重的情況下，採取措施來保護自己的健康是非常必要的。

　　在泰國首都曼谷等城市，為了抵禦空氣污染，曾經就有嘗試，許多交通警察值勤時，採取戴防毒面具的辦法。因為防毒面具中有活性炭等材料，能有效地吸附大氣污染物，可發揮較好的保護作用。在一些特殊的工作場所

中，空氣中瀰漫著有毒有害物質，使用由特殊材料製成的專用防毒、防塵、防煙口罩，也能保護人體健康。不過，對於我們大眾而言，這些專業的措施顯然不具有可行性，或許我們還是需要更加努力的關注地球環境的保護與改善。

但對於生活在大城市的人們來說，在沒有其他更好辦法的情況下，戴普通的棉質口罩，也不失為一種選擇。不過由於紗布孔徑比較大，只能阻擋顆粒直徑比較大的顆粒物，對一些微小的可吸入性顆粒物和有害氣體的防護效果比較差。如果我們佩戴棉質口罩出門的話，回來時會觀察到口罩會變得很髒，甚至是裡面都會有一些比較黑的顏色，這說明一些比較小的顆粒物就穿透了紗布，進而進入到了我們的呼吸道系統。不過從自我保護的角度來看，儘管棉質口罩的保護效力有限，但至少比直接暴露在漂浮物過高的環境中要好，也能在一定的程度上降低呼吸道疾病以及肺癌的發生風險。

026

小心裝修後的污染物

　　科技是把雙刃劍，在給我們人類帶來便利的同時也可能會給我們帶來健康的損害。比如現代建築與現代裝修，尤其是在室內裝修時，通常會使用大量密度板、膠合板、塑合板、複合地板、各種複合板的傢俱以及各種乳膠漆等裝修產品，這些材料所揮發出的有害物質，就單一產品而言，通常都是能控制在安全的標準範圍之內，不會對人體造成較大的危害。但如果「過度裝修」，以及對家居環境裝修的過去複雜，所釋放的有害物質不斷疊加，就可能在室內造成大量聚積，累加之後就可能會造成這些揮發性物質的超標，從而危害到人體健康。尤其是使用了一些不符合環保標準的裝修產品，這些裝修產品甚至可能揮發出甲醛、苯、氨、TVOC（總揮發性有機化合物）等致癌污染物。

　　一般來講，裝修後，如果室內污染物超標，那麼在前期會給這個空間的使用者帶來嗜睡、頭痛、頭暈、噁心、胸部緊束感等不適感。如果再不採取改善室內空氣品質、降低室內裝修污染的措施，而繼續長期居住就可能會導致視物模糊、心律不齊、抽搐等症狀，直至引發再生障礙性貧血和呼吸系統的各種癌症，其中白血病這類血液癌症就是最常見的併發症。

　　現代醫學的一些研究證實，裝修後揮發出的致癌氣態污染物，還將導致呼吸系統的癌症，如肺癌、鼻腔癌和鼻竇癌的形成與發生，包括前面所談到的血液系統癌症，如白血病的發生。2004 年，世界衛生組織（WHO）彙集了全球 10 個國家、26 位科學家針對甲醛的致癌性進行了評議，正式確定了

甲醛對人體有致癌作用，結論如下甲醛會導致人類患鼻咽癌和鼻竇癌。甲醛具有超強的致基因突變能力，極易誘發血液病，其中尤以白血病居多。

那麼，在現代各種便捷的裝修材料中，我們應該如何降低室內裝修的空污呢？

1. **通風換氣**：尤其是在裝修期間以及裝修後入住的前期，要盡量保持室內環境的通風，因為通風換氣是改善室內空氣品質，降低揮發性氣體濃度的最有效、最直接、最經濟的方式。遺憾的是，如今許多建築物都被設計和建造得非常密閉，尤其是缺乏空氣的對流設計，甚至在使用空調的房間也盡量減少空氣的進入，這些室內環境的設計本身就嚴重影響了室內的通風換氣。在加上一些人盲目的相信科技與廣告，認為藉助於一些技術可以快速的去除室內的揮發性氣體，其實廣告很多時候只能當成廣告來對待，而真正最直接有效的方式，就是室內的通風。需要強調的是，室內裝修造成的甲醛污染屬於連續不斷產生的污染，採用間斷性開窗方式效果並不明顯，最好的方式是根據室外氣象條件，盡量的控制多的開窗通風，藉助於自然風來降低室內揮發性氣體的濃度，從而減少對身體的傷害。

2. **使用綠色建材**：在裝修的時候，以及購買傢俱的時候，要盡量選擇帶有綠色環保標誌的材料與產品。並且在裝修結束後，委託有關監測部門對新裝修的房屋進行空氣中甲醛含量測定。根據各國國家的《室內空氣品質管理法》和《民用建築室內環境污染控制規範》規定，每立方公尺室內空氣中甲醛釋放量不得大於 0.08 毫克。如果發現甲醛含量超標的，就要及時的採取治理措施，以降低環境的居住風險。

3. **使用室內空氣清淨機**：使用空氣淨化裝置，可以在一定的程度上幫助降低室內裝修污染物的濃度，在有限的條件下能最大程度的改善環境的污染水準。此外，也可以購買一些可以淨化空氣的綠色植物，比如綠蘿、吊蘭等。

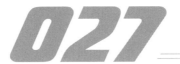

染髮之前細思量

　　染髮似乎成為了現代人生活美學中的一部分，但對於染髮劑是否會致癌一直存在著爭議，也常常被人忽視。目前我們所採取的染髮技術，主要是透過加熱等物理方法將毛髮表皮打開，先使頭髮裡的深色素變淡，再用染髮劑中的新顏色取代原來頭髮中的色素位置。

　　根據染髮方式的不同，染髮劑通常可分為暫時性染髮劑、半永久性染髮劑和永久性染髮劑三種。

1.　暫時性染髮劑的有效成分為水溶性聚合物，所染髮色經 1 次沖洗就可褪掉。

2.　半永久性染髮劑的有效成分為酸性染料，可滲透到毛髮的皮質層及更深的髓質層，染色可維持兩個星期左右，10 ～ 20 次沖洗而不脫色。

3.　永久性染髮劑則大多數為氧化型和化學合成型染髮劑，主要成分為胺類或酚類化合物。比如對苯二胺的使用，可以很快地起氧化聚合反應，所染髮色可維持兩個星期以上。

而在這些染髮劑中，以永久性染髮劑對人體的健康危害最大。

　　哈佛醫學院布萊根婦女醫院等機構的研究人員，曾在《英國醫學雜誌》發表過一項研究。透過對 11.7 萬名女性進行了長達 36 年的隨訪，結果發現經常使用永久性染髮劑和大多數癌症發病風險之間並沒有明顯關聯，但會導致部分癌症風險增加，並且會隨著使用次數的增加，患癌風險會相應的升高。

具體來說，就是經常使用永久性染髮劑的人（超過 200 次）比從不使用這類染髮劑的受試者，患基底細胞癌、乳癌、卵巢癌的風險分別增加了 5%、9% 和 15%。

當然，在染髮的過程中，也會出現一些急性併發症，比如接觸性皮膚炎、哮喘、蕁麻疹等。國外在 1985-1990 年的調查表明，在患接觸性皮膚炎的人群中，有 18.7% 的人對染髮劑過敏。其中，又以接觸性皮膚炎尤為多見，主要發生在接觸染髮劑的部位，比如頭面部、雙眼瞼，甚至胸背部等。患者在這些部位出現紅斑、水腫、滲液，並且會伴有劇烈的癢感。重者回出現全身症狀，比如發熱、畏寒等。如果不及時治療，局部的炎症就會發展為潰爛，甚至感染。

染髮會引發過敏的主要原因是，三種常用染髮劑中均含有過敏原，其中永久性染髮劑中的對苯二胺抗原性較強。2017 年 10 月 27 日，世界衛生組織國際癌症研究機構公佈的致癌物清單，對苯二胺就在 3 類致癌物清單中。由於染髮劑中的苯衍生物與青黴素、慶大黴素等抗生素具有交叉抗原性（對這些抗生素過敏者有可能也對染髮劑過敏）這也就意謂著，使用抗生素期間需要避免染髮，以免引起過敏反應。

慢性作用：染髮劑的慢性作用主要是指由於長期使用染髮劑，其中的某些成分在體內蓄積，導致細胞染色體突變，引起致癌、致畸，目前動物實驗已經證實了這一點。也就是說，當我們長期使用染髮劑的時候，一些對人體有害的成分就會累積在身體中，而這些有害成本累積到一定量的時候，就會對身體帶來比較大的傷害性，就可能會構成致癌性。

其實在染髮劑對人類影響的研究中，早在 1963 年，就有研究人員發現經常接觸染髮劑的美髮師最容易患膀胱癌，後來陸續發現了經常染髮的女性患白血病、乳癌的機率明顯高於不染髮的女性，尤其是應用難以脫色的永久

性染髮劑，危害性更大。目前，「染髮白血病」這個新的詞開始出現並且逐漸在臨床醫生中流行開來。

其中，氧化型染髮劑和含醋酸鉛的金屬染髮劑對人體危害最大。氧化型的永久性染髮劑中含有苯的衍生物，這些物質可透過頭皮的毛囊吸收，並在體內蓄積，導致細胞在代謝過程中，去氧核糖核酸（DNA）損傷及突變。

最後，需要明確指出的是，以下四個階段是明確不適合染髮的：

- 使用抗生素期間

- 計畫近期內生育

- 患病等致免疫功能低下

- 頭皮有傷口

此外，禁止染髮的人，包括兒童、孕婦、哺乳期女性、血液系統疾病患者以及免疫力缺陷人群。

028

無線路由器，輻射有多大？

當無線通訊，無線上網成為大家生活一部分的時候，關於無線路由器（Wi-Fi 分享器）的安全也成為了很多人關注的問題。無線路由器是以電磁波為媒介將使用者終端接入區域網路的產品，它以電磁波代替網路線，甩掉了網路線這個尾巴，方便了用戶。但這也意謂著電磁波在傳送的過程中，就會釋放出電磁輻射。

如今，無線路由器幾乎已經走進了每個家庭中，通常一個家庭的居住環境下，至少會有一個路由器，或者是兩個或者三個，那麼無線路由器所發射的電磁波是否會對我們的健康造成影響呢？

從目前的標準來看，無線路由器發射功率遠低於手機。尤其是中國無線電管理委員會規定：無線區域網路產品的發射功率不能大於 10 mW（毫瓦）。相對而言，目前其他國家的標準更為寬鬆，比如日本的無線區域網路產品的發射功率上限是 100 mW，歐美一些國家是 50 mW 左右。這也就意謂著，按照當前人類社會對於無線電的管理共識，目前，市面上所銷售的產品基本都是符合歐美國家的標準。

相比較於手機而言，GSM 制式的手機最大允許的發射功率是 2 瓦。可見，我們日常所處的生活環境中，無線路由器的發射功率其實很小。與手機的工作方式有所不同的是，無線路由器開機後就會處於一個穩定的額定功率發射狀態，這和手機有本質上的不同，手機通常是在待機狀態時發射功率比較小，而處於通訊狀態時，發射的功率相對比較大。

　　與手機對健康是否有影響相比，目前對於無線路由器發射功率對人體的傷害還未見有權威、可靠的報告證實，我在後面將談論關於手機輻射的影響。

　　儘管目前沒有研究證實無線路由器會對人體造成影響，其實也不能肯定與確定就沒有健康影響，只能說目前有限的研究，以及結合人體代謝來設定了一個可能傷害性比較小的標準範圍。當然，這種標準所面對的也是比較健康的人群，對於一些本身就有免疫力缺陷的人，尤其是癌症患者，這些微小的變數可能都會構成不小的健康影響。

　　因此，在選擇、使用無線路由器時，還是有所講究：

　　首先，盡量選購可以調節功率的無線路由器。目前，市場上大部分無線路由器產品都不帶功率調節功能，但也有少數產品帶有功率調節功能。

　　對於智慧無線路由器而言，發射功率其實就是指無線路由器的信號強度。建議不要選擇發射功率太大的產品，因為適當的發射功率，不僅可以最大程度的降低輻射對人的影響，還可以避免不必要的他人蹭網行為。

　　一般情況下，如果無線路由器與電腦距離比較近，可以把發射功率調整到 50%，基本上就可以實現一個房間的無線信號覆蓋。當然，如果覺得信號太差，或是電腦與無線路由器距離比較遠，阻隔比較多，也可以根據具體情況，適當調大無線路由器的發射功率。

　　其次，盡量離無線路由器遠一點，因為無線路由器的輻射主要取決於發射功率，離無線發射點越近的地方輻射也就越強，所以，不論是在辦公還是居家的環境中，盡量將無線路由器放在離人遠一些的地方。並且在不需要使用網路時，可盡量將無線路由器關閉。

手機輻射對男性生育有影響嗎？

可以說，所有的電磁輻射都能以不可見的能量波形式穿過空間，這種特定波長造成的輻射對穿透的組織和細胞具有損傷效應。手機電磁輻射可引起生殖系統的多種病變。生育男性使用手機的頻率日益升高，手機輻射對男性生殖功能的影響必須要受到重視。

早在 2014 年，艾克斯特大學的一項研究發現，男性受到手機輻射後，精子品質會小幅度持續下降。在臨床上，精子品質一般透過三項指標檢測：精子活力，是指精液中呈前進運動精子所占的百分比；精子活率，是指樣本中存活精子的百分比；精子密度，是指精液的黏稠度。研究人員菲奧納•馬修斯分析了 1492 個精液樣本，發現手機輻射和 8.1% 的精子活力下降以及 9.1% 的精子存活率下降有關聯。馬修斯的研究認為，手機輻射不會突然使男性不育，但最好不要把手機放在前面的褲子口袋裡。同時，男性應避免穿過緊的內褲，還有避免陰囊局部長時間過熱，以免影響精子品質。

這項研究從另外一個側面讓我們看到，睪丸是對電磁輻射最為敏感的器官之一。手機輻射對男性睪丸結構和精子發生都有一定程度的損傷，進而影響男性生殖功能。手機電磁輻射可使雄性睪丸重量變輕，睪丸曲細精管官腔變細，生精細胞變性、壞死，甚至脫落。生精細胞的損傷必然會破壞精子發生過程。而在最新的一些動物實驗研究中發現，手機所發射的電磁輻射會使雄性睪丸結構發生改變，從而影響精子濃度和活力均降低，使得精子的畸形率升高。二手機輻射暴露組雄性動物的精液參數與輻射時間的長短關係密切，輻射時間越長各參數指標下降越明顯。

最新的一些研究指出，每天使用手機的時長和手機的使用年限與男性精子的活力呈負相關。也就是說，手機使用的時間越長，精子活力越低。而這其中的核心在於，手機與睪丸的距離決定了手機輻射對睪丸的影響程度。

在日常中，不少男性喜歡把手機放在褲袋裡，幾乎可以說是離睪丸最近的地方，那麼這種輻射將不可避免對睪丸生精有一定影響，導致精子濃度、活力下降，精子畸形率升高。除了常規精液參數，手機電磁輻射還可破壞精子DNA 的完整性。手機電磁輻射可以增加精子細胞內活性氧的產生，最終導致 DNA 斷裂指數增加。

2024 年最新的一份研究報告，也就是世界衛生組織委託進行的一項關於男性生育能力和無線電波的系統審查發現，沒有證據表明手機和精子數量下降之間存在關聯。儘管從目前的研究來看，手機的使用並不會對男性的生殖器癌變產生直接的影響，或者說對精子的數量沒有直接的影響，所帶來的影響也只是局限在精子的品質層面，但手機輻射對人體細胞帶來的影響是顯而易見的。並且，隨著研究的深入，或許我們會發現更多關於手機與癌症病變之間的關係。

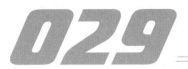

腦腫瘤和手機使用
有什麼關係？

　　近 30 年來，上海腦腫瘤的發病率持續增加，就全身腫瘤的發病率而論，腦腫瘤已經攀升到了第五位，僅低於胃、子宮、乳腺、食道腫瘤。占成人腦腫瘤全身腫瘤的 2%，其中兒童腫瘤、腦腫瘤在全身各部位腫瘤中所占的比率相對較多，占全身腫瘤的 7%。與此同時，這 30 年恰恰是上海手機普及率爆發的一段時期。復旦大學附屬華山醫院曾經對國際上有關手機使用與腦腫瘤發病關係的論文進行總結和分析，結果發現：同側、長時間的手機使用與腦膠質瘤患病風險密切相關，在長時間使用手機的人群中，低級別膠質瘤發生率明顯增加，其中 20 ～ 29 歲是腦膠質瘤的高發人群。世界衛生組織的國際癌症研究機構將手機輻射分類為 2B 類致癌物，即「可能對人類致癌」，這不是說手機一定會讓人得癌症，只是有這樣的可能性。也就是說手機對人體的健康影響，目前還處於爭議的過程，但顯然是一個健康的風險因素。國際上有越來越多的研究機構展開了手機使用與腦腫瘤關係的流行病學研究，其中資料最全的專案有兩個：

■ **國際癌症研究署的 INTERPHONE 研究**：研究發現，最高級別的重度手機使用者（30 分鐘 / 天，持續 10 年）患腦膠質瘤的風險增加，但較低暴露不增加患病風險。

■ **Hardell 研究小組的研究專案**：該研究主要針對不同年齡組（20 ～ 80 歲）的病例進行對照研究，結果發現腦腫瘤與手機使用之間存在正性關係，20 ～ 29 歲人群相對危險度最大。

不過美國的一項研究資料讓我們看到另外的結論，從 1985 年到 2010 年這 25 年裡，美國使用手機的人數從 24 萬激增到 3 億，增加了很多，但得腦瘤的人數卻沒有明顯增加。而根據世界衛生組織的最新研究結論來看，也就是 2024 年 9 月 3 號發佈的報告顯示，儘管十幾年來全球手機使用時間和範圍大幅增加，但腦癌的發病率並沒有相應增加，那些長時間打電話或使用手機超過十年的人也是如此。

最新的分析報告包括從 1994 年到 2022 年的 63 項研究，涵蓋了近三十年的研究資料，由來自 10 個國家的 11 名調查人員評估，其中包括澳洲政府的輻射防護機構，這是迄今為止最全面的分析報告。

這份研究調查了成人和兒童的腦癌、垂體腺癌、唾液腺癌和白血病，以及與手機使用、基地台或發射機以及職業暴露有關的風險，但結果顯示沒有顯著的風險增加。

不過這份研究並不完美，因為癌症的發病機制相對複雜。不過依然需要我們注意的是，目前兒童腦瘤已經成為僅次於白血病的兒童第二大腫瘤。由於青少年的耳朵和顱骨比成年人的更薄、更小，他們在用手機的時候，腦部吸收的輻射比成年人要高出 50% 以上。也正是因為兒童在生理結構上與成人之間的差異，導致兒童更容易因為手機輻射而引發一些健康損傷。

尤其是隨著無線網路與智慧手機的普及，兒童期的孩子越來越依賴於手機上的一些內容，包括短影音、遊戲之類的，長時間的近距離使用手機，包括智慧手錶的使用，導致一些孩子在睡覺時腦袋附近都擺放著手機與手錶，這將對兒童的健康構成巨大的風險，因此需要家長引起足夠的重視。

030

十一大膳食原則，
有效預防癌症

2024 年 6 月 7 日，中國農業科學院農業經濟與發展研究所和國際食物政策研究所共同發佈的《2024 全球食物政策報告》顯示，全球約有 20 億至 30 億人負擔不起健康膳食，而不健康的膳食是非傳染性疾病的主要風險因素，全球 73% 以上的死亡由非傳染性疾病造成。也就是說，膳食結構不均衡所導致的營養失衡是導致疾病的重要因素。

過往的一些研究也指出，任何單調的飲食模式或偏食習慣都會造成一些營養素的過剩，以及另一些營養素的缺乏，從而導致人體營養失衡。這種失衡的惡果之一，就是促使癌症的發生和發展。因此，對於大多數人而言，防癌的前提在於樹立正確的平衡膳食觀念，並指導日常飲食。簡單地說，平衡膳食可歸納為八個字：全面、均衡、多樣、適度，使不同食物所含營養素之間的比例適當、數量充足，並處於一個相對平衡狀態，避免由於膳食結構的不合理而導致的營養過剩或營養缺乏，主要要遵循以下十一大原則：

1. 食物多樣化，以植物性食物為主，占每餐的 2/3 以上為宜，減少肉類的攝取。植物性食物中應有較多的蔬菜、水果、豆類、粗加工的穀類等。

2. 控制飲食，避免體重過輕或過重。超重或過度肥胖會使患子宮內膜癌、乳癌、腎癌、腸癌的危險增高。肥胖是萬病之源，可以說肥胖是一切疾病的誘因，因此管控體重對於預防癌症至關重要。

3. 每天吃五種或五種以上蔬菜、水果。每天吃 500-700 克的蔬菜、水果，可使患癌症的危險性降低 20%。尤其是口腔癌、鼻咽癌、食道癌、肺癌、胃癌、結腸癌、直腸癌等。而年輕一代由於受科技與快速食品的影響，導致蔬菜、水果的攝取量出現了明顯的不足。

4. 多吃膳食纖維類食品。每天吃 600 ～ 800 克的穀類、豆類、根莖類食物，有預防結腸癌、直腸癌、乳癌、胰臟癌等的作用。

5. 盡量不飲酒。即使要飲酒，男性一天要限制不超過兩杯，女性不超過一杯（一杯酒相當於 250 毫升啤酒、100 毫升果酒或 25 毫升白酒）。經常飲酒會增加患口腔癌、咽喉癌、食道癌、原發性肝癌、結腸癌、直腸癌、乳癌等危險。

6. 減少紅肉（如牛肉、羊肉等）的攝取。紅肉的攝取量每天應少於 90 克，最好用魚肉等更為優質的蛋白來替代紅肉。限制高脂肪食物，特別是動物性脂肪的攝取，選擇合適的植物油，並盡量以低溫烹飪為主，同時要節制用量。

7. 限制鹽的攝取。高鹽的攝取是誘發高血壓的主要因素，因此需要對鹽的攝取進行嚴格的控制，包括調味料的使用。同時要限制醃製食物的攝取，每人每天食鹽攝取量應控制在 6 克以下。

8. 保持新鮮飲食。不要食用在常溫下存放時間過長、可能受真菌毒素污染的食物。不吃燒烤與燒焦的食物，烤魚、烤肉時應避免肉汁燒焦。直接在火上燒烤的魚、肉及燻肉只能偶爾食用。

9. 飲食清淡。要遵循清淡的飲食口味，盡量避免長期的辛辣刺激類飲食方式，在日常飲食與烹飪中要遵循少油少鹽少糖的原則，這也是避免三高的關鍵，同時要避免長期的辣攝取，因為辣是誘發胰臟癌的主要因素。

10. 不點外賣。微塑膠是人體產生微炎症的主要因素之一，也是導致免疫系統受到損傷的關鍵因素之一。早在 2020 年，就有中國學者研究了石家莊、青島、成都、杭州、廈門這五個城市中不同外賣容器的微塑膠釋放情況。他們發現，不論是可以微波加熱的聚丙烯（PP）餐盒、耐熱至 70℃ 的聚對苯二甲酸乙二醇酯（PET）餐盒，還是更傳統的聚苯乙烯（PS）白色發泡飯盒，都會釋放微塑膠，並且基本不受內容物溫度的影響。而外賣食品所釋放的微塑膠，將會對我們的健康構成長期的風險。

11. 堅持體育鍛鍊。每天應進行約 1 小時的快走或類似運動，如身體條件許可，每星期至少進行 1 小時的劇烈運動。運動不僅能夠增強代謝，同時在運動過程中能幫助緩減精神壓力，促使免疫細胞的活力增強，從而改善健康狀況。

031

營養補充劑的防癌「陷阱」

　　很多人都有一種假像認知，認為服用營養補充劑之類的保健品，就可以起到保健的作用。其實這種認知的背後，大多數都是來自於商家的行銷。包括一些生產廠家在銷售營養補充劑時，聲稱營養補充劑具有預防癌症、防治疾病、增進健康的作用。不過，世界癌症研究基金會曾經發佈的報告就明確指出「強調透過膳食本身滿足營養需要」，並且特別提出「不推薦使用膳食補充劑預防癌症」。

　　世界癌症研究基金會的報告曾經明確指出，高劑量的 β - 胡蘿蔔素能引起吸菸者患肺癌。一些研究也認為，補充高劑量視黃醇（維生素 A）會引起吸菸者患肺癌。高劑量的維生素 C，會對胃腸道系統、泌尿系統以及神經系統造成損害。研究還證實，額外的營養補充劑可能會影響到人體內營養素的平衡，特別是在飲食基礎上大劑量、長期補充高劑量的營養素，可能會干擾體內平衡，加重機體負擔，引起代謝紊亂，甚至患上癌症。

　　這些研究結果均衝擊了一直以來人們認為服用營養補充劑可以防癌、促進健康的觀點。

　　世界癌症研究基金會曾經發佈的報告中，就明確指出「不推薦使用膳食補充劑預防癌症」。當然，這並不是說服用營養補充劑就一定會患上癌症，但如果長期的不當使用與補充，就會損害健康。不過也有一些實驗顯示，某些營養補充劑具有防癌作用。例如，鈣可以預防結腸癌發生，高劑量的硒可以預防前列腺癌等。但是，需要注意的是，所有這些研究所涉及的研究物件及所用干預劑量都存在差異。有些試驗是以一些癌症高發人群作為觀察對

象，這些結果可能並不適用於普通人群。目前，越來越多的研究指出，過度使用營養補充劑將會傷害健康，考慮到透過營養補充劑預防癌症目前所存在的一些不可預知的副作用，現在更多的是提倡透過日常膳食增加營養素的攝取。

日常膳食均衡就能滿足人體營養需求。

作為健康人，我們透過正常飲食，按照國家的膳食指南及膳食寶塔搭配膳食，每日吃穀類、蔬菜水果、魚肉蛋類、奶豆類，就可以達到每日或每週營養素攝取的平衡，滿足機體正常代謝需要，維持機體健康。即使出現營養失衡與攝取不足的情況，最好的方式也是透過日常膳食來增加相關營養素的攝取。

此外，透過日常膳食獲得所需營養成分的同時，還能獲取其他有益的食物成分。比如，我們透過蔬菜水果補充維生素 C 時，也一同攝取了果糖、果膠、有機酸、水等成分，這些成分不僅本身對機體健康同樣具有促進作用，還能促進維生素 C 的吸收利用，並與其一起協同發揮抗氧化作用，從而達到最佳的生物作用，而光吃維生素 C 發泡錠就不能達到這樣的效果。

地中海飲食的防癌效果

地中海飲食是一種起源於地中海沿岸的健康飲食模式，於 2010 年被世界教科文組織列為法國、義大利、希臘、西班牙和摩洛哥的非物質文化遺產。

它以食用豐富的蔬菜、豆類、新鮮水果、非精製穀物、堅果和橄欖油，適度食用魚和乳製品，少量攝取紅肉和適度飲用紅酒為特點，整體上營養全面均衡，不僅在美國近幾年新聞網頒佈的最佳飲食榜中蟬聯冠軍，而且在最健康、對心臟最有好處、最適合糖尿病、最容易遵循飲食以及以植物性食物

為主的飲食共六個分項上均位列第一。也有越來越多的研究表明，長期堅持地中海飲食有助於長壽、預防心血管疾病和多種癌症。

一些研究指出，堅持地中海飲食與降低肺癌、結直腸癌、胃癌、乳癌、前列腺癌、膽道癌、胰臟癌、子宮頸癌、子宮內膜癌、頭頸部腫瘤和膀胱癌的發病風險均存在一定關聯，與降低結直腸癌和未轉移的前列腺癌患者的死亡風險也有關。

其背後的核心原因在於，地中海飲食具有低飽和脂肪和反式脂肪，富含不飽和脂肪、膳食纖維和多種植物化學物的特點，可能透過降脂作用、抗炎和抗氧化作用、調節易致癌介質、減少涉及癌症細胞內傳遞的途徑的刺激、改善腸道微生物群等機制減少多種癌症的發生和減緩癌症的進展。

032

重金屬污染的三危害

當今社會，由於工業的過度發達，導致環境受到了不同程度的破壞，很多地方因為重金屬的超標導致當地居民患癌的機率不斷上升。重金屬不僅會導致免疫系統受到破壞，從而引發各種疾病，嚴重者甚至會引發癌症。

金屬的污染對身體的危害主要是「三致」：致癌、致疾、致突變。重金屬在人體內能和蛋白質及各種酶發生強烈的相互作用，使它們失去活性，也可能在人體的某些器官中富集。如果超過人體所能耐受的限度，會造成人體急性中毒、亞急性中毒、慢性中毒等，對人體會造成很大的危害。尤其是長期的微量重金屬污染，我們身體很難察覺，但會導致我們的免疫系統以及細胞代謝處於長期的紊亂狀態，最終會誘發癌變。

常見的重金屬污染有以下三種：

第一種，汞污染。汞可以透過呼吸系統、皮膚、消化系統進入人體。汞，尤其是甲基汞，是可經生物放大作用的化合物。長期攝取被甲基汞污染的食品可致甲基汞中毒。1956 年，日本的水俁病事件就是嚴重的汞中毒事件。慢性汞中毒可以表現為頭痛、失眠、健忘、肌肉震顫、食慾不振、口腔潰瘍、牙齒鬆動等。

美國威斯康辛湖的觀測發現，水中有機質、浮游植物、浮游動物、小型魚類的甲基汞濃度分別是水體中甲基汞濃度的 23、34、53 和 485 倍，而且甲基汞是汞沿食物鏈傳遞的主要形態。研究發現，非食肉性的小型魚類汞濃度最低，但沿著食物鏈向上可以增加許多倍。

另外，不同植物對汞的吸收累積也存在明顯差異。根據國家環境保護汞污染防治工程技術中心網站資料介紹，通常穀類作物從土壤中吸收的汞，絕大部分會累積於根部，少部分進入莖與葉，進入籽粒則更少。蔬菜作物，特別是葉菜類，大約有 17% 在葉中，約 8% 貯存於莖部，約 75% 存在於根中。因此，土壤汞透過穀物向人體輸送很少，但透過蔬菜向人體輸送的汞可達植物總汞的 25% 以上。其中，糧食作物中含汞量為稻穀＞高粱＞玉米＞小麥，蔬菜作物則為根菜＞葉菜＞果菜。

而出來食物之外，化妝品也是日常汞污染的重災區，尤其是添加了汞的化妝品，對人體會造成直接的傷害。

第二種，鎘污染。鎘污染和汞污染一樣，都是透過環境以及食物等方面進入我們人體。比如在工業活動中，特別是鉛鋅礦的開採和冶煉過程中會釋放大量的鎘進入環境。電鍍過程中所使用的鎘化合物會排入廢水、廢氣中。有色金屬的冶煉過程，包括銅、鎳、鈷等金屬的冶煉過程中也會產生鎘污染。而在製造合金、焊料、顏料、電池、雷達、電視螢幕、半導體元件、殺蟲劑、塑膠、槍械彈藥等過程中，鎘被用作原料或催化劑，這些生產活動會向環境排放含鎘廢物。

在農業種植過程中，磷肥的使用，由於磷肥中含有較高的鎘含量，不合理施用磷肥會導致土壤鎘污染。在灌溉過程中，使用未經處理的污水灌溉農田，其中的鎘會進入土壤和作物中。以及城市的垃圾處理，城市垃圾焚燒過程中，含鎘的物質燃燒後釋放到空氣中，造成大氣污染。

這些活動都會導致鎘進入大氣、水體和土壤，進而透過食物鏈進入人體，對人類健康構成威脅。而進入人體的鎘主要蓄積於腎臟和肝臟（分別約占全身蓄積量的 1/2 和 1/6），會造成腎、肝、骨骼和消化系統的損害。

比如，當鎘元素在體內積聚於腎臟時，會引發近端腎小管功能障礙為主的腎損害。這種損害會導致慢性腎功能衰竭，使患者出現糖尿病、蛋白尿等症狀。儘管鎘元素不易被胃腸道吸收，但鎘類化合物可以誘發胃腸道功能紊亂及肝功能異常。這會導致許多肝臟產生的酶受到抑制，進而引發噁心、嘔吐、腹痛和食慾下降等不適症狀。鎘可以引起牙齦黃斑、乏力、背部和四肢肌肉酸痛以及抽搐等問題。此外，受損的運動系統還會導致活動受限的情況發生。長期暴露於鎘會引發呼吸系統問題，包括咳嗽、胸悶、氣短、肺水腫和咯出大量泡沫血痰等症狀。嚴重的情況下，患者甚至可能因急性呼吸衰竭而威脅生命。同時，如果沒有及時治療，患者可能會發展成為慢性進行性阻塞性肺氣腫等疾病，生活品質將會逐漸下降。

鎘還可以使骨鈣析出，使鈣隨尿液排出，引起負鈣平衡，從而導致骨質疏鬆。而最新的一些研究表明，鎘及其化合物對動物和人有一定的致癌、致畸和致突變的作用。

第三種，鉛污染。鉛是一種對人體危害極大的有毒重金屬，因此鉛及其化合物進入機體後將對神經、造血、消化、腎臟、心血管和內分泌等多個系統造成危害，若含量過高則會引起鉛中毒。我們需要知道體內鉛的來源，養成良好的生活衛生習慣，比如勤洗手，減少在馬路邊的戶外活動，不吞咬彩色玩具、鉛筆，少接觸油漆製品等，下面是鉛的來源。

工業污染所帶來的環境污染，隨著中國都市化，工業化的進展，環境污染日益嚴重，其中鉛是主要的污染源。而傳統汽油生產工藝中以四乙基鉛作為防爆劑。這種汽油燃燒後從尾氣中排出鉛粒子，三分之一大顆粒鉛迅速沉降於道路兩旁數公里區域內的地面上（土壤和作物中）其餘三分之二則以氣溶膠狀態懸浮在大氣中，然後隨呼吸進入人體。其中含鉛汽油與兒童鉛中毒的關係已相當明確。不合格的學習用品和玩具，據瞭解，每頁彩色畫面的報刊、含鉛量高達 2000 微克，中國國產玩具中 60% 的表面油漆所含可溶性鉛

已超過國際最高允許量，含鉛最高的超過 6 倍，36.7% 的超標 37 倍：教科書上彩色封面超標 14 倍，兒童彩色筆中也有 10 倍以上的鉛污染。當然，還包括食品，比如爆米花是兒童喜愛的食品。由於爆米花機的機身是由含鉛合金製成，使爆米花中含有較多量的鉛。皮蛋（松花蛋）的傳統製作工藝以氧化鉛作為食品添加劑，故皮蛋中也含有較高的鉛。

可以說，在我們的生活中，鉛污染無處不在，除了大氣和水源的鉛污染，陶瓷、油漆，化妝品，染髮劑、電池等都存在鉛污染。而慢性鉛中毒通常的臨床表現是貧血、神經衰弱、神經炎、頭昏、頭痛、乏力和消化系統症狀，包括腹痛、腹瀉或便秘等。兒童比成人更為敏感，過量鉛會影響兒童的生長發育，導致智力低下。鉛還可干擾免疫系統功能，導致致癌性增加。

要瞭解我們的身體是否存在一定程度的重金屬，最簡單的方式就是藉助於體檢，目前檢測血、尿、糞、毛髮中的甲基汞、鎘和鉛含量，都可反映這些重金屬在體內儲留的情況。

防範重金屬污染，需要注意什麼？

那麼，應該如何防範重金屬污染？除了日常生活中要避免接觸重金屬污染源之外，最主要的方式就是以食「攻毒」，可以防範重金屬污染，主要由以下五方面：

1. **增加膳食纖維的攝取**：膳食纖維可以減緩重金屬吸收的速度，特別是富含果膠的膳食纖維對鉛有很大的親和力，可以在腸道內與鉛結合形成不溶解的、不被吸收的複合物，而這些能隨糞便排出的果膠通常存在於水果和蔬菜中。

   推薦食物：全穀類食品、胡蘿蔔、芹菜、韭菜、綠花椰菜、菠菜等以及柑橘和蘋果等。

2. **增加優質蛋白的攝取**：優質蛋白可以增強機體的免疫力，有利於抵抗外來有害物質的侵害，增強機體的代謝能力以緩解毒性。人體內的重金屬會影響蛋白質的代謝，因此，增加膳食中優質蛋白質的供給，尤其是增加蛋胺酸和胱胺酸等含硫胺基酸的攝取量，可有效地阻止和減輕中毒症狀。

推薦食物：菌菇類、魚類、雞蛋、豆製品等。

3. **增加維生素的攝取**：維生素，尤其是維生素 C 的水準會影響重金屬在體內是否被吸收及其毒性的高低。維生素 C 是強還原劑，不僅能提升細胞代謝的活力，還會促進重金屬的排泄。維生素 b、族維生素、葉酸、維生素 D 等在預防有害金屬中毒，或緩解有害金屬的毒性作用方面有重要作用。

推薦食物：新鮮的蔬菜如番茄、青椒、綠花椰菜、豆芽等以及帶酸味的水果，如徹猴桃、柑橘、鮮棗、山楂等，當然重點推薦蘋果，因為其富含的符合維生素最全面。

4. **適當補充礦物質**：增加膳食中鈣、鐵、鋅、硒等元素的供給，可以更好的抑制有害金屬的吸收，或減輕有害金屬的危害。鐵在腸道中與鉛會構成競爭轉運蛋白，因此，適當的鐵補充可以減少腸道對鉛的吸收。鋅與鎘會競爭含鋅金屬酶類，可以拮抗鎘的毒性；硒能與汞、鉛、鎘等重金屬結合形成硒蛋白螯合物，可以降低這些重金屬的毒性，並有利於排出。

推薦食物：瘦豬肉、番茄、雞蛋、紫菜、芝麻、木耳、海帶、胡蘿蔔、紅棗等。

5. **多喝茶，多吃豆製品**：茶多酚能與重金屬形成螯合物，螯合物經腎臟從尿中排出，也可經膽道隨膽汁分泌從糞便中排出。茶多酚對胃、腎、肝等器官起著獨特的化學淨化作用。而富含茶多酚最多的就是綠化，不過對於胃寒的人，需要控制綠茶的攝取量。除茶葉之外，豆類也富含酚類物質，在膳食中應增加豆類的攝取。

推薦食物：綠茶、豆類及製品。

033

「鹼性食物」真的能抗癌嗎？

　　人體的酸鹼度是穩定的，始終保持弱鹼性。人體不分「酸性體質」和「鹼性體質」。而所謂的酸鹼體質這個概念是美國的羅伯特・歐・揚（Robert O. Young）在 2002 年所提出，隨後，揚出版了《酸鹼奇蹟：平衡飲食，恢復健康》等一系列書籍，成為風靡一時的暢銷書。2018 年，美國聖地牙哥法庭判「酸鹼體質論」創始人羅伯特・歐・揚（Robert O. Young）賠償一名癌症患者 1.05 億美元（約合台幣 33.7 億元）。揚當庭承認，他提出的「酸鹼體質論」是一場騙局，他沒有受過任何科學訓練，也沒有行醫資質，連文憑也是買來的。

　　我們所有的健康人身體始終處於酸鹼平衡狀態，也就是說，健康人的血液、淋巴及細胞液的 pH 始終維持在 7.4 左右，不能低於 7.35 也不能高於 7.45。也有一些人以這個數值為標準，認為低於 7.35 稱為血液酸化，叫酸性體質，高於 7.45 就認為是鹼性體質。其實只要是健康狀況的人，PH 值出現波動都很快會被身體自動調整與修復。如果超出這個範圍，就是病了，而且一定是嚴重的疾病，如腎臟、肝臟、肺臟的功能障礙等。當然，這也就意謂著長期處於上限或者下限值，對於身體而言都不是理性的狀態。

　　穩定的酸鹼平衡狀態是透過很複雜的調節系統完成的。首先是透過呼吸功能調控，在體液偏酸時，多呼出些二氧化碳；在體液偏鹼時，少呼出些二氧化碳。其次是透過腎臟調節，在體液偏酸時，腎臟就多排出些酸性物質，回收鹼性物質；在體液偏鹼性時，腎臟就多排出鹼性物質，回收酸性物質。

與此同時，血液內還有四個緩衝對：碳酸鹽緩衝對、磷酸鹽緩衝對、血紅蛋白緩衝對和血漿蛋白緩衝對。這些緩衝體系也會隨時對血液的酸鹼度進行微調，確保體內的酸鹼平衡。

也就是說，只要我們正常飲食，保持食物結構的均衡，就不需要擔心體內酸鹼失衡導致疾病。相反的，如果我們的飲食結構嚴重失衡，此時就會引發疾病，而這種疾病的引發背後並不是酸鹼所導致，而是營養失衡導致的細胞受損，從而影響細胞的正常代謝而導致疾病。

人體酸鹼度難以輕易被改變

水及各種水溶液的酸鹼度是以其氫離子濃度（pH）來表示。pH 等於 7 為中性，pH 大於 7 為鹼性，數值越大表示鹼性越強。pH 小於 7 為酸性，數值越小表示酸性越強。飲用水標準規定 pH 在 6.5 ～ 8.5 之間都是合格的飲用水。說明喝弱酸性或弱鹼性水都不會對身體產生不良影響。所謂的水和慢性疾病的關係，其實核心是足量飲水的問題。比如說成年人要每天達到 1500 ～ 1700 毫升的水，只要足量飲水，就可以發揮到預防慢性疾病的作用，不用太去關注水的酸鹼度，最好就是喝白開水。如果飲水量不足，不論是什麼水，都無法緩減基礎疾病的形成。

飲用水的注意功能是補充體內水分，對調節體質沒有任何作用。人體的酸鹼平衡有一個非常精細的調節機制，不同種類的食物和酸鹼沒關係，而是和裡面的營養成分有關。

我們的日常食物各式各樣，但從酸鹼性角度，大致可以分為兩大類。米麵雜糧等穀類，肉魚禽蛋等動物性食物及一些堅果等稱為「成酸性食物」因為它們含有磷、硫、氯等元素較多，其燃燒後的灰溶於水後生成酸性溶液，因此推斷其在體內代謝後生成的酸性產物佔優勢。各種蔬菜、水果、豆類和

奶類等稱為「成鹼性食物」。因為它們含有鉀、鈉、鈣、鎂等元素較多，其燃燒後的灰溶於水後產生鹼性溶液，因此推斷其在體內代謝後產生的鹼性產物佔優勢。

但是，人體的代謝過程極其複雜，代謝產物不計其數，不能簡單地認為吃了酸性或鹼性食物就會影響體液的酸性或鹼性。並且這些食物進入到我們身體之後對人體酸鹼性的影響到底有多大，影響的持續時間有多久，目前都沒有相關的研究依據。因此，與其關注食物的酸鹼性，不如多關注食物攝取的多樣性，以保持營養均衡。

酸性環境比鹼性環境更易致癌？

癌症是身體組織細胞受到「致癌因素」刺激後發生的惡性改變。這些惡變細胞脫離了組織生長規律的控制，這些異變的細胞不停地增生、擴大，破壞正常組織形成瘤體。醫學界公認的致癌因素有：物理因素如放射線等，化學因素如苯等和生物因素如黃麴黴毒素等，當然還有壓力等精神因素導致細胞代謝出現異常。也就是說，致癌的機制相當複雜且多樣化，但是目前沒有證據說明哪種致癌因素是因為改變組織細胞的酸鹼度而造成惡性病變的。

人體的許多器官都有可能發生癌症，本質上與酸性或鹼性環境沒有關係，而是跟細胞的受損與變異有關。根據近些年腫瘤的統計資料，中國居民肺癌年死亡率約為 31/10 萬，而腦瘤年死亡率僅約為 3/10 萬。假設身體的酸鹼度與癌症有關係，那麼這些器官在同一個身體中，也就是處於同樣的酸鹼度中，但是不同器官發生癌變的機會卻完全不同。

如果按照酸鹼度來衡量的話，那麼我們患癌最高的應該是胃癌，而不是肺癌。因為在身體的所有器官中，胃液 pH 值約為 1.5，胃是人體酸度最強的器官，但胃卻不是發生癌症最多的器官。並且通常胃癌的發生也並不是因

為身體的酸鹼度，而是因為不當與不規律的飲食所導致。研究發現，癌症的發生與很多因素有關，通常需要堅持一種對細胞代謝造成破壞性的習慣與生活方式幾十年，才能形成癌變。不過至今還沒有任何研究證明，癌症的發生與飲食的酸鹼性或環境的酸鹼度有關聯。由此也說明，酸性條件容易罹患癌症是沒有科學根據的。

034

甲醛的危害，不容小覷

水發產品富含蛋白質，韌勁十足，是涮火鍋、燒烤不可缺少的原料。它是以各種乾貨、冷凍或新鮮的動植物食品為原料，以水發為主要工藝製成的一類食品。根據原料，水發產品主要分為水發水產品（如就魚、海參等）、水發肉類產品（如牛百葉、肉皮等）和其他水發產品（如鴨腸、木耳等）三種。

近年來，食品監督機構在日常抽檢的樣品中發現，不少水發產品有甲醛殘留。為什麼水發產品中要添加甲醛呢？簡單的說，就是一些商家在水發水產品中添加甲醛的主要原因是為了保鮮、增色和防腐。由於甲醛是一種無色、刺激性很強的氣體，易溶於水，常以水溶液的形式存在。不法商家使用甲醛浸泡水發產品，如海參、魷魚、木耳、雞爪等，是為了增加重量、改善賣相，並延長保質期。

添加甲醛的行為會對人體的健康造成直接的危害，根據現有資料顯示，甲醛對人體的危害主要有以下幾種。

- **對皮膚黏膜的刺激作用**：表現為長期接觸低濃度甲醛後，皮膚可出現廣泛的皮疹。

- **有致敏和致突變作用**：接觸甲醛或含甲醛製品，可造成哮喘或非特異性支氣管炎。

- **對人體有致癌作用**：世界衛生組織已證實甲醛對人類具有致癌性，尤其容易誘發白血病。

這 5 種食物可能是甲醛添加「重災區」：

1. **動物內臟**：有些商家可能會用甲醛來處理未銷售完的動物內臟，比如毛肚、黃喉、牛百葉等等，讓其看起來又大又白又亮。

2. **娃娃菜**：此前就曝出過相關報導，曾有記者在暗訪菜市場時發現，某批發商拿娃娃菜根部蘸甲醛溶液，以防止娃娃菜根部腐爛。

3. **泡椒鳳爪**：市場上的泡椒鳳爪一般看起來都是又白又大的，這很有可能是商家經過甲醛或者其他物質浸泡後的結果。再加上泡椒鳳爪一般會放較多的調味料，更難聞出甲醛的異味。

4. **帶魚**：由於帶魚無法長時間在陸地上存活，我們購買和接觸到的帶魚大多是已經死了的，更容易變質腐爛。所以為了保鮮、增色、防腐，有些商人就可能會向其中添加甲醛。

5. **粉條**：正宗的粉條主要以地瓜馬鈴薯等富含澱粉的原材料製作而成，保質期較短，所以就有商家為了防止粉條腐爛，同時改善粉條的口感和賣相，便非法在粉條裡加入甲醛。除此之外，在冷藏、冷凍過程中，水產品在酶和微生物的作用下自身也會產生甲醛。目前認為，降低食物中殘留的甲醛，清水浸泡和反覆沖洗是良策。雖然部分水產品原料中本身存在一定量的甲醛殘留，但甲醛是一種易溶於水的物質，不論是在水發過程中的殘留，還是水產品自身變化產生的甲醛，在清水浸泡與沖洗中，其殘留量都會發生變化，總體是不斷下降的。也就是說，只要經過足量的清水沖洗和浸泡，原料中殘留的甲醛完全可以降低到檢測限值以下。

035

神奇的蔬菜、水果和全穀類食物

　　世界癌症研究基金會（WCRF）和美國癌症研究所（A1CR）認為：有充分證據表明蔬菜和水果能降低口腔、咽、食道、肺、胃、結腸、直腸等癌症的危險性；很可能降低喉、胰臟、乳腺、膀胱等癌症的危險性；有可能降低子宮頸、子宮內膜、肝、前列腺等癌症的危險性。

　　蔬菜、水果和全穀類食物是維生素、礦物質、膳食纖維和植物化學物的重要來源，對維護身體健康，保持腸道功能，提高免疫力，降低肥胖、糖尿病、心血管疾病、癌症等慢性病的風險具有重要作用。《中國居民膳食指南2022》中就明確指出我們在日常飲食中藥多吃蔬菜和水果。

　　膳食指南中推薦 2 歲以上健康人群的膳食應做到食物多樣、合理搭配。穀類為主是合理膳食的重要特徵。在 1600 ～ 2400kcal 能量需要量水準下的一段時間內，建議成年人每人每天攝取穀類 200 ～ 300g，其中包含全穀物和雜豆類 50 ～ 150g；另外，薯類 50 ～ 100g，從能量角度，相當於15 ～ 35g 大米。蔬菜水果是膳食指南中鼓勵多攝取的兩類食物。在 1600 ～ 2400kcal 能量需要量水準下，推薦成年人每天蔬菜攝取量至少達到 300g，水果 200 ～ 350g，最好深色蔬菜能占一半。魚、禽、肉、蛋等動物性食物是膳食指南推薦適量食用的食物。在 1600 ～ 2400kcal 能量需要量水準下，推薦每天魚、禽、肉、蛋攝取量共計 120 ～ 200g。奶類和豆類是鼓勵多攝取的食物。奶類、大豆和堅果是蛋白質和鈣的良好來源，營養素密度高。

在 1600 ～ 2400kcal 能量需要量水準下，推薦每天應攝取至少相當於鮮奶 300g 的奶類及乳製品。

而美國膳食指南（2005）推薦成人每日食用約 85 克全穀類食品，至少一半的穀類食品應是全穀類食品，而非精製穀物。

多吃蔬菜、水果和全穀類食物的好處，歸納起來，主要有以下幾方面。

1. **有助於維持健康體重**：蔬菜和低甜度的水果富含水分和膳食纖維，體積大而能量密度低，能增強飽腹感，降低能量攝取，有利於維持健康體重，降低肥胖危險性。

2. **有助於預防 2 型糖尿病**：研究表明，多吃蔬菜、水果和全穀類食物，可降低 2 型糖尿病發病率，因為這些富含膳食纖維的食物可降低餐後血糖。

3. **有助於預防心血管疾病**：早在 2003 年，世界衛生組織和聯合國糧農組織（WHO/FAO）專家諮詢委員會指出，增加蔬菜、水果攝取，可有效降低血脂，降低發生心血管疾病的風險。

4. **有助於預防癌症**：蔬菜和水果含有豐富的抗氧化成分，如類胡蘿蔔素、維生素和類黃酮、異硫氧酸鹽及有機硫等植物化學物。這些成分能使 DNA 免受損傷，促進其修復，減少突變。另外，蔬菜、水果和全穀類食物富含膳食纖維，能縮短食物殘渣在腸道停留時間，並可與一些潛在的致癌物結合，促進其排出。高麗菜、花椰菜及其他十字花科蔬菜含有能使雌激素清除速度加快的物質，可防止乳癌發生。

不過我們尤其需要注意的是在穀物攝取方面，要保證全穀物的攝取，並且盡量控制精製穀物所帶來的精製碳水風險。精製碳水是繼糖之後，導致肥胖的一個關鍵因素，也是導致 2 型糖尿病的關鍵因素之一。

036

隔夜菜致癌，幾分真幾分假？

　　隔夜菜致癌是假的，但是也不建議食用。在蔬菜類的食材之中，由於隔夜並且充分暴露在空氣之中，一些細菌能夠產生發酵的作用，結合裡面的鹽分生成亞硝酸鹽。研究發現，大量地攝取亞硝酸鹽可能會產生一定的致癌性，是由於亞硝酸鹽經過胃酸的工作產生亞硝胺，而亞硝胺是真正的致癌物。

　　而我們日常從食物中攝取的硝酸鹽絕大多數（70%～90%）來自於蔬菜。在自然界的食材中，蔬菜最易積聚硝酸鹽，尤其是葉菜類蔬菜。硝酸鹽雖無毒，但其在細菌等的作用下會轉變為亞硝酸鹽。對魚、肉類而言，其本身含硝酸鹽、亞硝酸鹽較少，但若添加了嫩肉粉，或是醃製品（添加了亞硝酸鈉），就會帶來比較大的健康風險。

　　但亞硝酸鹽在體內能轉化成亞硝胺的量很有限，且有一定條件。在人體缺乏抗氧化劑，比如維生素 C、維生素 E 以及微量元素鋅、硒等，或者胃腸道存在炎症、菌群紊亂時，同時長期大量吃隔夜菜，攝取超標的亞硝酸鹽，才會促進亞硝胺合成，導致亞硝胺量超標，才有可能致癌。

　　至今，關於亞硝酸鹽本身致癌的科學依據尚不足，其真正的致癌風險與亞硝胺有關。這也就意謂著，如果想吃到能夠致癌的隔夜蔬菜量，基本上是不可能的。因為隔夜菜中的亞硝酸鹽含量遠達不到危險劑量，更不用說亞硝胺的含量。有餐廳做實驗，做了四道菜並放置 24 小時之後，測其亞硝酸鹽含量，其中最高的一道菜含量為 7.23mg/Kg，而亞硝酸鹽對人體的危害劑量

為 0.3 ～ 0.5g，以含量最高的第四道隔夜菜為例，則需要吃 82 斤左右。即使是這樣，超標的亞硝酸鹽也只是引起中毒，而不是致癌。

一般來說，新鮮蔬菜，經挑菜、清洗、烹飪，剛出鍋時其亞硝酸鹽的含量是很低的，但隨後亞硝酸鹽的增加主要取決於保存條件和保存時間。首先是細菌污染。經食用過的菜，在細菌的作祟下，亞硝酸鹽便會產生。

其次是保存溫度。實驗證明，即便是煮好未吃過的蔬菜，分別在高溫（30 度）、室溫（20 度）、低溫（10 度）的環境下放置一段時間，菜中的硝酸鹽和亞硝酸鹽的含量均有所增加，且溫度越高越顯著。

第三是保存時間。在零度以上的環境下，蔬菜中亞硝酸鹽的含量會隨著放置時間的延長而增加。也就是說，在白天菜放久了，同樣也會產生亞硝酸鹽。所以菜中亞硝酸鹽的產生與「隔夜」無關，關鍵在於保存的溫度和時間。特別需要提醒的是，菜中的亞硝酸鹽不會因簡單的加熱而消失。而再次加熱的主要目的是為了消除部分放置時所產生的細菌。

實驗表明，燒好的蔬菜，未經食用放入冰箱冷藏，隔夜後亞硝酸鹽不過是從 2 ～ 3 毫克 / 千克升高到 6 ～ 9 毫克 / 千克而已。而常見的肉腸等醃臘製品，亞硝酸鹽殘留量的國家標準是 30 ～ 70 毫克 / 千克。這樣一比較，就知道醃製與臘製品其實對健康的風險更大。

因此，在日常的飲食中，我們需要注意以下幾方面：

1. **蔬菜**：盡量選擇新鮮食材，尤其是葉菜類。估計吃不完的蔬菜，可以在沸水中焯過，放於乾淨容器，冷卻後放入冰箱冷藏，下一頓食用。已經做好的菜，出鍋時，分開放入一個帶蓋子的乾淨容器裡，不要翻動，冷卻後，放入冰箱冷藏。需要注意的是，盡量避免葉菜類蔬菜隔夜。

2. **魚、肉類**：雖然亞硝酸鹽產生少，但也不主張隔夜，應警惕蛋白質腐敗。隔夜後應充分加熱後再食用，如果不得不隔數日食用，建議直接冷凍保存。

3. **蔬菜＋肉**：碰到肉與蔬菜搭配的菜要隔夜時，如蘿蔔燒肉，建議冷凍保存。第二天加熱食用也不影響美味。

在食用隔夜菜時，如果能夠同時吃些大蔥、大蒜或新鮮檸檬汁等，可以最大程度的阻止亞硝胺的形成。

037

「醃」制食物有多危險？

　　少吃醃製食物，多吃新鮮食物。醃製類食物，通常指蔬菜、瓜果等經過醃製發酵，禽、畜、魚肉經過醃製而製成的食品，雖味道鮮美，但食用應注意適量，特別不宜長期連續食用。除了高鹽對身體造成的代謝負擔之外，醃製食物通常都含有一定量的硝酸鹽、亞硝酸鹽乃至胺類，還可能含有一定量的亞硝胺。亞硝胺是一類對動物具有很強致癌性的物質，早在 1978 年的國際抗癌大會上，就被確定為強致癌物質。迄今在已經研究過的 300 多種亞硝胺中，90% 以上對動物有不同程度的致癌作用，不僅經常攝取能誘發癌症，而且一次大量攝取也會誘發癌症。除食道癌外，還可誘發肝癌、肺癌、腎癌、乳癌與膀胱癌。

　　亞硝胺，是一種強致癌物，是最重要的化學致癌物之一，是四大食品污染物之一。在所試驗的動物中，沒有一種能耐受亞硝胺不致癌的。不但長期小劑量可以使動物或人致癌，而且只要一次較高劑量的「衝擊」就可引起癌症發生。大量的動物實驗還表明，亞硝胺能透過胎盤和乳汁引發實驗動物後代發生癌變。

　　亞硝酸鹽是亞硝胺類化合物的前體物質。由於產生亞硝胺的前體物質亞硝酸鹽、硝酸鹽和胺類，這些物質在食物中普遍存在。儘管新鮮蔬菜含很少的亞硝酸鹽，而當蔬菜在室溫下存放之後，在細菌及酶的作用下硝酸鹽就能還原成亞硝酸鹽。在我們日常生活中，含大量硝酸鹽的蔬菜有萵苣、蘿蔔、菠菜、芹菜、甜菜等。醃製蔬菜的過程中，由於硝酸鹽還原菌的作用可將硝酸鹽轉變為亞硝酸鹽，醃製一週以後亞硝酸鹽含量增加，在半個月時達

高峰，在 10℃ 以下，可持續到第三週。在比較酸泡菜與醃菜中的硝酸鹽和亞硝酸鹽時發現，以醃菜中的亞硝酸鹽含量較高。因此，要盡量食用新鮮食材，因為剩菜中的亞硝酸鹽含量明顯高於新鮮製作的菜。少吃或不吃鹹魚、鹹蛋、鹹菜。

038

為什麼要少吃
「燻」、「烤」食物？

　　燻魚、燻肉、燻腸是常見燻製品，以其風味獨特為人們所喜愛。而在一些少數民族地區，會藉助於煙燻的方式來保存食物。但煙燻或烘烤食物以及燃料燃燒時會產生「苯并芘」，使食品受到污染。比如1千克煙燻羊肉可檢出1～2毫克苯并芘，相當於250支香菸的含量。

　　苯并芘（Benzopyrene），是含苯環的稠環芳烴，有強致癌性，可誘發動物多種臟器和組織的腫瘤，如肺癌、胃癌、膀胱癌及消化道癌等多種癌症。流行病學研究也發現，食品中的苯并芘與胃癌等多種腫瘤的發生有一定關係。比如匈牙利一個胃癌高發地區的調查顯示，該地區居民經常食用家庭自製的、含苯并芘較高的燻肉；拉脫維亞某沿海地區的胃癌高發被認為與當地居民常吃含苯並佳較高的燻魚有關；冰島是胃癌高發國家，當地居民食用自己燻製的食品較多，所含苯并芘明顯高於市售同類製品，並且用當地農民自己燻製的羊肉餵大鼠，在實驗中發現可誘發胃癌等惡性腫瘤發生。

　　苯并芘引起癌症的潛伏期很長，一般為20年～25年，通常發病年齡在40歲～45歲，也就是身體代謝開始出現下降的階段。此外，一些新的研究證實，大氣中苯并芘的濃度與肺癌發病率有關。

　　食物高溫烹調時非常容易產生苯并芘。由於烘烤溫度高，食品中的脂肪、膽固醇等成分，在烹調加工時經高溫熱解或熱聚，就會形成苯并芘。根據一些研究報導，在烤製過程中動物食品所滴下的油滴中苯并芘含量是動物食品本身的 10 倍～ 70 倍。當食品在煙燻和烘烤過程發生焦烤或炭化時，苯并芘生成量將顯著增加，特別是煙燻溫度在 $400^{\circ}C \sim 1000^{\circ}C$ 時，苯并芘的生成量可隨著溫度的上升而急劇增加。比如當澱粉加熱至 $390^{\circ}C$ 時可產生 $0.7\mu g/kg$ 的苯并芘，加熱至 $650^{\circ}C$ 時可產生 $7mg/kg$ 的苯并芘。因此，我們在日常生活中，要盡量避免，或者少吃煙燻、燒烤的食物。

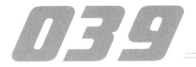

不能吃的黴變食物

　　發黴、黴變是較為常見的食品問題，是食品變質的外觀表現。造成食品出現黴變問題的根本原因是微生物的繁殖。眾所周知，微生物在養分、水分及氧氣充足的環境中生長、繁殖能力很強，而食品自身含有的脂肪、蛋白質等成分為微生物的繁殖提供良好的營養條件。當處於氧氣和水分適宜的環境中時，微生物就會在食品中大量繁殖，釋放出二氧化碳氣體，因而導致食品出現黴變現象。在我們日常生活中，不論是米、麥、豆、玉米、花生，還是茶葉、麵包、餅乾、優酪乳等，幾乎大部分的食物都會發生黴變。

　　發黴的食物不能吃。原因在於，食用黴變的食物後，會導致黃麴黴菌在體內累積，進而導致癌症。黃麴黴菌屬於真菌的一種，真菌在自然界分佈很廣，多數真菌對人類不僅無害，而且有益，比如製酒、製漿用的麴黴，製豆腐乳用的毛黴等。但某些真菌產生的毒素是對人體有害的，比如黃麴黴毒素、雜色麴黴素、黃米毒素、島青黴素和展青黴素等。其中，以黃麴黴毒素毒性最強。研究表明，黃麴黴毒素致肝癌的強度比亞硝胺誘發肝癌的強度大75倍。

　　實驗證明，許多動物小劑量反覆攝取或大劑量一次攝取，都能引起癌症，主要是肝癌。從亞非國家及中國肝癌流行病學調查結果發現，這些地區人群膳食中黃麴黴毒素水準與原發性肝癌的發生密切相關。所以，很多國家，包括中國，對相關食品都制定有限量標準。

中國現行食品中黃麴黴毒素允許量標準（微克 / 千克）是：

1. 玉米、花生仁、花生油：<20 微克。

2. 玉米及花生仁製品：<20 微克。

3. 大米、其他食用油 <10 微克。

4. 其他糧食、豆類、發酵食品：<5 微克。⑤嬰兒代乳食品：不得檢出。其他食品可以參照以上標準執行。

正如上面說談到的，不論是亞硝胺、苯并芘還是黃麴黴毒素，它們的致癌性都是肯定的。至於這些攝取後是否會馬上引起癌症，還受攝取量、持續時間、免疫力狀況等多種因素影響。但我們需要再日常生活中多加注意，平時，盡量減少與規避這些物質的攝取，多吃對身體有利的新鮮蔬菜和水果以及穀物。

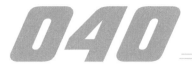

高溫烹調，離癌症更進一步

　　食物經高溫加工後，能夠產生特殊的香氣和口感，如炸雞腿、炸薯條的香酥感，油炸洋芋片、脆餅乾的鬆脆感，烤羊肉串、烤肉的獨特香味等。但是，高溫烹調會導致食物維生素損失和進入人體後消化率降低，甚至帶來極大的食品安全問題一產生有毒有害物質，威脅食用者的健康。

　　主要有以下四方面的負面影響：

1. 肉類經燻烤和燒烤後會產生多種致癌物質，包括致癌作用較強的苯并芘類物質。如果是明火加熱燒烤，致癌物質的產生更為嚴重。比如，烤羊肉串、烤肉等存在致癌物嚴重超標，當烹製燻魚、燻肉時的溫度超過 300 度時就會產生大量的致癌物，這些致癌物是誘發胃癌的關鍵因素。

2. 烹調油在高溫條件下，可生成具有毒性的大分子物質。沙拉油在高溫條件下會產生多種有害物質，包括反式脂肪酸、致癌物質和有害油煙等毒性物質。

3. 深度油炸、高溫烘烤的澱粉類食品，如炸薯條、油炸洋芋片、脆餅乾等都含有較高濃度的丙烯醯胺類物質，麵包、餅乾、小甜餅等焙烤食品表面也含有少量丙烯醯胺。烹調中加工溫度越高，產生丙烯醯胺類物質的量越大。丙烯醯胺對人的危害主要包括引起神經系統損害、增加癌症風險、影響生殖發育、損害皮膚和眼睛以及可能引起過敏反應。

4. 富含蛋白質的魚、肉、豆製品等食品，在強高溫烹調時會產生的雜環胺，雜環胺屬於強致癌物和致突變物質。在正常烹調情況下，烤牛肉、炸雞肉、炸魚等食物中會形成一定量的雜環胺。當煎炸溫度超過 200 度時，雜環胺的產生量會迅速上升，其中油炸和燒烤兩種烹調方法產生致癌物的量最多。因此，燒焦的魚、肉和豆製品都不能食用，要盡量避免。

因此，在日常生活中，我們應盡量採用低溫烹飪的方式，或者是蒸、煮、燉、燒以及高壓鍋蒸煮等烹調方法，在烹飪過程中，如果需要高溫的，盡量讓溫度在 100 ～ 120℃ 以內。。

高溫烹飪的危害

什麼是高溫烹飪？高溫烹飪是指在高溫下對食材進行加熱和處理的過程。那麼怎麼樣衡量是不是高溫呢？通常情況下，如果烹調溫度超過了 120℃，就可以被認為是高溫烹調。常見的高溫烹調方式包括煎炸、燒烤、烤箱烤製等。舉例來說，煎炸食物時，通常溫度會維持在 140 ～ 200℃ 之間；電烤的溫度通常在 225 ～ 240℃；烤箱烤製時，溫度一般可調節至 230℃，有的甚至可以達到 250℃；而炭火烤的溫度更是可以高達 350℃。

高溫烹調之所以受歡迎，原因就在於高溫烹飪的食物往往比低溫烹調的食物更美味，它們能夠刺激味蕾，令人垂涎欲滴，激發食慾。然而，這種烹飪方式卻也容易帶來一些潛在的健康問題。

　　高溫烹調食物可能會帶來多方面的危害，除了上面所談到的四方面負面影響之外，高溫烹飪還有以下四方面的危害：

1. **破壞營養**：高溫烹調會導致食物中的多種營養成分被破壞，如維生素 C、維生素 B1 和 B2 等。畜禽類食物在水煮過程中，礦物質損失可高達 40%；而高溫漂燙過程中，維生素 C 的損失可高達 60%。其他營養物質如維生素 A、維生素 D、維生素 E 等也會在不同程度上受損。長時間的高溫爆炒還會引起蛋白質和礦物質的流失，因為蔬菜中的維生素和礦物質容易被氧化，水溶性維生素在長時間烹飪後的營養流失也很嚴重。

2. **生成反式脂肪酸**：當食用油被加熱到過高溫度或加熱時間過長時，特別是在煎炒烹炸的過程中，食用油中的不飽和脂肪酸會經歷氧化和水解反應。這些反應會導致不飽和脂肪酸的結構發生變化，進而生成少量的反式脂肪酸。反式脂肪酸對人體健康的負面影響不容忽視。研究表明，反式脂肪酸能顯著提高血液中的「壞膽固醇」（低密度脂蛋白膽固醇）水準，同時降低「好膽固醇」（高密度脂蛋白膽固醇）水準。這種變化不僅會增加動脈硬化的風險，還可能促使血栓形成，進而增加心臟病發作的風險。

3. **產生致癌物質**：在高溫條件下，烹調用油極易發生水解和氧化反應。這些反應不僅導致油的品質下降，更糟糕的是會生成醛、酮、烴、醇等一系列有毒有害物質。這些化合物不僅對人體健康構成威脅，還可能增加患癌的風險。特別需要指出的是，當烹飪富含蛋白質的食物時，如肉類和魚類，高溫環境會促使雜環類化合物的生成。這類化合物對人體具有顯著的毒性作用，不僅影響肝臟、腎臟等器官的正常功能，還可能具備潛在的致癌風險。而且，高溫烹調很可能導致如丙烯醯胺、苯并芘等致癌物質的生成。丙烯醯胺、雜環胺和苯并芘等化合物均已被世界衛生組織列為明確的致癌物質。

4. **油煙污染**：高溫烹飪會產生大量油煙，這些油煙中可能含有有毒揮發物質，不僅影響室內空氣品質，還可能附著在皮膚和傢俱表面，對人體健康造成危害。也就是說，做飯油煙即廚房油煙，當鍋內溫度達到食用油的發煙點，即 170°C 時，油脂分解速度會加快，而當溫度達 250°C 時，會出現大量油煙，並伴有刺鼻氣味，可危害肺部正常功能，可能會出現上呼吸道感染、肺炎、肺癌。鍋內溫度超過 250°C 時，油脂分解並生成具有強烈的辛辣味的丙烯醛，該物質對呼吸道黏膜有較強的刺激作用，可能會引起鼻炎、咽喉炎、氣管炎等上呼吸道疾病，出現炎症反應，表現為喉嚨乾、打噴嚏等症狀，可危害肺部健康。並且在高溫催化下，食用油會產生丁二烯等成分，長期大量吸入會降低人體免疫功能，危害肺部防禦能力，增加呼吸道疾病的發生率，更易引發肺炎等下呼吸道疾病。高溫下還容易導致油的顆粒分解，當油煙細微性在 0.01 ～ 0.3μm 時，就非常容易被吸入，油煙微粒在肺中沉積，難以排出，極易引發慢性支氣管炎、慢性阻塞性肺疾病等，長期處於肺功能受限的狀態，可能會進展為肺癌。

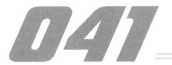

小心用了再用的「老油」

　　「老油」是指在烹飪過程中反覆多次甚至幾十次對食物進行煎炸的食用油，這在油炸店是非常常見的情況。通常使用的都是植物油，但也有摻入動物油的，比如在植物油中加入少量豬油，可使油條挺直、外形美觀等。由於中國人喜食油煎、油炸食品，所以，無論在賓館、飯店、餐廳，還是食堂甚至家庭廚房，都會用到「老油」。主食方面，如春捲、油條、沙琪瑪、油徹子、麻球、油煎包子、餃子等，菜餚方面，如松子鱖魚、炸豬排、炸薯條、炸雞塊、咕咚肉等，都會有「老油」的殘渣餘油。這種經過千錘百煉的「老油」使用與食用之後，會對我們的健康帶來什麼影響呢？

　　研究發現，「老油」中首先是營養成分發生了很大改變，長時間反覆多次加熱（250 貯左右）後，不飽和脂肪酸和飽和脂肪酸等營養成分被破壞殆盡，但酚類、酮類和其他有害的有機化合物種類和數量卻大幅增加。其中，多環芳香烴等致癌物質也開始形成。由於食用油的化學成分，主要就是甘油三酯。甘油三酯水解後變成甘油（約 10%）和脂肪酸（約 90%）。在油炸時，食用油的溫度升到 180～200℃，在高溫之下，食用油就會發生「劣變」。

　　最近，瑞士科學家發現，炸薯條中含有較高的致癌物質聚丙烯醯胺，長期食用這些物質會有損人體健康。我們所做的動物實驗結果表明，「老油」可以縮短果蠅 30% 以上的壽命，並可升高果蠅的不育率。更嚴重的是，吃「老油」的果蠅的潛在致癌性方面明顯高於不吃「老油」的果蠅。

反覆使用的「老油」之所以會構成極大的健康風險，主要是以下三方面的因素：

- **發生氧化反應**：產生許多揮發性物質。包括飽和與不飽和醛酮類、多環芳香烴等，其中很多是揮發性有毒物質。特別是丙烯醛，是油煙中最危險的導致肺癌的誘發物。

- **發生水解反應**：被煎炸食品在高溫中釋放出水分，促使食用油水解，產生脂肪酸，使食用油很快就酸敗變質。

- **發生異構化反應**：在高溫下，食用油中順式脂肪酸異構化為反式脂肪酸。反式脂肪酸進入人體，會導致肥胖、心臟病、糖尿病、老年癡呆等慢性病。

至於地溝油，也就是將陰溝中的「老油」撈出後進行提煉，加入 30% ～ 50% 的食用油攪和，再到市場上銷售以欺騙消費者的行為，這是極不道德的違法行為。由於這種「老油」內在成分和性質的改變，已經無法被稱為油，更不能用於食用，可以說是「髒油」、「毒油」、「垃圾油」。製作地溝油的行為比毒大米、垃圾豬、注水肉、硫磺枸杞等行為更令人不齒，且食用的後果將更為嚴重，其中的致癌物質及其他有毒成分將對人體健康產生遠期影響，長期食用此類「老油」，消化系統疾病、腫瘤的發病率等都會升高。

「老油」對人體健康的危害毋庸置疑。因此，大家要養成少吃油炸食物的良好飲食習慣；切忌貪圖便宜；盡量減少在餐館用餐的次數；要養成不吃外賣的好習慣。

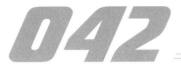

需要避免食用的7類高脂食物

　　高脂食品會促進癌症發生。高脂肪食品是指含脂肪量高的食物。具體表現為油的成分就是各種飽和和不飽和脂肪酸，比如含油量高和油炸過的食物，植物中的核桃、芝麻、花生，油炸食品、肥肉、動物內臟、奶油製品等。過多食用高脂肪食品，會使人容易肥胖。而肥胖人群比普通人群更易得脂肪肝，主要原因是人一旦肥胖，血液中的游離脂肪酸大幅增加，並不斷運往肝臟；肥胖導致的高胰島素血症，促進脂肪酸蓄積，最終造成中性脂肪在肝內沉積，引起脂肪肝。

　　經常食用脂肪含量較高的食物，會導致人體攝取過多脂肪，極易轉化成皮下脂肪或成為血管內和血管壁上的膽固醇，不僅會造成肥胖，更糟糕的是會增大高血壓、冠心病、糖尿病和促發乳癌、結腸癌、直腸癌和胰臟癌。

　　需要避免的高脂肪類食物主要包括以下幾類：

1. **速食類**：如披薩、漢堡等，尤其是在漢堡中加入油炸過的肉類，飽和脂肪和反式脂肪通常都比較高。

2. **油炸食品**：如炸串、烤肉、燒烤等，這些食物含有大量的高脂肪，可以增加食慾。這些食物在烹飪過程中帶來的油脂直接在人的身體裡轉換與貯存，直接導致肥胖。這些油炸小吃至少含有 13-19% 的飽和脂肪。

3. **油類**：如花生油、豬油、葵花籽油、橄欖油、棕櫚油等植物油和動物油，都是含有比較高的脂肪含量。尤其是經過高溫加熱之後，油中的不飽和脂肪酸會分解形成自由基，並經過氧化生成過氧化物和各種醛類、酮類等有害物質，長期攝取可能對人體健康產生不良影響。高溫加熱還會增加油中反式脂肪酸的含量，這種脂肪酸被認為與心血管疾病、糖尿病等慢性病的風險增加有關。

4. **點心類**：蛋糕、點心等製作過程會添加大量的油脂，尤其是奶油蛋糕裡含有很多的油脂，吃多了血脂存在增高的風險。而且奶油蛋糕含有的油脂不是一般的油，而是一種人造脂肪酸，會增加膽固醇，加大患冠心病的危險，增加血液黏稠度，容易形成血栓等。

5. **動物性食品**：如牛肉、豬肉、羊肉、雞肉、魚肉、蛋類等，這些肉類都包含大量的脂肪，尤其是動物性脂肪。其中豬肉和牛肉類都至少含有 20-30% 的飽和脂肪（壞脂肪）。

6. **乳製品**：如牛奶、奶油、乳酪等，這些乳製品也含有一定量的脂肪。其中乳糖是乳製品中的主要成分，部分人群的體內缺乏能分解乳糖的酶，即乳糖酶，這就會導致在攝取乳製品後出現腹痛、腹瀉等症狀，這就是乳糖不耐。研究發現，乳製品中的飽和脂肪可能會提高血液中的低密度脂蛋白膽固醇水準，從而增加心臟病的風險。

7. **其他食品**：如烤鴨、醬汁、肉醬、牛奶巧克力、霜淇淋、奶昔等，這些食物也含有較高的脂肪。比如巧克力含有的脂肪約 60% 為飽和脂肪，一支巧克力棒含大約 8 克飽和脂肪。霜淇淋是由含有大量飽和脂肪的奶油製成的。

雖然脂肪是人體必需的營養素之一，但攝取過多的脂肪會增加血脂水準，尤其是飽和脂肪和反式脂肪酸的攝取，會加重心血管疾病的發生風險。尤其是西餐及「速食」中使用的起酥油、人造奶油等，是將天然植物油加氫後製成的氫化脂肪。流行病學研究表明，氫化脂肪的攝取量與心臟病和糖尿病的發病有直接的關係，氫化脂肪攝取量還影響血液中膽固醇的含量。哈佛大學專家的結論是：「氫化脂肪比飽和脂肪更糟糕」。氫化脂肪含有38%左右自然界不存在的反式脂肪酸，長期食用反式脂肪酸會影響人類內分泌系統，對健康有潛在的危害。

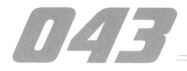

低纖維素食品
會增加大腸癌風險

低纖維素食品會促使大腸癌形成。

低纖維飲食一般是指食物纖維含量極少，易於消化的食物。比如粥、麵條、麵包、燉飯等主食，豆漿、果汁等榨汁機處理的食物，茄子、番茄等瓜茄類，以及燉爛的肉類、蛋類、乳製品等。低纖維飲食可以減少膳食纖維對消化道刺激和梗阻，減少腸道蠕動，減少糞便數量及糞便。但也可能會造成腸道中的有害物質聚集，進而容易誘發大腸癌、直腸癌等疾病。由於我們胃腸道的基本功能是吐故納新，將消化後的殘渣及時排出體外。但長期食用纖維素含量少的食物，就會使腸道內環境失去平衡，造成大腸蠕動不通暢，進而形成便秘。同時，腐敗糞便在大腸滯留時間過久，一些有害菌就會對大腸產生刺激，增加大腸癌發生率。研究證實，腐敗糞便會在腸道進行分解、代謝，久而久之就會產生對身體有害的毒素，滯留越久就會起到致癌作用。簡單的說，就是長期的便秘就非常容易促發大腸癌、直腸癌等疾病。因此，在日常飲食中，要避免長期低纖維素食品的飲食模式，同時增加運動量，這樣才能降低癌症發生機會。

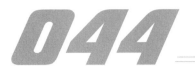

紅肉是高等級的致癌物

　　世界衛生組織（WHO）下屬的國際癌症研究機構（IARC）發佈了一份關於紅肉和加工肉製品致癌性的評估結果：加工肉製品被列為致癌物（1 類致癌物），紅肉被歸入可能致癌物（2A 類致癌物）。

　　什麼叫「2A 類致癌物」？

　　世界衛生組織目前將常見物質分為 4 個致癌等級。

- **1 類致癌物**：能夠明確認定對人體有致癌性。有明確的實驗證實和資料驗證，該物質與癌變之間有直接關係。

- **2A 類致癌物**：很有可能致癌性。這類物質對人體致癌性證據不足，但是實驗動物中致癌性證據確鑿。

- **2B 類致癌物**：可能有致癌性。這類致癌物質對人體致癌的證據有限，對動物的致癌性證據也不充分。

- **3 類致癌物**：對人的致癌性無法分類。

- **4 類致癌物**：對人體可能不存在致癌性。

　　也就是說，加工肉是被明確為致癌物，而紅肉也是被認為是高等級的致癌物。而關於紅肉，世界衛生組織（WHO）對紅肉也做出了比較明確的定義：所有來自哺乳動物的肉（如牛羊豬兔的肉）都是紅肉，而來自其他動物的肉都不是。因此，即使鮭魚和火雞腿是紅色的，但並不屬於紅肉。而加工肉製品是指為改良口味或延長保存時間，經鹽醃、醃漬、發酵、煙燻或其他

方式處理過的肉類。比如熱狗、火腿、香腸、牛肉乾、肉罐頭、肉類冷盤和醬汁等等。

當然，這份報告並不是說一吃這些食物就會馬上患上癌症，或者說馬上致癌，而是跟食用的劑量與是否長期食用有關。儘管近年來有越來越多的研究顯示，多吃紅肉會增加患結直腸癌、乳癌以及冠心病等慢性病的風險。研究明確指出，每天多吃 100 克紅肉，增加患結直腸癌風險 17%；多吃 50 克加工肉品，則增加 18%；多吃 100 克紅肉和加工肉，缺血性心臟病風險增加 19%。而對於紅肉致癌的問題，我們需要辯證的看待，主要有以下四方面：

首先，致癌物不絕對致癌。加工肉製品指經過醃製、發酵、煙燻或其他方法加工後的肉類，目的是為了增強肉類的風味或使其易於保存，當然那些黑心商家用劣質肉就是另外一個話題了，這是牽涉到違法的行為。國際癌症研究機構將加工肉製品歸類為致癌物，指出每天食用 50 克加工肉製品將增加 18% 結直腸癌風險。大量流行病學調查也發現，經常吃加工肉製品不僅會增加結直腸癌發病風險，還會增加前列腺癌、胰臟癌等發病風險。部分研究還提示，加工肉製品可能與乳癌的發病風險相關。過多攝取煙燻肉則會增加胃癌、食道癌的發病風險。也就是說，與不常吃加工肉製品的人相比，經常食用者有更大機會罹患以上癌症，特別是結直腸癌。

但是，這並不表示偶爾吃加工肉製品就一定會得癌症，也不表示我們完全不能吃加工肉製品。食用加工肉製品與增加癌症風險之間涉及量效與時間的關係，也就是說即經常吃、吃得多的人，發生這些癌症的風險就會較大；相反，不經常吃、吃得少的人，發生這些癌症的風險就比較小。

其次，根據《中國居民平衡膳食（2022）》所提倡的一樣，我們要盡量多吃瓜果蔬菜，以及新鮮的食物。從健康角度出發，我們需要控制加工肉製品的攝取量，尤其是各種科技化合品越來越多的時代，要盡量避免經常性的、大量的食用。偶爾吃一次，比如每個月食用兩三次，或週末、節日假日，以及偶爾的外出應酬、旅行的情況下，少量的食用，能有效的管理健康。

而當我們在食用加工肉製品時，應多攝取新鮮蔬果，特別是綠葉蔬菜。新鮮蔬果所含的多種植物化學物和抗氧化物質，不僅有利於綜合體內垃圾的代謝，還有利於預防癌症。《中國居民膳食指南（2022）》提倡餐餐有蔬菜，保證每天攝取不少於 300g 的新鮮蔬菜，天天吃水果，保證每天攝取200 ～ 350g 的新鮮水果，果汁不能代替鮮果，深色蔬菜應占 1/2。

第三，不能忽視紅肉的營養價值。來自哺乳動物的肉即為紅肉，如豬、牛、羊肉等。紅肉的顏色是因為哺乳動物肉中含有肌紅蛋白。肌紅蛋白是一種蛋白質，可將氧傳送至動物的肌肉中。通常紅肉的脂肪含量偏多，但富含礦物質，尤其是鈣、鐵、鋅等微量元素，且易被人體吸收利用。同時，紅肉還含有豐富的蛋白質、維生素 b、維生素 B2、維生素 A、維生素 D 等。《中國居民膳食指南（2022）》推薦成年人每天攝取動物性食物：魚、禽、蛋類和瘦肉攝取要適量，平均每天 120 ～ 200g。每週最好吃魚 2 次或 300 ～ 500g，蛋類 300 ～ 350g，畜禽肉 300 ～ 500g。少吃深加工肉製品。雞蛋營養豐富，吃雞蛋不棄蛋黃。優先選擇魚，少吃肥肉、煙燻和醃製肉製品。而在日常中，食肉偏多，尤其是食豬、牛、羊肉過多者，應注意調整，盡量調整為雞、鴨、魚肉。

第四，從防癌角度來說，白肉（禽、魚類）優於紅肉。魚類含有的脂肪比較少，且其不飽和脂肪酸比例較高，脂肪酸組成優於畜類脂肪。而魚類及大部分海鮮的脂肪組成很特別，含有豐富的不飽和脂肪酸，尤其是 DHA（二十二碳六烯酸，俗稱腦黃金）和 EPA（二十碳五烯酸的英文縮寫，是魚油的主要成分，屬於 ω-3 系列多不飽和脂肪酸）。不飽和脂肪酸是體內脂肪的成分，可以降低血液中的膽固醇和甘油三酯的含量，改善血液迴圈，增強腦細胞活性，預防心腦血管等。這些優質不飽和脂肪酸，幾乎是魚類及大部分海鮮的「專利」，對預防成年人血脂異常和心腦血管疾病有一定作用，對嬰幼兒神經系統發育也很重要。因此，在日常中，盡量以這些白肉，或者說優質魚肉來取代紅肉。總之，白肉是肉類的首選，低脂的魚類和含蛋白質豐富的豆類都可以作為紅肉的替代物。而白肉不論是對於癌症患者，還是預防癌症，以及控制肥胖的人來說，都有非常大的好處。

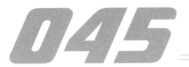

吸菸：讓肺癌找上門

我們都知道吸菸危害人體健康，但是有的人菸癮比較大，想戒又戒不了。其實戒不了只是一個偽命題，我見過很多確診為肺癌的患者，在求生意志的驅使下，都在第一時間就放棄了抽菸這件事情。從目前的流行病學研究來看，吸菸是導致肺癌的最危險的因素之一，研究發現，長期吸菸的人比不吸菸的人患肺癌的機率高 10 到 20 倍。

肺癌是最常見的惡性腫瘤之一，已有研究明確表明吸菸與肺癌之間存在密切聯繫。主要原因是吸菸過程中會釋放出 69 種致癌物質，如多環芳香烴、苯和亞硝胺，這些化學物質不僅會損傷支氣管上皮細胞，還會啟動癌基因，同時使抑癌基因發生突變或失活，導致細胞癌變，從而引發肺癌。此外，吸菸還與支氣管上皮細胞的鱗狀化和鱗狀癌變相關。吸菸量、吸菸年限和開始吸菸年齡都與肺癌風險成正比，而吸菸者改為「低焦油捲菸」並不能有效降低肺癌的風險。

根據 2004 年《美國衛生總監報告》的資料，90% 的男性肺癌死亡和80% 的女性肺癌死亡都與吸菸有關。在中國，肺癌死亡率從 1975 年的每10 萬人 9.28 例（男性）和 4.79 例（女性），上升至 2005 年的每 10 萬人41.34 例（男性）和 19.84 例（女性），位列所有癌症之首。當然這些肺癌也並非都是吸菸，或者吸二手菸所導致，一些不吸菸者的肺癌是由環境的空氣污染，以及烹飪的油煙所導致。吸菸除了誘發肺癌，吸菸還與多種其他癌症的發生密切相關。

對於口腔癌、咽部癌及鼻咽癌，研究表明吸菸者的風險顯著增加。例如，新加坡對 6 萬餘名華裔的研究發現，吸菸者患口腔和咽部癌症的風險是非吸菸者的 3.5 倍；在女性中，吸菸者患口腔惡性腫瘤的風險是非吸菸者的 7.57 倍。此外，在中國廣東、廣西、福建以及東南亞地區，鼻咽癌的發病率可達每 10 萬人 10-30 例。中國研究顯示，吸菸者患鼻咽癌的風險是非吸菸者的 2.2 倍。

大量研究也表明吸菸是喉癌和食道癌的主要致病因素。中國山東地區的研究表明，吸菸者患喉癌的風險是非吸菸者的 2.17 倍，而東北的研究則顯示，吸菸人群的喉癌風險是非吸菸者的 14.71 倍。吸菸還與食道癌的發生有明確關聯，中國的研究發現，食道癌的發病風險與吸菸量及吸菸年限密切相關。

對於胃癌、肝癌和胰臟癌，研究顯示吸菸者患胃癌的風險是非吸菸者的 1.69 倍。上海的研究進一步指出，吸菸量越大，胃癌的發病風險越高。在中國，肝癌的發病率和死亡率分別位居癌症的第三位和第二位，研究還表明，吸菸者患肝癌的風險是非吸菸者的 1.37 倍。此外，多項研究表明，吸菸也會增加患胰臟癌的風險。

因此，可以明確的說，癌症不一定都是由吸菸所導致，但吸菸一定會導致細胞癌變，從而形成腫瘤。

吸菸者：測一測你的吸菸指數

吸菸有害健康這大家都知道，但怎麼計算這個傷害呢？有沒有具體量化的標準呢？還真有，那就是吸菸指數。在醫學上，吸菸指數越高，患癌機率越大。巨頭的吸菸指數的計算標準如下：

吸菸指數（SI）＝每日吸菸支數 × 吸菸年數

吸菸指數 ≤200 為輕度吸菸，200-400 為中度吸菸，≥400 為重度吸菸。而當吸菸指數大於 400 的時候，就屬於肺癌等多種癌症的高危險族群，也是急需戒菸的人群。

也就是說，在臨床上，我們將每天吸菸支數 X 吸菸年數稱為肺癌的吸菸指數。如果你每天平均吸 20 支菸，已有 20 年的吸菸史，那麼你的吸菸指數就是 400。如果你每天吸 30 支菸，已有 15 年的吸菸史，那麼，你的吸菸指數就是 450。如果吸菸指數大於 400，則患肺癌的機率為不吸菸者的 7 ～ 20 倍。

一些研究指出，吸菸指數超過 400 的人群是罹患肺癌的「高危險族群」，即指吸菸最嚴重者，形象地說是「三個 20」。即吸菸 20 年以上者、20 歲以前開始吸菸者，以及每天吸菸 20 支以上者。只要達到以上三條中任何一條，就很容易罹患肺癌。

具體來看，吸菸超過 20 年已經被確認是唯一能直接導致使用者死亡的消費品。由於菸草中含有上百種複雜的化學成分，吸菸時產生的煙霧中包含 40 多種致癌物質以及 10 多種促癌物質。其中，一氧化碳、焦油和尼古丁對人體的危害最大，這些物質具有致癌和促癌的作用，會影響細胞的正常代謝，導致細胞在代謝過程中出錯而癌變。全球肺癌的一些研究表明，吸菸者罹患肺癌的風險是不吸菸者的 12 到 24 倍，而終生吸菸者的風險則比非吸菸者高 20 到 40 倍。

吸菸開始的年齡也是肺癌發病的重要獨立危險因素。研究發現，男性如果在 19 歲之前開始吸菸，罹患肺癌的風險顯著增加；女性則在 25 歲之前開始吸菸的風險更高。吸菸開始的年齡越早，肺癌的發病風險也越大。美國的研究資料顯示，開始吸菸的年齡在 15 歲以下、15 至 19 歲、20 至 24 歲和 25 歲以上的，相對肺癌發病風險依次下降為 15.10、12.81、9.72 和 3.21，可見，隨著吸菸年齡的增加，也就是說越晚吸菸的肺癌發病率就越低。

此外，每天吸菸 20 支以上顯著提高肺癌的風險。美國癌症協會的研究表明，吸菸者罹患肺癌的風險是非吸菸者的數倍到數十倍，吸菸量越大，風險越高。每天吸菸 1 到 9 支的人罹患肺癌的風險是非吸菸者的 3 到 15 倍，而每天吸菸 40 支以上的人風險則是非吸菸者的 19 到 30 倍。此外，另外一項來自美國、英國和加拿大的大規模觀察研究發現，吸菸者的肺癌發病率是非吸菸者的 10.8 倍。非吸菸者的肺癌年死亡率為每 10 萬人 12.8 例，而每天吸菸少於 10 支者的年死亡率為 95.2 例，每天吸菸 20 支以上者的年死亡率則高達 235.4 例，比非吸菸者高出 18.4 倍。這也就讓我們看到，吸菸者不僅癌症的發病率高，同時死亡率也更高。

兩種不同類型的肺癌

在臨床上，醫生根據肺癌細胞在顯微鏡下的外觀將肺癌分為兩大類。醫生會基於患者肺癌的主要類型來決定治療方案。非小細胞肺癌更為常見，目前約占肺癌病例的 87%。醫生之所以區分這兩種類型的肺癌，是因為治療方法各不相同。

肺癌的兩大類型包括：

■ **小細胞肺癌**：小細胞肺癌幾乎只會發生於重度吸菸者，也就是說，大部分的小細胞肺癌與吸菸有關，其餘可能與環境或遺傳有關，比非小細胞肺癌少見。小細胞肺癌（small cell lung cancer，SCLC）是一種惡性程度高、病情進展快、預後差、易復發的難治性癌症。2019年 SEER 資料庫公佈了 1973 年 -2010 年肺癌 5 年的生存率，儘管研究發現 4 種不同病理類型的肺癌的 5 年生存率都呈增加的趨勢，但 SCLC 的改善卻甚微，僅為 2.8% ～ 7.2%。從目前的臨床來看，幾乎 2/3 的 SCLC 確診時都處於晚期，失去手術或根治的機會，化療依然是目前的標準療法。在過去的 30 餘年的治療中，SCLC 以化療

和放射治療為主的傳統治療策略並未出現明顯變化，臨床需求的有效治療方式迫在眉睫。而目前針對 SCLC 分子病理的標靶治療、抗新生血管生成藥物、免疫治療方面新的研究嶄露頭角，不過還需要臨床的驗證是否有效。

■ **非小細胞肺癌**：非小細胞肺癌是多種肺癌的概括性術語。非小細胞肺癌包括鱗狀細胞癌、腺癌和大細胞癌。非小細胞肺癌（NSCLC）是最常見的肺癌類型，占肺癌病例的 87%。與小細胞肺癌相比，非小細胞肺癌的生長和擴散速度往往更慢。

非小細胞肺癌有多種分類，大致有以下三種：

■ **腺癌（Adenocarcinoma）**：產生於肺深部上皮組織的細胞裡，占非小細胞肺癌 60% 至 70%，而且從發病的趨勢來看，越來越多。大約 70% 腺癌患者跟基因突變有關，通常見於非吸菸人群，腫瘤的生長速度比較慢，患者年齡相對鱗狀細胞癌年輕，一般只有 40、50 歲。

■ **鱗狀細胞癌（Squamous cell carcinoma）**：往往產生於肺中心的氣管旁，也稱支氣管（bronchus），占非小細胞肺癌 20% 至 30%，常見於吸菸人群，腫瘤的生長速度比較快，患者的年齡比較大，一般在 50、60 歲左右。

■ **大細胞癌（Large cell carcinoma）**：可產生於肺臟的任何部位，往往比腺癌或鱗狀細胞癌的生長和擴散速度快。占非小細胞肺癌約 5%，特定是腫瘤的生長速度是這三類中最快的。

從臨床研究來看，大部分的肺癌都跟吸菸有關。儘管非吸菸人士能因不吸菸而降低患肺癌的風險，但日常生活中，還有一些方法可以幫助他們進一步降低風險，比如：避免接觸二手菸、油煙、汽車尾氣、氡以及其它致癌物。氡是引發非吸菸人士患肺癌的主要原因，它雖無形無色，但是可以被簡

單、便宜的家用測試工具檢測出來。在條件允許的情況下，我們需要盡量主動規避接觸這些物質與環境，能進一步保證避免患肺癌的風險。最後，保持健康膳食，充分攝取蔬菜和水果也可以幫助降低患肺癌的風險。

為什麼有的「老菸槍」不得肺癌？

吸菸是導致肺癌的主要因素，但我們也會看到一些長期吸菸者活到 80 多歲而未罹患肺癌。這種現象的原因可能與以下四種因素有關：

- ■ **一是遺傳因素**：個體對吸菸引起的肺癌風險存在遺傳差異，包括代謝酶的變異和遺傳易感性。這些遺傳變異可能使某些人因吸菸而面臨 50% 的肺癌風險增加。如果一個人具有肺癌的遺傳易感性，他們發生肺癌的可能性將顯著增加。通常，開始吸菸的年齡越早、吸菸量越大、吸菸年限越長，肺癌的風險也越高。相反，缺乏遺傳易感性的吸菸者肺癌的風險相對較小，有些人可能會安然無恙。

- ■ **二是家族史**：如果家族中有肺癌患者，其親屬罹患肺癌的風險比沒有肺癌家屬的人高約 2.4 倍。特別是肺癌患者的後代，在 40 至 59 歲之間發生肺癌的風險可能高達普通人的 7.2 倍。由於吸菸導致肺癌通常需要 10 到 20 年的潛伏期，因此這一風險因素往往被忽視。相比之下，吸菸年限長的人比吸菸量大的人更容易患癌。

- ■ **三是捲菸類型**：不同類型的菸草產品和捲菸與肺癌的風險有關。吸菸者的肺癌風險最高，僅抽雪茄或菸斗的人的風險較低。長期使用過濾嘴或低焦油捲菸的人的肺癌風險比使用不帶過濾嘴或高焦油捲菸的人的風險減少 40% 至 50%。也就是說，不同類型的菸會帶來不同程度的健康傷害，尤其是一些添加了過多化學物質的香菸比純菸草無添加的傷害性就更大。

- **四是攝取量：**不同類型的菸草產品不僅對健康的影響不同，同時攝取量也是非常關鍵的因素。根據《英國癌症雜誌》發表過文章來看，這項研究詳細統計了英國等歐洲國家不同男性群體。總結出來的結論也非常明確，不吸菸的人，75 歲死於肺癌機率只有 0.3%，而一直吸菸的人平均機率是 16%，超過 50 倍。其中每天如果抽超過 5 支菸，75 歲死於肺癌機率為 25%。也就是說，再把吸菸人群具體到每天抽菸量超過 5 支的，那麼 4 個人裡面，會有一位死於肺癌。

電子煙也可能導致肺癌

截至 2019 年初，美國食品藥品監督管理局（FDA）報告稱，年輕人群使用電子煙的趨勢正在向「大規模流行」的程度發展。電子煙的工作原理是透過蒸發尼古丁，將其輸送到吸食者的肺部。雖然與傳統香菸相比，電子煙被認為可能危害較小，因為它們不含引發癌症的主要物質——焦油。然而，電子煙依然引發了許多健康機構的擔憂。儘管電子煙經常被宣傳為戒菸的有效工具，美國預防醫學工作組（U.S. Preventive Services Task Force）表示，目前沒有「充分的證據來推薦或反對使用電子煙作為戒菸手段」。

雖然電子煙缺乏焦油，但這並不意謂著它們不含有致癌物質。研究表明，電子煙產生的霧氣中可能含有多種有害物質，包括甲醛、甲苯、乙醛和丙烯醛，以及重金屬如鎘、鉛、鎳和亞硝胺。雖然這些物質的含量通常低於傳統菸草產品中的水準，但其長期健康影響仍不明確。

2019 年 10 月 7 日，美國紐約大學醫學院研究團隊在美國《國家科學院學報》上發表研究報告說，他們讓 40 隻實驗鼠連續 54 週暴露在含尼古丁的電子煙煙霧中，結果有 9 隻（22.5%）出現了肺癌。此外，有 23 隻（57.5%）出現了膀胱增生，患癌風險增加。

　　儘管在傳統香菸中添加的硝酸鹽和亞硝酸鹽等化合物可發生亞硝化反應，將尼古丁轉化為亞硝胺物質，後者是一種致癌物。而在電子煙中，這類化合物的水準比傳統香菸低 95%，因此有宣傳稱其「更加安全」。然而，新研究發現，哺乳動物細胞自身含有的一種離子也可與尼古丁發生亞硝化反應，產生亞硝胺物質，從而導致肺癌和膀胱處的癌前期增生。由此我們可以看到，電子煙並沒有更安全，依然存在著致癌性。

046

比吸菸危害更大的是？

二手菸危害大。通常，捲菸燃燒產生的主流煙霧稱為「一手菸」，這是吸菸者直接吸入的菸草煙霧。而「二手菸」指的是不吸菸者吸入的吸菸者呼出的煙霧以及捲菸燃燒過程中產生的煙霧，也稱為「非自願吸菸」或「被動吸菸」。二手菸中含有幾百種已知的有毒或致癌物質，包括甲醛、苯、氯乙烯、焦油、氨和氫氟酸等，這些物質可能引發肺癌。研究表明，在不吸菸的女性中，由於配偶吸菸而暴露於二手菸的風險是配偶不吸菸者的 1.27 倍。同時，工作場所中暴露於二手菸的非吸菸者，患肺癌的風險是未暴露者的 1.22 倍。證據還表明，二手菸可能導致乳癌和鼻竇癌。

曾經有一項調查研究發現，在吸菸者周圍 25 公尺以內的人都能吸入二手菸。在餐館中二手菸暴露率最高為 76.3%，工作場所為 54.3%，家庭 57.1%，政府大樓為 38.1%，醫療機構 26.9%，中小學校園 17.2%，公共交通工具最低為 16.4%。二手菸也沒有一個所謂的安全標準，一些研究指出，一個不吸菸的人如果每天聞菸味 15 分鐘，時間長達一年以上，危害等同於自己吸菸。

三手菸危害更大

除了二手菸的傷害之外，還有三手菸。所謂的「三手菸」，指的是附著在室內物體表面（如牆壁、傢俱、衣服和灰塵顆粒）上的菸草煙霧殘留物。通常三手菸中的化學物質包括尼古丁以及甲醛、萘等致癌物質。隨著時間的推移，三手菸會在各種物體表面上累積。它能夠滲透到柔軟的表面，如衣

物、傢俱、窗簾、床上用品和地毯，並可能以顆粒形式沉積在堅硬的表面，如牆壁、地板和車輛內。即使戒菸後，三手菸的殘留物也可能在幾個月內持續存在。

三手菸無法透過簡單的通風、開窗、使用風扇或空調，或僅在家中的特定區域吸菸來徹底消除。傳統的家庭清潔方法通常也難以有效去除表面的三手菸殘留。尤其典型的是家庭成員中的吸菸者，他們所穿著的衣服上都攜帶者大量的菸草殘留物，回家如果沒有及時清洗的話，就容易對家庭成員構成健康傷害。

主要就是吸菸後，三手菸會附著在接觸到的任何物體上，且隨著時間的推移而累積，可以深入到地板和牆壁中，很難清除和清潔。另一方面吸附在物體表面的三手菸還會重新散發到空氣中，與氧化劑反應和其他化合物產生二次污染物。如，有研究表明，菸草煙氣中殘留的尼古丁會與環境中的一氧化二氮（HONO）發生反應，形成致癌的菸草特異性亞硝胺。雖然三手菸的濃度通常低於二手菸，但由於暴露的持續時間較長，潛在危害也可能更大。在某些特定環境下，如嚴重污染的房間與居住環境，三手菸的污染程度可能接近二手菸。

戒菸：越早越好

在一些國家，由於長期有效的控煙措施，吸菸率開始下降，隨之肺癌死亡率也逐漸減少。20 世紀 60 年代，美國的菸草人均消費達到了頂峰，而吸菸對健康的危害也日益顯現。儘管如此，隨著控煙工作的不斷推進，70 年代以後，新生兒的人均菸草消耗開始減少。由於肺癌及其他與菸草相關的疾病通常需要 20 至 30 年才能顯現，因此，美國肺癌死亡率的高峰出現在 80 年代和 90 年代，而在 21 世紀開始逐步下降。

　　雖然吸菸的危害需要 15 至 20 年才能顯現，但戒菸的好處幾乎是立刻可見的。無論是 30 分鐘、一小時、一週，還是一年、十年，戒菸後的改善是持續而顯著的。吸菸者何時戒菸都不算晚，越早戒菸效果越好。35 歲以前戒菸，因吸菸引起心臟病的機會可降低 90％，59 歲以前戒菸，在 15 年內死亡的可能性僅為繼續吸菸者的一半，即使年過 60 歲戒菸，其肺癌死亡率仍大幅低於繼續吸菸者。

　　停止吸菸後的健康改善如下：

- **6 小時後**：心率開始下降，血壓輕微降低。

- **12 小時後**：體內的尼古丁被排除。

- **24 小時後**：一氧化碳從肺部排出，呼吸功能得到改善。

- **兩天後**：尼古丁引起的不良反應消失。

- **兩個月左右**：手腳的血液迴圈得到改善。

- **戒菸 1 年**：患心臟病的風險顯著降低。

- **戒菸 10 年**：患心臟病的風險與不吸菸者相當。

　　此外，戒菸後的具體健康變化包括：

- **戒菸 3 個月**：肺功能顯著改善。

- **戒菸 1 年**：冠心病的發病風險降低 50%。

- **戒菸 5 年**：中風的風險恢復到不吸菸者的水準。

- **戒菸 10 年**：肺癌發生率降至持續吸菸者的 30% 至 50%。

- **戒菸 15 年**：冠心病的風險與不吸菸者相當。

　　由於尼古丁的高度成癮性，戒菸往往需要多次嘗試。不吸菸的人則應當避免接觸「二手菸」和「第三手菸」以減少健康風險。

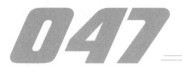

酒精是如何增加患癌風險的？

很多地方的人都有飲酒的習慣，每逢節日更少不了觥籌交錯，舉杯暢飲。飲酒，特別是過量飲酒，對健康有顯著危害，包括增加癌症風險。世界衛生組織下屬的國際癌症研究中心（IARC）在 2007 年將飲酒列為「對人類致癌」（第 1 類）。全球的研究一致表明，長期飲酒會顯著提高口腔癌、咽喉癌、喉癌和食道癌的風險。每天攝取約 50 克酒精（約 5.3 個酒精單位）的人，這些癌症的風險是非飲酒者的兩至三倍。另有研究發現，每天攝取 50 克酒精的人，乳癌的風險比不飲酒者高出 1.5 倍。

同時，吸菸與飲酒的結合會進一步增加癌症風險。此外，多項研究表明，飲酒還與肝癌的發生有關。除了癌症，飲酒還會對心臟、大腦、肝臟、口腔、消化道、性器官及心理健康造成負面影響。

飲酒時，體內會攝取乙醛，這是一種既在酒精發酵過程中產生，也在酒精代謝後轉化生成的化學物質。IARC 已將「與飲酒相關的乙醛」列為對人類致癌（第 1 類）物質。由於基因差異，約 30% 的東亞人乙醛代謝酶的活性只有普通人的 10%。這些人群在飲酒後，乙醛對他們的傷害更大，患食道癌和頭頸癌的風險明顯高於其他人。世界衛生組織下屬的國際癌症研究機構已將「酒精飲品中的乙醇」和「與飲酒相關的乙醛」（乙醛是乙醇在體內的主要代謝產物）列為第一類致癌物質，與菸草、電離輻射和石綿屬於同一類別。這一分類基於充分的證據，表明這些物質對人體具有致癌性。

一些研究顯示，飲酒如何增加癌症風險。酒精中的乙醇和乙醛會破壞去氧核糖核酸（DNA），提升體內雌激素水準（雌激素與乳癌的形成密切相關），幫助釋放菸草中的致癌物質，產生活性氧自由基和氮自由基，並改變葉酸的代謝機制。而過度飲酒，尤其是酗酒，則可能導致酒精中毒，嚴重損害健康，並會直接誘發癌症。

飲酒是已被確認為致癌的，並且不存在安全的飲用量。流行病學研究明確指出，飲酒會增加口腔癌、咽喉癌（不包括鼻咽癌）、喉癌、食道癌、肝癌、大腸癌以及女性乳癌的風險。飲酒量的增加會使這些癌症的風險遞增。

酒精的致癌作用與飲品種類無關；無論是啤酒、葡萄酒還是烈酒，均可致癌。對酒精的致癌風險來說，並沒有所謂的安全飲用量。即使是少量的飲酒，也會增加癌症的風險。因此，最明智的選擇是不飲酒。對於已經有飲酒習慣的人，戒酒後，其癌症風險會逐漸回落至飲酒前的水準。

肝炎+嗜酒：肝癌發生率高

在西方國家，酗酒是導致原發性肝癌的主要因素。然而，在中國，由於B型肝炎的高發，酒精性肝癌目前仍處於次要位置。但隨著B型肝炎的有效控制，酒精引發的原發性肝癌的發病比例和絕對病例數正逐年上升。因此，亟需關注的是，慢性病毒性肝炎患者若酗酒，其肝硬化和肝癌的發生率在5至10年內比不酗酒者高出數十倍。

根據醫學研究，每日攝取超過30克酒精可能對肝臟造成傷害，這也就意謂著日常烹飪所使用的料酒一旦超量也同樣會帶來酒精傷害。

那麼，為什麼過量飲酒會導致肝臟損傷呢？在飲酒後，只有少量的酒精在胃中被代謝，而超過90%的酒精會在小腸被吸收，並進入肝臟進行代

謝。酒精在肝臟中會干擾脂肪的代謝，導致脂肪在肝細胞中累積，從而形成「脂肪肝」。酒精在肝臟內被代謝成乙醛，乙醛隨後轉化為無害的醋酸。

然而，乙醛對肝細胞具有攻擊性，造成損傷。過量飲酒還會啟動特殊的代謝途徑（CYP2E1），產生大量自由基，對肝細胞造成進一步攻擊。因此，過量飲酒可引發「酒精性肝炎」。若酒精性肝炎持續存在，修復受損的肝細胞可能導致纖維化，長期纖維化可能演變為「肝硬化」。最終，酒精性肝病的「三部曲」包括酒精性脂肪肝、酒精性肝炎和酒精性肝硬化。更為嚴重的是，乙醛和自由基對細胞內 DNA 的攻擊使酒精成為致癌物質，長期傷害下，肝硬化患者更容易發展為肝癌。

酒精性肝炎和肝硬化的症狀

大多數長期飲酒者在早期階段可能沒有明顯症狀，約 15 ～ 20% 的患者會出現疲倦、食慾下降、精神萎縮、嘔吐或腹瀉。嚴重的肝損傷或肝硬化患者可能會出現黃疸、腹水、蜘蛛痣、手掌發紅或食道靜脈瘤破裂引起的嘔血。

酗酒者常誤認為自己身體狀況良好，只有在出現明顯的急性症狀時才意識到自己已患有肝炎或肝硬化。血液檢查中，AST 和 ALT 的水準通常會升高至正常值的 2 至 6 倍，AST 通常是 ALT 的 2 至 3 倍，AST 不超過 500 IU/L，ALT 不超過 200 IU/L。血液中的丙麩胺醯氨轉酸酶（GGT）水準可能升高至 100 IU/L 以上。飲酒後的短暫臉紅和噁心並非酒精性肝炎的症狀，而是由於乙醛造成的。這種不適感通常會使人減少飲酒，但若持續飲酒，逐漸增加的乙醛會對肝臟造成傷害。

毫無疑問，飲酒量越大，肝臟損傷的風險越高。然而，具體的飲酒量與肝損傷的關係還會受到性別、種族、基因、伴隨的肝炎病毒以及體重的影響。研究表明，男性每日飲酒超過 60 ～ 80 克、女性每日超過 20 克，且持

續 5 年以上，將成為高風險群體，發展為肝硬化的風險顯著增加，發生肝癌的風險可能提高 5 倍以上。如果患者已經出現代償失常的肝硬化，則每年發生肝癌的機率增加 1%。

飲酒種類與肝損傷的風險關係不大，通常啤酒和烈酒的風險較高。餐外飲酒或經常酗酒的人也屬於高風險群體。有研究指出，每日飲酒超過 30 克，持續 10 年以上，相當於攝取超過 100 公斤的酒精，這類人群發生慢性肝病或肝硬化的風險分別是正常人的 23.6 倍和 13.7 倍。每日 30 克的酒量大約相當於兩罐罐裝啤酒（750cc）、一杯紅酒（250cc）或一小杯威士卡（80cc），這種酒量已足以增加肝損傷的風險。

女性因體脂含量高以及對酒精的敏感度更高，飲同樣量的酒更容易受損。肥胖人士（BMI>30）和酗酒者發生肝硬化的風險增加 3 倍，而肥胖且酗酒者發生肝癌的風險可高達 7 倍。基因差異也會影響風險。

例如，臺灣原住民因體內酒精去氫酶代謝酒精的速度較慢，容易酗酒，因此也是高風險群體。根據世界衛生組織關於中國肝炎的資料披露，中國約有 8700 萬 B 肝病毒慢性攜帶者，占全世界 B 肝病毒慢性攜帶者總數的三分之一；慢性 C 肝感染者約為 760 萬。

而 B 型肝炎患者酗酒，肝癌的發生率在 10 年內高達 50%。有研究指出，缺乏 ALDH2 基因的 B 型肝炎患者和酗酒者肝癌的風險增加至 50 倍，而 C 型肝炎患者酗酒的肝硬化風險增加 30 倍，ALDH2 缺乏者肝癌風險增加 19 倍。

劣質白酒：致癌性更強

值得注意的是，飲酒不僅需要控制攝取量，還需關注飲酒的品質。酒精飲料在發酵或蒸餾過程中不僅產生乙醇，還可能產生多環芳香烴，如苯并芘

和苯并噁嗪，這些都是強致癌物質。此外，某些酒類可能混有如石棉等化學物質，這也會增加致癌風險。生產工藝越粗糙，酒中致癌物質的含量通常越高，長期攝取的危害性和致癌性也會更大。

儘管酒精飲品有多種類型，如紅酒、啤酒和白酒，但它們的主要化學成分是乙醇，進入體內的乙醇約 95% 會在肝臟中代謝，其中一部分轉化為乙醛，這是一種已知的致癌物。乙醛在肝臟中會干擾正常的細胞生長，導致細胞過度增殖並可能引發基因突變，最終可能導致癌症。

而一些劣質白酒由黴變糧食釀造，含有大量黃麴黴素，這種毒素在釀酒過程中難以去除。黃麴黴素是一種強致癌物，能夠誘發包括肝癌和胃癌在內的多種癌症。此外，劣質酒精飲品中還可能含有較多的甲醛，這種物質在體內加速生命物質的衰老，是促進癌變的重要因素之一。尤其是劣質酒中的雜醇油是白酒中重要的香味成分之一，但其含量過高時，則會對人體有毒害作用。還有甲醇，當我們的釀酒原料裡含有較多的果膠時，蒸餾出來的白酒中就會含有大量的甲醇。這些對於人體而言都是非常直接的致癌物。

此外，酒精還能溶解多種致癌物質，使它們更容易突破人體黏膜的防禦屏障，從而被組織吸收，引發癌症。酒精還會誘導體內某些酶的活性，例如多環芳香烴活化酶和苯并芘化酶，這些酶的活性增加可能加速致癌物質的生成和活性，推動癌變過程。而酒精（乙醇）本身還可促使細胞突變，這是酗酒者易患癌症的重要原因之一。

除了肝癌，酒精還與口腔黏膜癌和咽喉癌的發生密切相關。嗜酒者的喉癌發病率比非飲酒者高出 10 倍，食道癌的發病率則高出 20 倍。胃癌和結腸癌也與長期大量飲酒有關。

048

被錯誤理解的紅酒

在 20 世紀 90 年代，法國的一項研究指出，儘管法國人攝取的熱量較高，但常喝紅酒的人心血管疾病和癌症的風險卻較低。這一發現主要歸功於葡萄酒中的白藜蘆醇。研究結果一經公佈，引發了全球對葡萄酒的搶購熱潮。

然而，世界衛生組織下屬的國際癌症研究機構很快對這一說法提出了質疑。根據國際癌症機構的資料，飲酒會顯著增加口腔癌、咽喉癌、食道癌、肝癌和女性乳癌的風險，因此將酒精列為一類致癌物。

《柳葉刀》雜誌也發表了一篇文章，指出 2020 年全球有 74 萬例新發癌症與飲酒相關，其中中國的病例高達 28 萬。多個國際期刊均明確指出，癌症的發生與酒精攝取有密切關係。不過，有些人可能會認為紅酒與普通酒精不同，因為它含有豐富的白藜蘆醇，這種物質具有防癌作用。這個說法可靠嗎？答案是否定的！

儘管有研究表明，紅酒中含有豐富的白藜蘆醇，這是一種多酚類化合物。《科學》雜誌的一項研究指出，白藜蘆醇能夠干擾癌症的發生、發展和進展。它在分子層面上促進某些微小 RNA 的生成，這些微小 RNA 有助於抑制乳癌的生長。此外，動物實驗顯示，白藜蘆醇可以調節細胞週期和分裂相關基因的表達，並啟動免疫系統，從而抑制結直腸癌的發生和發展。

　　除了白藜蘆醇，紅酒還含有其他多酚類物質，如白皮杉醇和楊梅酮，這些物質也具有潛在的抗癌作用。然而，這些研究主要基於體外實驗和動物模型，尚未能直接證明飲用紅酒具有防癌效果。因此，雖然這些化合物可能具有一定的健康益處，但並不能因此斷言紅酒飲用能有效預防癌症。

　　更關鍵的是一瓶紅酒中的白藜蘆醇含量通常不超過 3 毫克，而正常情況下，人每天攝取的白藜蘆醇也不會超過 4 毫克。如此微小的量，顯然不足以發揮顯著的防癌效果。此外，白藜蘆醇不僅存在於紅酒中，還在常見的花生中存在，且含量是紅酒的四分之一。要依靠紅酒防癌，還不如多吃些花生更實際。

　　而關於紅酒是否能軟化血管的問題，也常常被提及。紅酒是否真的有這種功效呢？實際上，紅酒並不能軟化血管。

　　首先，我們需要理解血管硬化的機制。一旦血管硬化發生，它只能透過藥物和生活方式干預來延緩，而無法透過軟化血管的方式逆轉。紅酒與血管軟化的關聯主要是因為其中含有單寧，單寧確實有一定的降血脂作用，但其含量在紅酒中非常有限。要攝取足夠的單寧，通常需要大量飲酒，這會對肝臟造成更大的傷害。

　　因此，依靠紅酒來軟化血管是不切實際的。實際上，適量飲酒並不存在所謂的「安全量」。《柳葉刀》雜誌的研究表明，最佳的飲酒量應為零，任何量的飲酒都可能增加癌症的風險。

　　酒精在體內經歷複雜的代謝過程，包括在胃、小腸、血液中流動，最終由肝臟代謝並排出。在這個過程中，酒精會對胃黏膜、腸黏膜和肝臟功能造成傷害，增加健康風險。

　　特殊時期的人群，如孕婦、青少年和老年人，飲酒對身體的傷害更為顯著。孕婦大量飲酒可能導致胎兒酒精譜系障礙，青少年飲酒則可能導致腦發育問題，老年人飲酒可能加速老年癡呆的發生。因此，無論在哪個年齡段，盡量避免飲酒才是最明智的選擇。

　　之前，一項為期 28 年的追蹤研究，對超過 100,000 名在職女護士的飲酒習慣進行了調查（每兩年一次，涵蓋飲酒類型、總量和頻率，以及所有相關疾病的發生情況）。研究發現，超過 7,500 名參與者被診斷為乳癌，結果顯示飲用紅酒並未降低乳癌的風險，相比其他類型的酒，紅酒的種類對患癌風險並無明顯影響。這表明，紅酒中的成分如白藜蘆醇可能被酒精的負面效應所抵消。

　　國際癌症研究所的一項研究也發現，各種酒類的消費均會增加乳癌的發病風險，並且隨著飲酒量的增加，風險也會隨之上升。因此，現有的證據並未證明飲用紅酒具有防癌作用，反而可能會增加患癌的風險。

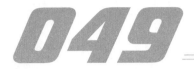

預防肝癌要做到的7點

　　自 20 世紀 70 年代起，中國科學家在研究肝癌病因的基礎上，提出了「防黴、改水、防肝炎」的預防方針，並已實施近 40 年。隨著中國經濟的快速發展和生活條件的改善，除了繼續堅持這一傳統方針外，現在還應增加「戒酒、減脂、多活動與疫苗」四項措施。

　　肝癌的危險因素眾多，除了慢性 B 型和 C 型肝炎病毒感染外，還包括：原發性膽道肝硬化、嚴重酗酒、長期攝取黃麴黴毒素、代謝性疾病以及家族肝癌病史等。一些最新的流行病追蹤發現，除了病毒性肝炎外，「脂肪肝」、「糖尿病」和「高三酸甘油脂」是主要的三大肝癌危險因素。這些因素可能導致癌變過程而不一定伴隨肝硬化。隨著生活方式的西化，中國脂肪肝和代謝綜合症的患者不斷增加，預計沒有慢性病毒性肝炎感染的肝癌患者比例將繼續上升。

　　因此，預防肝癌，主要要做到以下七點：

1. **減肥**：肥胖與多種癌症的發生有關，包括食道癌、胃癌、大腸直腸癌、肝膽胰癌、腎癌、子宮內膜癌、卵巢癌、乳癌、甲狀腺癌、腦膜瘤和多發性骨瘤。減重應從控制飲食和規律運動開始。如果飲食和運動效果不佳，可以與醫生討論是否需要使用處方藥或進行減重手術。避免隨便使用來源不明的減肥藥。而肥胖所帶來的脂肪對肝細胞具有毒性，脂肪肝若未加以糾正，可能發展為脂肪性肝炎，導致血清轉氨酶升高，並進一步發展為脂肪性肝硬化甚至肝癌。如果患者同時感染

B 肝或 C 肝病毒，這一過程可能加速。即便沒有 B 肝或 C 肝病毒感染，僅脂肪肝若不加以控制，也有可能演變為肝癌。研究顯示，肥胖者發生肝癌的風險增加 1 至 9 倍；女性肥胖者的風險增加 1 至 6 倍，男性則增加 4 至 5 倍。而肥胖通常與脂肪性肝病並存。

2. **少坐多運動**：缺乏運動也與癌症有關，如大腸癌、肝癌、胃癌和乳癌。建議每週至少進行 5 天，每次 30 分鐘的有氧運動（如跑步或騎自行車）。如果覺得枯燥，可以嘗試其他類型的運動。對於沒有運動習慣的人，應逐步增加運動量，並在運動前後做好熱身和放鬆，以避免運動傷害。比如，糖尿病的發生除了遺傳因素外，多因久坐少動而引起。糖尿病是肝癌的重要促進因素，糖尿病患者罹患肝癌的相對風險高達 2.64 倍。研究表明，糖尿病患者的高血糖水準會促使肝細胞過度增殖，而體內的胰島素樣生長因子也會促進肝細胞的分裂和增殖，與肝癌的發生相關。此外，糖尿病患者免疫功能下降，更容易感染，也增加了癌症的風險。

3. **戒酒**：飲酒的量和時間長度與癌症風險增加相關。研究顯示，每天攝取 10 克酒精就會增加多種癌症的發生率，包括口咽癌、喉癌、食道癌、直腸癌、肝癌和乳癌。雖然每天喝一杯紅酒被認為對心血管有益，但任何酒精暴露都可能增加癌症風險，因此需要謹慎對待。

4. **安全性行為**：B 型和 C 型肝炎病毒可能透過性行為的體液或血液傳播，因此進行安全性行為可以降低肝癌風險。安全性行為包括避免多個性伴侶和使用保險套。

5. **避免共用針頭和刺青**：共用針頭和刺青都是透過血液傳播病毒的途徑，因此應避免使用毒品和接受刺青。若已存在藥物成癮，避免共用針具，並尋求合格的醫療管道進行替代治療或戒斷治療。如果決定刺青，務必選擇使用一次性針具的可靠商家。

6. **接種疫苗和抗病毒治療**：對於肝癌，B 型肝炎疫苗可以有效預防大部分 B 型肝炎病毒感染，從而減少肝癌發生的風險。對於已感染 B 型或 C 型肝炎病毒的人，適當的抗病毒治療也有助於降低肝癌的發生率。

7. **定期檢查**：慢性 B 型和 C 型肝炎病毒攜帶者應定期進行血液檢查和腹部超音波檢查，以便早期發現病變並進行早期治療。

050

肥胖讓人更受傷？

2007 年，英國醫學雜誌發佈了一項由牛津大學學者主導的「百萬婦女研究」報告，結果引起了廣泛關注。這項研究表明，超重或肥胖顯著提高了腫瘤的發生率和死亡率。研究追蹤了 1996 至 2001 年間的 120 萬名 50 至 64 歲的女性。在五年的隨訪中，45,037 名肥胖女性被診斷為癌症；在七年的隨訪中，17,203 名肥胖女性因癌症去世。進一步分析發現，肥胖女性尤其容易罹患子宮內膜癌、食道癌、腎癌、白血病、多發性骨髓瘤、胰臟癌、非霍奇金淋巴瘤、卵巢癌、乳癌和結直腸癌，其風險增加了 1.61 至 2.89 倍。

此外，《柳葉刀》雜誌發佈了一項關於肥胖與癌症風險的最新系統評價和薈萃分析，涵蓋了 282,137 例腫瘤病例。研究結果顯示：

男性：體質指數（BMI）的增加與多種癌症的發病風險顯著相關。體重指數每增加 5 千克 / 平方公尺，男性食道癌、甲狀腺癌、結腸癌和腎癌的風險分別增加 52%、33%、24% 和 24%。

女性：體質指數的增加與女性子宮內膜癌、膽囊癌、食道癌和腎癌的發病風險顯著相關。體重指數每增加 5 千克 / 平方公尺，女性子宮內膜癌、膽囊癌、食道癌和腎癌的風險分別增加 59%、59%、51% 和 34%。

而 2022 年 5 月 3 日，世界衛生組織發佈的《2022 年歐洲區域肥胖報告》顯示，在世界衛生組織歐洲區域，近三分之二的成人和三分之一的兒童超重或肥胖，並且比率仍在上升。報告指出，肥胖是該地區死亡和殘疾的首

要決定因素之一。報告表示，肥胖是導致 13 種不同類型癌症的誘因。肥胖水準上升會帶來嚴重的健康風險。

報告指出，超重和肥胖是繼高血壓、飲食風險和菸草之後的第四大死亡風險因素。報告認為，肥胖是一種複雜的多因素疾病，對健康構成威脅。它與許多非傳染性疾病有關，包括心血管疾病、二型糖尿病和癌症。據預測，未來幾十年，在歐洲地區的一些國家，肥胖將取代吸菸成為可預防癌症的主要風險因素。報告強調，肥胖不僅僅是一種風險因素，還是一種狀況，需要得到特別治療和管理。

2016 年，《新英格蘭醫學雜誌》（NEJM）發表國際癌症研究組織（IARC）的文章，發現有充足證據表明：肥胖超標與這 13 種癌症存在因果關聯：結腸癌、食道癌、腎癌、子宮內膜癌、乳癌、胃癌、肝癌、膽囊癌、卵巢癌、胰臟癌、腦膜瘤、甲狀腺癌、多發性骨髓瘤等。到了 2023 年，美國《肥胖》雜誌的一項研究顯示，18 歲時超重或肥胖的人，患 17 種不同類型癌症的風險會升高。2023 年，一項 264.5 萬人參與的研究表明：成年早期（18 ～ 40 歲）超重和肥胖的持續時間越長、程度越高，以及出現高 BMI 的年齡越小，包括子宮癌、肝癌在內的 18 種癌症的風險就越高。

此外，體質指數的增加還與男性直腸癌和惡性黑色素瘤，以及女性絕經後乳癌、胰臟癌、甲狀腺癌、結腸癌、男性和女性白血病、多發性骨髓瘤和非霍奇金淋巴瘤的風險相關。

為了預防肥胖及降低癌症風險，應避免過度攝取高脂肪、高蛋白質和高熱量的食物。同時，保持規律的體力活動和運動也至關重要，避免久坐和過度放縱。腦力勞動者和活動量較少的人應加強鍛鍊，選擇適合的運動形式，如快走、慢跑和游泳。

051

越運動，離癌症越遠

越來越多的研究指出，肥胖能夠導致癌症的發生。因此，減輕體重能夠有效幫助降低癌症發病率，尤其是乳癌和子宮內膜癌。

2023 年 11 月 23 日，法國國際癌症研究中心（IARC-WHO）Heinz Freisling 博士研究團隊在《BMC Medicine》發表了題為 Body mass index and cancer risk among adults with and without cardiometabolic diseases: evidence from the EPIC and UK Biobank prospective cohort studies 的研究報告。該研究對兩項前瞻性佇列研究的參與者進行薈萃分析，研究表明：無論是否患有心臟代謝疾病，較高身體品質指數（BMI）都會增加歐洲成年人患肥胖相關癌症的風險。

一項青少年心肺健康和 BMI 與男性特定部位癌症診斷後 5 年死亡率之間的關聯分析於 2023 年 9 月 21 日發表，該研究共納入 8.4 萬名參與者，發現超重和肥胖與多種癌症的死亡率增加相關，包括惡性皮膚癌、霍奇金淋巴瘤、頭頸部癌症、甲狀腺癌、直腸癌、腎癌、膀胱癌、和前列腺癌。

BMI 指數（身體品質指數）是國際上常用的衡量人體胖瘦程度以及是否健康的一個標準。一般來說，當 BMI 指數在 20 至 25 之間為正常值，超過 25 為超重，30 以上則屬於肥胖。

而預防肥胖的體育鍛鍊並沒有嚴格的要求，只要在個人健康狀況和運動能力允許的範圍內，運動強度和項目可以靈活選擇。為了有效減肥，應選擇中小強度的有氧運動。肥胖程度較高時，運動強度應適當降低。運動強度可

以透過心率來判斷。推薦的運動強度應在安靜心率加上心率儲備的 20% 至 40% 之間。心率儲備的計算公式為：最高心率（220 年齡）減去安靜心率。

減肥運動的持續時間應至少為 1 小時。這是因為脂肪氧化供能的比例在運動開始後的 20 至 30 分鐘內才會增加。如果每次運動時間少於 30 分鐘，脂肪消耗有限，減肥效果不明顯。控制體重的運動，通常要選擇自己感興趣的運動項目，這樣有助於堅持長時間運動，增加減肥和健康促進的效果。運動過程應避免感到「痛苦」，積極主動參與運動才能取得良好的效果。常見的減肥和健身項目包括游泳、快走、健身、瑜伽和健身操等。

由於肥胖與癌症之間存在一定的關聯，肥胖是多種癌症的風險因素。適當的運動不僅有助於預防和治療肥胖，還能提高身體各系統和器官的功能，同時也是預防癌症的重要措施，運動可降低癌症風險高達 20%。

根據世界衛生組織（WHO）的報告，吸菸、飲酒、不健康飲食、缺乏運動和肥胖等因素是癌症的主要風險因素，其中約三分之一的癌症是可以預防的。規律運動對健康的好處眾多，其中最重要的就是可以降低 20% 的癌症風險。堅持每天 30 分鐘的適量運動，可以顯著減少大腸癌、乳癌和子宮內膜癌的發生率，運動甚至可能成為某些癌症的有效預防措施。儘管個體在老化、性別和基因等先天因素存在著差異，並且不可改變，但不健康的生活方式、缺乏運動和肥胖等後天因素可以透過調整生活習慣來控制，特別是養成規律的運動習慣至關重要。

隨著年齡的增長，癌症的發病率也會上升，被視為與衰老相關的疾病。根據臺灣地區 2016 年的癌症登記報告，82% 的癌症病例發生在 50 歲以後。為了提高自身免疫力，運動是抗衰老和防癌的首要手段。美國運動醫學學會（ACSM）2018 年的研究顯示，爬山、有氧運動（如快走、慢跑、游泳、騎自行車、打太極拳、跳舞、跳繩）和力量訓練（如舉重）都能將癌症

風險降低 12% ～ 28%。已有大量證據表明，運動對抗的癌症包括食道癌、大腸癌、腎臟癌、膀胱癌、胃癌、乳癌和子宮內膜癌，對肺癌的預防則有中等證據支持。

此外，歐洲前瞻性癌症與營養研究（EPIC）發現，規律運動能將大腸癌和乳癌的風險降低 20%。運動可以提高呼吸頻率，增加體內氧氣交換，加速代謝，從而減少癌症的發生或復發風險。同時，運動還能促進大腦分泌愉快的物質（如多巴胺），緩解焦慮和壓力，改善情緒，增強抗癌決心，減少體脂肪，並增強肌肉功能，幫助維持健康體重。

此外，在癌症的治療過程中，不同的治療方法，如手術、化療、放射治療、標靶治療或免疫療法，會對身體產生不同的影響，可能導致心臟、內分泌、胃腸道、免疫、代謝、神經、肺部問題、疲勞、淋巴水腫以及各種疼痛。運動能夠有效減輕癌症治療前後的不適，特別是在減少疲勞、焦慮和抑鬱感、增強身體功能和提高生活品質方面已有充分證據支持。

每週進行 3 至 5 次的 30 分鐘中等強度有氧運動或阻力訓練（略感喘息但能交談）能顯著改善身體功能。如果患者因虛弱而無法進行長時間的運動，可以嘗試每次 10 分鐘的小運動量，以少量多次為原則，每週累計運動時間應達到 150 分鐘以上。

運動對癌症患者通常會帶來十一大好處，如下：

1. 幫助維持並實現健康體重

2. 減少疲勞感並提升能量水準

3. 改善身體形態、身材和整體生活品質

4. 增強骨骼、肌肉和關節的健康

5. 促進心臟健康和有氧耐力

6. 刺激食慾，增加液體攝取

7. 提升認知能力和運動功能

8. 調節荷爾蒙水準

9. 改善情緒和心理狀態

10. 提高治療的耐受性

11. 減少癌症復發的風險

052

控制體重對防癌有多重要？

　　根據《中國居民營養與慢性病狀況報告（2020 年）》顯示，中國 18 歲及以上居民超重率、肥胖率分別為 34.3%、16.4%，其中 18 ～ 44 歲、45 ～ 59 歲和 60 歲及以上居民肥胖率分別為 16.4%、18.3% 和 13.6%，中國居民肥胖率呈上升趨勢。上面我們已經談到過肥胖與癌症之間存在著緊密關係。

　　研究發現，肥胖與癌症之間的關係比普遍認知的更加密切。過多的體脂肪不僅是子宮內膜癌的一個風險因素，還可能引發食道癌、胰臟癌、腸癌、絕經後女性的乳癌以及腎癌。研究表明，脂肪細胞釋放的雌激素等激素會增加乳癌的風險，尤其是腹部脂肪會干擾激素平衡，從而提高癌症的風險。

　　為了降低癌症風險，維持在健康體重範圍內非常重要。健康體重的定義尚無絕對權威標準，但國際上通常使用體質指數（BMI）來進行評估。體質指數透過體重（公斤）除以身高（公尺）的平方計算得出，公式為：BMI = 體重（公斤）/ 身高（公尺）^{2}。根據標準，BMI 的分類如下：

- BMI 小於 18.5 kg/m² 為消瘦

- BMI 在 18.5 kg/m² 到 23.9 kg/m² 之間為正常（視為健康體重）

- BMI 在 24 kg/m² 到 26.9 kg/m² 之間為超重

- BMI 大於 27 kg/m² 為肥胖

　　例如，小張的體重為 92 公斤，身高為 1.75 公尺，其體質指數為 30，屬於肥胖。根據世界癌症基金會的建議，為了接近健康體重範圍，小張的體重應控制在接近正常體重的下限，即 BMI 接近 18.5 kg/m²。此外，建議腰圍保持在 90 公分以下（女性應低於 80 公分）。

　　此外，在中醫學中，也有關於肥胖的描述。中醫學將肥胖歸屬於「脂人、膏人、肥人」等範疇，記載最早見於《黃帝內經》，《靈樞・衛氣失常》篇將人之肥瘦分為「有肥、有膏、有肉」，肥胖病因多與年齡、體質、飲食、情志、勞逸因素有關。中醫認為，肥胖屬本虛標實證，辨證涉及痰、濕、熱等病理因素，常兼夾痰濕、血瘀、氣鬱等標實之證，其病位多在脾胃，與腎氣虛關係密切，並可涉及五臟。

　　也就是說，不論中醫還是西醫，現代科學的研究都讓我們看到管控肥胖將有助於健康，而肥胖都將傷害健康，並導致癌症的併發。

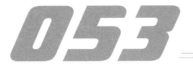

預防癌症要從「心」開始

　　身體患癌並不可怕，最可怕的是思想上患癌。預防癌症要從「心」開始。

　　癌症的發生與心理因素有著密切的關係。一些負面心理狀態可能會損害免疫系統，誘發癌症，並在病情發展中起到催化作用。

　　因此，癌症預防應從心理健康入手。嚴重的精神創傷、長期情緒壓抑和複雜的心理矛盾，常常使依賴性較強的人產生絕望和無助感。這類被稱為「癌症性格」的個體在面對重大生活變故時，負面情緒可能導致神經內分泌系統失調和器官功能紊亂，進而降低免疫能力。這樣一來，免疫系統對癌細胞的監視和消滅作用受到影響，增加了細胞轉化和突變的風險。

　　日本科學家曾經進行了一項實驗，他們將相同劑量的致癌物尿烷（胺基甲酸乙酯）投放給兩組相同的小鼠。在實驗中，一組小鼠同時接受了精神刺激，而另一組則沒有。經過十幾個月的觀察，結果顯示，接受精神刺激的小鼠的腫瘤發生率是未接受刺激組的五倍，且腫瘤體積也更大。此外，有研究透過回顧性分析發現，腫瘤患者在生病前五年內經歷的不愉快生活事件（如家庭不幸、工作壓力大、人際關係緊張等）明顯多於健康人群。

人的心理狀態對免疫系統有著重要影響。為了增強免疫力和預防疾病，注重心理健康至關重要。可以透過多種方式進行自我心理調節，如：

■ 有意識地調整個性中的不良因素，例如性格過於內向、情緒不穩定或自我壓抑等。

■ 定期進行心理減壓，採用有效的宣洩方式，如與家人或朋友傾訴工作壓力和內心的煩惱。

■ 實施放鬆訓練，如肌肉放鬆練習、冥想、想像愉快的事物和景色、深呼吸運動等。

■ 養成健康的生活方式，保持勞逸結合，飲食有節，定期鍛鍊，多接觸自然。

■ 堅持這些生活原則有助於保持心理穩定，從而降低癌症的風險。

糟糕的情緒與乳癌

根據 IARC 發佈的 2020 年全球最新癌症負擔資料包告可知，乳癌已經超越肺癌，成為威脅中國婦女健康的頭號腫瘤，全國每年的乳癌新發病例高達 41.6 萬，占女性患者新發癌症總數的 19.9%，且發病年齡早於歐美國家。

乳癌是全球女性中最常見的惡性腫瘤，這使得許多人對乳腺結節感到極度擔憂，甚至將乳腺結節誤認為是乳癌。「乳腺結節」是體檢和就醫過程中經常出現的術語。許多人將乳腺結節的形成歸因於負面情緒的積累。

然而，乳腺結節與乳癌之間有顯著區別。乳腺結節要發展為乳癌，必須經過複雜的調控機制和演變過程。乳腺結節不是指特定的疾病，而是指在乳腺腺體內出現的實性病變的統稱，包括乳腺增生、乳腺囊腫和乳腺纖維腺瘤等。臨床上，只有 1% ～ 2% 的乳腺結節被診斷為乳癌。目前沒有明確的

實驗證據表明乳腺結節與負面情緒之間存在直接的線性關係。然而，由於乳腺是下丘腦－垂體－促性腺軸調控的靶器官，長期的負面情緒，如焦慮和抑鬱，可能導致體內雌激素和孕激素水準失衡，從而增加乳腺疾病的發生風險。

雖然生氣本身不會直接引發乳腺結節，但情緒變化導致的體內激素水準波動確實可能對乳腺結節的發生和發展起到一定的促進作用。乳腺作為體內多種內分泌激素的靶器官，任何可能引起內分泌失衡的因素都有可能導致激素水準的不穩定，從而增加乳腺疾病的風險。為預防乳腺結節的形成，就需要保持積極樂觀的心態，建立健康規律的生活習慣，並定期進行體檢，以培養良好的健康保健意識。

在日常中，增加攝取一些有助於穩定情緒、減輕壓力和緊張的食物可以對心理健康產生積極影響。

例如，富含胺基酸的食品和甜品能夠幫助穩定情緒並對抗抑鬱。豆製品、堅果和菌類食物都是不錯的選擇，包括黑木耳、花生、葵花籽、南瓜子、杏仁、榛果、乾竹筍、黃花菜、百合和山藥等。

此外，要學會宣洩和釋放情緒至關重要，不要把問題藏在心裡。大哭一場有時能讓你感到輕鬆些。如果情緒無法擺脫抑鬱，可以嘗試與他人傾訴。找一個知心朋友，傾吐心中的煩惱和不滿。當你敞開心扉，把抑鬱和困擾表達出來時，也許陽光會穿透你的憂鬱，為你帶來溫暖和力量。還要注重運動，不論是瑜伽、健身，還是快步走、慢跑、登山等戶外運動，都有助於緩解因過度用腦造成的大腦功能下降、抑鬱和嗜睡的症狀，能夠舒緩神經、減輕大腦疲勞，更重要的是轉移注意力和釋放情緒的有效途徑。

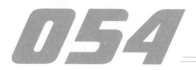

快樂是對抗癌症的有效武器

　　幾千年前，人們已開始認識到心理狀態與癌症之間的關係，並觀察到快樂的人罹患癌症的機率較低。長期的緊張、焦慮、抑鬱和失望等負面情緒會導致體內分泌失調和免疫功能下降，從而增加患癌的風險。因此，情緒負擔較重的人比心態積極的人更容易患上癌症。

　　此外，即便是在癌症患者中，也存在明顯的差異：一些人可能長期陷於負面情緒中，而另一些人則能迅速走出情緒低谷，積極面對並治療癌症。顯然，那些積極面對疾病的人通常病情控制更好，預後也更佳，因為他們的內分泌失調和免疫功能下降相對較少。

　　最近的研究表明，約 30% 到 60% 的癌症患者會經歷顯著的心理困擾，甚至發展為抑鬱症。這些困擾包括對疾病的憤怒和不滿，對治療過程及副作用的恐懼和焦慮，對癌症可能復發或轉移的擔憂，以及癌症或治療引起的身體功能紊亂和行為改變。這些心理困擾常常嚴重影響患者的情緒和生活品質，導致食慾不振、失眠、孤立和持續的憂慮。

　　儘管過去的研究已經發現，壓力與多種疾病的風險增加密切相關，包括抑鬱症、阿茲海默症以及心血管疾病。最新的研究進一步表明，長期的慢性壓力也會促進癌細胞的擴散，並增加癌症患者的死亡風險。

研究發現，慢性壓力會促使中性粒細胞形成一種稱為中性粒細胞胞外陷阱（NET）的特殊結構。這個結構不僅能夠捕捉病原體，還會改變腫瘤周圍的環境，從而為癌細胞的轉移和侵襲創造有利條件。在慢性壓力的影響下，體內糖皮質激素水準升高，這種激素會改變中性粒細胞的特性，促使其生成更多的 NET。

不論是中醫還是現代科學的研究，都讓我們看到了情緒對癌症的影響。中醫歷來強調「上工治未病」，現代醫學也提倡「預防為主」。在癌症預防中，我們不僅要關注物質層面的治療，還要重視心理健康，關注情緒健康。癌症患者應以積極的心態面對疾病，樹立戰勝癌症的信心，克服負面情緒，以良好的心理狀態配合治療，從而爭取最佳的治療效果。

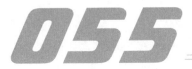

「性亂」的人，患癌風險越大

性本身是健康的，適度的性生活不僅有助於整體健康，還可能預防某些惡性癌症的發生。早在 1700 年代，醫學界就注意到，性活躍且有生育經歷的女性乳癌發病率顯著低於那些選擇獨身禁慾的修女。

研究表明，特別是在 50 歲以後，規律和令人滿意的性生活不僅有助於家庭幸福，還對身體健康有顯著影響，能夠降低癌症的風險。50 歲以上的女性，如果缺乏性生活，容易出現抑鬱、記憶力下降和背部疼痛等問題。性慾減退的女性通常在健康狀況和生活品質上存在明顯下降。

劍橋大學的研究發現，50 歲以上的男性如果保持規律和健康的性生活，可以顯著降低前列腺癌的發生風險。

德國的研究發現，男性精液中含有一種叫做精液胞漿素的抗菌物質。這種特殊的蛋白質能夠抑制細菌核糖核酸的合成，從而阻止細菌生長。精液胞漿素的抗菌效果類似於青黴素、鏈黴素和四環素，可以有效對抗多種致病菌。

報告指出，在 100 位結婚 30 年以上且每週有 1 到 2 次和諧性生活的女性中，僅有 10% 患有陰道炎、子宮頸炎、子宮內膜炎等婦科疾病，這一比例遠低於性生活較少的女性。

　　此外，精液在調節女性體內激素平衡方面發揮了重要作用，有助於降低乳癌的發病率，並可能對預防結腸癌有一定益處。這些研究都讓我們看到，健康且適度的性生活有助於緩解壓力、改善睡眠、調節內分泌、提高免疫力，這不僅不會導致癌症，反而可能具有防癌、抑癌甚至抗癌的效果。然而，不科學或不健康的性生活則可能與以下四種癌症相關：

　　陰莖癌：陰莖癌的風險可能與包皮垢的反覆刺激以及病毒感染有關。例如，單純皰疹病毒可能是陰莖癌的潛在致癌因子。與子宮頸癌患者發生性關係的男性，陰莖癌的風險可能增加 3 至 8 倍。人類乳突病毒（HPV）透過性接觸傳播，可感染多種器官的上皮，導致尖形濕疣的發生，而尖形濕疣是陰莖癌的癌前病變之一。兒童期進行包皮環切術能夠顯著降低陰莖癌的發生率，並減少伴侶子宮頸癌的風險。

　　子宮頸癌：子宮頸癌的發生與性行為密切相關，尤其是性活躍和初次性生活年齡小於 16 歲是主要影響因素。與曾患子宮頸癌的伴侶發生性關係會顯著增加子宮頸癌的風險。HPV 感染是子宮頸癌的主要危險因素，90% 以上的子宮頸癌患者都有高危型 HPV 感染。單純皰疹病毒也可能與子宮頸癌有關。接種 HPV 疫苗和使用保險套是有效預防子宮頸癌的方法。

　　口咽癌：流行病學研究發現，無吸菸和飲酒習慣的口咽癌患者與子宮頸癌的危險因素類似，包括多性伴侶、早期性行為、口交史和生殖器疣史，這些患者中 HPV 陽性率較高。一些研究認為，這些口咽癌患者可能透過口交等性傳播途徑感染 HPV，因此被稱為「性傳播癌」。增強防護意識，並在必要時使用口交專用保險套和保護膜，可以減少透過口交傳播的疾病風險。

　　前列腺癌：前列腺癌與性生活的關係較為複雜，目前尚無明確結論。有研究認為射精對前列腺有保護作用，可能降低前列腺癌的風險；而另有研究指出，性傳播疾病如 HPV 感染與前列腺癌的發生有關。然而，也有研究結

果與之不一致。針對前列腺癌的預防，性生活方面的具體指導尚不明確，因此建議中老年男性如有排尿問題，應盡早進行前列腺特異性抗原（PSA）篩檢，並由專科醫生決定是否需要進一步的超音波引導下前列腺穿刺活檢。

總體而言，並非性生活本身會導致癌症，而是不潔的性生活可能增加某些癌症的風險，其中 HPV 和單純皰疹病毒可能發揮關鍵作用。初次性生活年齡和性伴侶數量也是重要的影響因素。因此，應保持良好的性健康習慣，避免不潔性生活，關注自身和伴侶的健康。

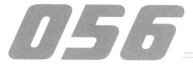
「家族性腫瘤」是怎麼回事？

在臨床實踐中，醫生常發現惡性腫瘤患者的家族成員中，也存在類似或相關的惡性腫瘤病例，這被稱為惡性腫瘤的家族聚集現象。儘管這種現象常引發人們對癌症遺傳的擔憂，實際上，家族聚集現象並不等同於遺傳。惡性腫瘤的發生通常是遺傳因素與環境因素共同作用的結果，並經過較長時間的演變才最終形成腫塊。

因此，癌症的遺傳因素在癌症的發病中占比僅為 10% ～ 15%，大多數癌症還是由後天的環境因素和生活習慣決定。在遺傳因素中，有兩種主要情況：

■ **一是基因突變**：這類遺傳因素涉及特定的基因突變，例如卵巢癌、子宮內膜癌和結直腸癌等，但這種情況相對較少見。

■ **二是家庭聚集現象**：這種現象實際上並不完全是遺傳問題，而是由於生活在同一環境中的家庭成員接觸到相似的危險因素和生活習慣，因此可能發生相同類型的癌症。例如，家族成員可能因共同的生活環境或飲食習慣而暴露於相似的風險因素，從而增加罹患相同癌症的機率。

四大惡性腫瘤的家族聚集性

（1）大腸癌

大腸癌有明顯的遺傳傾向，約 20% 至 30% 的患者與遺傳因素有關，其中約一半屬於遺傳性大腸癌，包括遺傳性非息肉症大腸直腸癌和家族性腺瘤性息肉症。

■ **遺傳性非息肉症大腸直腸癌**：這類癌症在大腸癌患者中占 5% 至 10%，通常表現為早發病、主要發生在右半結腸、多原發性大腸癌發生率高、家族成員中其他惡性腫瘤發生率高等特徵。患者自 20 歲起腸癌風險增加，到 45 歲時顯著升高，60 歲時 57% 至 80% 的患者將發生結直腸癌，一級親屬中約 80% 也將發生該病。

■ **家族性腺瘤性息肉症**：這種類型占大腸癌患者的 0.2% 至 1%，半數患者的子女也會發病。患者通常在 5 至 10 歲時出現大腸腺瘤，25 歲左右 90% 會發生腺瘤，如果不加以治療，容易轉變為癌症。

（2）乳癌

乳癌是女性中發病率最高的惡性腫瘤，約 15% 至 20% 存在家族聚集現象，其中 5% 至 10% 為遺傳性乳癌。此類乳癌通常表現為發病年齡較輕、雙側乳癌、與其他惡性腫瘤如卵巢癌、結直腸癌和前列腺癌相關。研究表明，母親患乳癌，姐妹中也有人患病，其餘女性一級親屬中有 50% 的機率會患上乳癌。

（3）卵巢癌

卵巢癌的遺傳性占 3% 至 13%，通常診斷年齡在 48 至 51 歲之間。遺傳性卵巢癌的主要特點是發病年齡較輕，容易雙側卵巢受影響，家族中常見乳癌、結直腸癌和子宮內膜癌等。

（4）胃癌

研究表明，有胃癌家族史的人群患胃癌的風險是普通人群的 1.5 至 3.5 倍。胃癌的家族聚集性僅次於大腸癌和乳癌，遺傳性胃癌占胃腺癌的 5% 至 10%。

如何防範家族性腫瘤

要有效防範家族性腫瘤，首先需瞭解家族的腫瘤病史，這對於推斷家族成員的患病風險至關重要。其次，由於家族性腫瘤多與遺傳基因相關，特別是遺傳性腫瘤常有早發病的特點，家族成員應盡早進行相關腫瘤的篩檢和監控。例如，遺傳性非息肉症大腸直腸癌的家族成員應自 25 歲起每年進行腸鏡檢查和腫瘤指標檢測；乳癌 - 卵巢癌綜合症的家族成員應從 20 歲後開始定期進行盆腔、子宮頸、乳腺及血清 CA125 等檢查，必要時可在完成生育後進行預防性器官切除。

此外，對於家族中已明確存在基因異常的患者，其他家族成員可進行基因檢測，以便於進行早期篩檢和干預。

需要強調的是，家族聚集的惡性腫瘤主要是遺傳了對腫瘤的易感性。既然家族成員可能具有較低的「抵抗力」，則應減少接觸有毒有害物質（如化學品、放射性物質、菸酒等已知致癌物），保持健康飲食，充足睡眠，適度運動，養成良好生活習慣，以及保持平和的心態，這些措施對防治腫瘤也有積極作用。

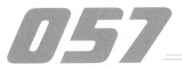

突然消瘦是身體的危險信號

許多人認為老年人瘦一些會更健康，實際上，過度消瘦可能反而預示著健康問題。身體的突然消瘦，特別是在沒有刻意節食或減肥的情況下，往往不是健康的標誌，反而可能是身體出現了問題的信號，甚至可能是惡性腫瘤的跡象。

研究表明，消瘦是惡性腫瘤的常見臨床症狀之一。造成癌症患者消瘦的主要原因有：

1. 腫瘤的生長消耗大量營養，導致慢性消耗。

2. 腫瘤產生毒素，影響食慾並引發發熱，進一步減少營養攝取。

3. 腫瘤引起的慢性出血導致消瘦和貧血。

4. 腫瘤干擾消化和吸收功能，影響營養吸收。

那麼，怎樣判斷「老來瘦」是否值得關注？最有效的方法是定期秤體重，因為體重能夠反映健康狀況。老年人的標準體重計算公式如下：

■ 60 歲以上男性標準體重（公斤）＝ 身高（公分）× 0.65 － 48.7

■ 60 歲以上女性標準體重（公斤）＝ 身高（公分）× 0.56 － 33.4

例如，一位 65 歲的男性，身高 170 公分，其標準體重為 170 × 0.65 － 48.7 ＝ 61.8 公斤。如果體重明顯低於此標準範圍，可能預示著健康問題。

另一個判斷老年人是否消瘦的標準是與其自身既往體重相比。如果體重較以往減少超過 10%，則需要警惕健康問題，可能存在腫瘤等潛在疾病。

需要注意的是，「老來瘦」並不是惡性腫瘤的特異性症狀。某些癌症，如肺癌、乳癌、子宮頸癌、肝癌的早期可能不會出現明顯消瘦。而一些非癌症疾病，如結核病、慢性消化不良等，也可能導致消瘦。

除了消瘦外，老年人若出現以下早期症狀，也需警惕癌症的可能：

1. **不明腫塊**：特別是硬而不易移動的腫塊，出現在耳後、頸部、鎖骨上窩、甲狀腺、乳房或腹部。

2. **不明原因的出血**：如痰中帶血、咯血、嘔血、黑糞、大便帶血、血尿、絕經後陰道出血等。

3. **上腹不適**：如上腹部的悶脹、隱痛或嘈雜感，經過治療未改善。

4. **不明原因的貧血。**

5. **無痛性黃疸**：尤其是逐漸加重的黃疸，可能與胰頭癌有關。

6. **吞嚥困難**：可能是食道癌的早期表現。

7. **聲音嘶啞**：經治療無改善者應及時檢查。

8. **大便習慣改變**：如便秘、腹瀉、大便變細等。

9. **潰瘍不愈**：尤其是在唇、舌、下肢等部位的潰瘍，若長時間未愈，應考慮癌變的可能。

10. **黑痣增大**：黑痣明顯增大並伴有出血或流水，應盡快就醫。

如果老年人出現消瘦並伴有上述症狀，應該立即去醫院檢查，以避免延誤病情。

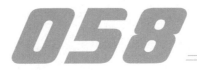

走出癌症防治十二大誤區

1. **癌症多發於抽菸喝酒的男性，女性發病率較低**：長期以來，很多人誤以為只有抽菸喝酒的男性才容易得癌症。實際上，根據世界衛生組織的統計，全球每年新增癌症病例約 1300 萬，其中 750 萬人因此死亡，女性患者占比超過 40%。包括肺癌在內，女性的發病率很高，尤其是亞洲女性，由於高溫烹飪所產生的油煙是女性肺癌的非常大的一個致病因素。

2. **吸菸有助於保持體型，能夠減肥**：近年年輕女性吸菸率上升，部分原因是她們認為吸菸能幫助保持體型和減肥。目前沒有任何研究證實吸菸能夠幫助減肥或者控制體重，反而被證實的是吸菸與 100 多種癌症相關聯，包括卵巢癌、子宮體癌以及乳癌。菸草不僅對這些女性特有癌症有致癌作用，還對常見癌症如肺癌、大腸癌、胃癌、食道癌和胰臟癌有明確的致癌性。

3. **女性只要不抽菸就能避免癌症**：雖然男性吸菸率高，但許多女性也常常暴露在被動吸菸環境中。超過一半的女性經常接觸二手菸、三手菸。被動吸菸已被確定為致癌物，因此女性應盡量避免身處有菸的環境，包括家庭、工作場所和公共場所。如果家中有人吸菸，家庭主婦應積極維護室內空氣品質；若工作場所有吸菸者，女職工應維護自身權益，推動室內禁菸政策。

4. **男性肥胖比女性更易患癌**：全球癌症研究顯示，肥胖與癌症的關係越來越明確。全球新發癌症中，約 1/3 到 1/4 與肥胖相關。不論男女，

肥胖都會誘發與促發癌症形成。肥胖會顯著增加乳癌、子宮內膜癌、食道癌、胰臟癌、大腸癌、腎癌、膽囊癌和甲狀腺癌的風險。在中國，女性這些癌症的發病率總和比男性高出 25%。因此，女性肥胖的癌症風險通常高於男性。保持健康體重對降低癌症風險至關重要。

5. **男性比女性更容易受到酒精傷害**：儘管女性大量飲酒同樣增加癌症風險，但最新研究發現女性對酒精的傷害更為敏感。即便是中低程度的酒精攝取，也會顯著增加乳癌的風險。每天攝取 5 ～ 10 克酒精會使乳癌風險增加 15%；每增加 10 克酒精攝取，乳癌風險上升 10%。一些女性雖然平時不喝酒，但節日或聚會時一次性過量飲酒也會顯著增加乳癌風險。因此，為預防乳癌，女性應當像拒絕菸草一樣拒絕酒精。

6. **乳製品攝取量多就更容易患乳癌**：乳製品攝取量與乳癌風險無明顯關係，女性可以放心食用乳酪和優酪乳，不必擔心增加乳癌的風險。哈佛大學公共衛生學院的研究者在《國際流行病學雜誌》上發表的研究結果表明，總體乳製品的攝取量（包括液體和固體乳製品）與乳癌的風險之間並沒有顯著的相關性。

7. **只有女性才得乳癌**：乳癌只發生在女性身上是不準確的，儘管男性乳癌相對少見，但男性也有可能患上乳癌，只是其發生機率較低。男性一生中患乳癌的機率約為 1/883。儘管這種情況不如女性普遍，但確實存在。儘管男性沒有乳房，但依然擁有乳腺組織，這些組織有可能成為癌細胞的寄主。此外，有乳癌家族史的男性可能面臨更高的患病風險。特別是 BRCA 基因突變，作為一個重要的遺傳因素，會使乳癌的風險增加 100 倍。與女性相比，男性乳癌的預後反而較差。

8. **性生活、生育和母乳餵養與癌症風險無關**：研究發現，婚後未生育、晚育或少哺乳會增加乳癌風險；過早性生活、性伴侶多、生育過早或多次生育可能增加子宮頸癌的風險。因此，女性應瞭解健康生殖生育

知識，保持安全的性生活，合理安排生育，並盡可能延長母乳餵養時間，以降低未來患癌風險。

9. **不安全的性生活可能導致性病，但與子宮頸癌無關**：研究表明，人類乳突病毒（HPV）的持續感染是子宮頸癌的明確病因。不安全的性生活增加感染性病的風險，同時也增加感染 HPV 的可能，這在中國城市 30-49 歲女性中子宮頸癌的高發原因之一。而在一些貧困農村地區，子宮頸癌高發則主要與衛生條件差導致的 HPV 感染有關。

10. **女性體檢麻煩且效果有限**：女性體檢非常重要。癌症通常在發展到「浸潤性癌」之前會有較長的「疾病前驅期」，這為早期發現和治療提供了機會，有助於獲得更好的治療效果，甚至根治癌症。乳癌和子宮頸癌等常見癌症如果在早期被發現，大部分能夠治癒。因此，定期體檢是早發現癌症的關鍵。

11. **癌症是不是會傳染**：癌症本身並不會傳染，也不會透過與他人接觸而感染。然而，某些傳染性病毒，如 HPV（人類乳突病毒）以及 B 型和 C 型肝炎病毒，可能導致癌症。因此，雖然癌症自身不傳染，但與這些病毒相關的感染還是需要特別注意。

12. **得癌相當於被判死刑**：其實得癌症並不等於宣判死刑，隨著技術進步和醫學突破，癌症患者的生存機會顯著提高。根據美國國家癌症研究所的資料，目前所有類型癌症的 5 年生存率約為 67%。對於乳癌、前列腺癌和甲狀腺癌等特定類型的癌症，5 年生存率甚至高達 90%。這表明，癌症的治療和預後情況比以往更為樂觀。

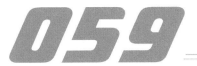

保護乳腺，做好這五件事

1. **控制飲食以降低乳癌風險**：研究表明，乳癌的發病與體重增長密切相關。為了降低乳癌的風險，女性應當控制飲食，減少高熱量和高脂肪食品的攝取，增加健康食品的比例。例如，常食豆製品、玉米、食用菌、海藻、大蒜和番茄等食物，並適量攝取魚類，有助於維持體重和增強健康。

2. **謹慎使用保健品**：市場上的一些女性保健品，如營養素和口服液，可能含有一定量的雌激素。雖然雌激素可以延緩衰老，但過量使用可能導致乳腺導管上皮細胞增生甚至癌變。特別是在絕經期，不應大量使用雌激素來推遲絕經，因為乳腺是一個自然調節的器官，刻意推遲絕經對乳腺健康不利。

3. **避免晚育**：許多都市女性選擇晚育或推遲到 30 歲以後生育，這可能會錯過增強乳癌防禦能力的機會。第一次足月妊娠能夠促使乳腺上皮發生成熟變化，提高對基因突變的抵抗力。因此，盡早懷孕、分娩和哺乳有助於增強女性對疾病的抵抗能力，這對預防乳癌尤其重要。

4. **堅持終身鍛鍊**：持續參與體育鍛鍊有助於降低女性乳癌的風險。比如瑜伽、健身、羽毛球、散步、騎自行車和跳健身操都能有效減少乳癌的發生。研究顯示，平均每週鍛鍊超過三小時半的女性，她們的乳癌風險僅為不活動女性的一半。因此，女性應積極參與體育活動，以減少體內脂肪堆積，保持健康，從而降低乳癌的風險。

5. **保持好心情**：心理壓力和情緒不穩定會直接影響體內的內分泌系統，導致激素分泌失衡。乳腺作為多種內分泌激素的靶器官，特別是雌激

素和孕激素，對其健康至關重要。長期處於負面情緒中可能導致雌激素分泌過多，而孕激素分泌不足，這種激素失衡會促進乳腺細胞的異常增生，從而增加乳癌的風險。相對而言，保持積極和愉快的心態有助於維持激素平衡，降低乳腺增生的風險。

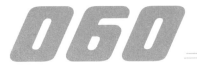

預防子宮頸癌
一定要避免的四個誤區

子宮頸癌是女性惡性腫瘤中僅次於乳癌的第二大常見惡性腫瘤，其發生主要與人類乳突病毒（HPV）感染有關。迄今為止，尚無藥物可以完全預防和治療子宮頸癌。如果 HPV 在子宮頸持續感染超過兩年，可能引起子宮頸癌前病變。若未及時治療，這些病變有可能在 5 至 10 年內發展成子宮頸癌。

因此，預防子宮頸癌除了疫苗接種之外，還需要避免以下四個誤區：

誤區一：子宮頸癌難以預防

定期進行子宮頸癌篩檢（包括子宮頸細胞學塗片及 HPV 檢測）是預防的關鍵。如果篩檢發現異常，可進行陰道鏡檢查和病理組織學檢查，以便早期發現子宮頸癌前病變。對於高級別的癌前病變，治療方案會根據女性的年齡、病變程度、範圍以及生育需求等因素制定個體化、規範化的治療計畫。通常，從 HPV 感染到癌前病變的發展需要一定時間，透過有效的篩檢和治療可以有效預防子宮頸癌的發生。

誤區二：感染 HPV 就等於得了子宮頸癌

HPV 有 200 多種亞型，並非所有類型都與子宮頸癌相關。約 80% 的女性在一生中會感染 HPV，但這並不意謂著她們會得子宮頸癌。大多數女性的免疫系統能夠清除 HPV，只有少數女性由於高危型 HPV 的持續感染，才可能引發子宮頸癌前病變，進而發展為子宮頸癌。

誤區三：沒有症狀就不需要檢查

HPV 感染到子宮頸癌的過程通常需要 5 至 10 年，但某些類型的子宮頸癌發展較快。子宮頸癌前期病變和早期子宮頸癌通常沒有明顯症狀，因此容易被忽視或誤診。如果出現陰道流血、疼痛等症狀，可能已經進入中晚期。定期篩檢有助於早期發現疾病，提高治療成功率，目前早期子宮頸癌患者的 5 年生存率可達到 85% 至 90%。

誤區四：接種 HPV 疫苗後無需篩檢

HPV 疫苗可以有效預防多種高危型 HPV，但目前尚無藥物能徹底清除體內的 HPV。因此，接種疫苗是建立防禦子宮頸癌的「防線」，但不能替代篩檢。市面上的 HPV 疫苗並不涵蓋所有高危型 HPV，女性在有性生活後仍需定期進行子宮頸癌篩檢，以確保早發現、早診斷和早治療。

目前一些研究還發現，過早的性行為、多個性伴侶、性傳播疾病史、吸菸、口服避孕藥、免疫抑制疾病如器官移植、HIV 感染，均與 HPV 感染及子宮頸癌和癌前病變發病有關。男性在 HPV 感染傳播中起重要作用，尤其是患有男性陰莖鱗癌的伴侶，其子宮頸癌發病率明顯增高。因此，女性朋友要注意性衛生，減少多個性伴侶等高危因素，以有效地阻止 HPV 感染，降低子宮頸癌發病率和死亡率。

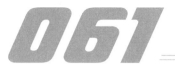

子宮內的危險癌症

　　子宮內膜癌這種癌症最開始是子宮內的細胞生長物。子宮是盆腔內的中空梨形器官，是胎兒發育的部位。子宮內膜癌始於形成子宮內襯膜的細胞層，即子宮內膜。子宮內膜癌有時也被稱為子宮癌。子宮內也可能形成其他類型癌症（包括子宮肉瘤），但這些癌症比子宮內膜癌要少見得多。子宮內膜癌通常會因其引發的症狀而在早期被發現。初期症狀往往是不規則的陰道出血。如果子宮內膜癌發現得早，通常可以透過手術切除子宮治癒。

　　子宮內膜癌也是女性生殖道中最常見的惡性腫瘤。近年來，中國的子宮內膜癌發病率持續上升，並且發病年齡呈現年輕化趨勢。子宮內膜癌主要包括內膜樣腺癌、腺癌伴鱗狀細胞分化、黏液性腺癌、乳突漿液性囊腺癌、透明細胞癌以及鱗狀細胞癌，其中腺癌最為常見。

　　該疾病主要影響圍絕經期和絕經後的女性。大約 80% 的患者在早期首發症狀為陰道出血，最常見的是絕經後的陰道出血，表現為少量血性分泌物或僅有內褲血跡，出血可持續或間斷，偶爾會有大量出血的情況。此外，有些患者還可能出現陰道異常分泌物，通常為漿液性或血性，並伴有下腹隱痛。在圍絕經期或絕經後，一旦出現不規則出血或腹部疼痛，應盡早就醫。

　　子宮內膜癌的確切病因尚不明確，但目前已知的是，子宮內膜中的細胞發生了某種變化，導致其癌變。這些變化主要涉及子宮內膜細胞的 DNA。DNA 中包含了指導細胞正常運作的遺傳信息。當這些遺傳信息發生異常時，細胞會開始不受控制地快速增殖，而不是按照正常的生命週期進行死

亡。這種異常導致了細胞的過度增生，並形成了腫塊，即腫瘤。這些異常細胞不僅可以侵入和破壞周圍的健康組織，還可能隨著時間的推移脫離原位，擴散到身體的其他部位。

由於近年來，中國子宮內膜癌的顯著特點是年輕化以及發病率逐年上升。因此，對於年輕且未生育的子宮內膜癌患者，保留生育能力的治療變得尤為重要。

然而，並非所有早期子宮內膜癌患者都適合保留生育功能。是否能夠保留生育功能需要結合患者具體病情進行個體化評估。在助孕過程中，首要考慮的是患者的健康安全，其次才是生育能力，不能將腫瘤復發或擴散作為生育的代價。從目前臨床治療來看，子宮內膜癌在極早期或早期（原位癌或未發生轉移前）進行積極的手術治療，具有治癒的可能。因此，女性患者應密切關注自身症狀，及時就醫，做到早發現、早治療。

062

不要高估「激素替代」療法

　　隨著人類平均壽命的延長，女性大約有三分之一的生活時間是在更年期之後度過的。更年期後，由於體內性激素水準的下降，女性可能會經歷潮紅、發熱等植物神經系統功能紊亂的症狀，同時還面臨骨質疏鬆症和心血管疾病等老年慢性病的風險。激素替代療法（HRT）被認為不僅能夠有效緩解這些更年期症狀，還可以預防老年慢性病的發生，因此曾被視為保持女性青春的「靈丹妙藥」。

　　激素替代療法主要旨在補充絕經後體內減少的雌激素。雌激素療法主要有兩種類型：

1. **全身激素治療**：這種治療方式透過藥片、皮膚貼劑、環劑、凝膠劑、乳膏劑或噴霧劑等形式提供較高劑量的雌激素，能夠被全身吸收。全身激素治療適用於緩解更年期的各種常見症狀。

2. **低劑量陰道產品**：低劑量陰道雌激素製劑（如乳膏劑、片劑或環劑）含有較少量的雌激素，主要作用於局部，因此通常僅用於治療更年期的陰道和尿道症狀。

　　而關於激素替代療法目前也存在著爭議，也就是關於是否會增加癌症的風險。2002 年 6 月 17 日出版的《美國醫學協會》雜誌上發表的一項研究證實了激素替代療法的潛在風險。該研究對堅持補充雌激素的女性進行了為期一年的追蹤調查，結果顯示，與未接受激素替代療法的女性相比，前者中風的風險增加了 41%，心臟病的風險增加了 29%，乳癌的風險增加了 26%，

腿部和肺部血栓的風險則增加了一倍。這項報告警示了激素替代療法可能存在的諸多健康風險。

美國國立衛生研究院於 2002 年 7 月 9 日宣佈，他們已經決定停止一項 3 年前開始的對 16600 名婦女進行的有關激素替代療法治療的臨床研究，並建議其他正在接受這種療法的婦女停止這種療法。可以說，這一決定以官方的名義判了激素替代療法的「死刑」。

雖然雌激素替代療法用於絕經期婦女已有近半個世紀的歷史，但其潛在的負面影響直到近些年才引起了科學界和醫學界的廣泛關注。有關激素替代療法的利弊爭論也因此變得異常激烈。此前，一份由來自美國、義大利、瑞典、瑞士和澳洲的 28 位科學家和醫生聯合撰寫的報告對這一療法提出了質疑。報告指出，透過對 2.7 萬名女性進行的大規模試驗發現，在補充雌激素和孕激素兩年期間，超過 270 名女性出現了心臟病發作、中風或血凝塊等問題。報告建議，使用激素替代療法時應嚴格依據科學依據，否則可能帶來嚴重後果。此外，中國學者也曾指出，雌激素可能誘發血栓栓塞性疾病，加快凝血因子的形成，並對口服抗凝血藥物產生對抗作用，因此，建議有靜脈炎、脈管炎、動脈硬化或血栓栓塞病史的人應避免使用雌激素。

因此，對於更年期的女性而言，如果要使用激素療法，應優先使用天然或接近天然的孕激素。

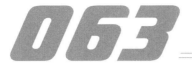

兒童癌症：隱秘的威脅

根據世界衛生組織的統計，每年，全球約有 40 萬名 0-19 歲的兒童和青少年被診斷為癌症。最常見的兒童癌症類型包括白血病、腦癌、淋巴瘤及各種實體瘤，如神經母細胞瘤和腎母細胞瘤。在能夠普遍提供全面醫療服務的高收入國家中，80% 以上的癌症患兒能夠獲得治癒。然而，在低收入和中等收入國家，這一比例不足 30%。兒童癌症通常難以透過篩檢預防或早期發現。

大多數兒童癌症可以透過非專利藥物以及其他治療方法，如手術和放射治療，得到治癒。這些治療在各類收入水準的國家中都具有較高的成本效益。在低收入和中等收入國家，兒童癌症的死亡率高主要是由於缺乏及時診斷、誤診、難以獲得治療、治療中斷、毒副作用以及疾病復發。

目前，只有 29% 的低收入國家報告其人口通常能獲得癌症藥物，而這一比例在高收入國家達到 96%。因此，需要建立兒童癌症資料系統，以推動護理品質的持續改進，並為政策決策提供依據。

癌症是兒童和青少年死亡的主要原因。兒童癌症的存活率因所在國家而異：在高收入國家，超過 80% 的癌症兒童能夠獲得治癒，但在許多低收入和中等收入國家，這一比例不足 30%。低收入和中等收入國家存活率低的原因包括：診斷延遲、無法獲得準確的診斷、治療難以獲得、治療中斷、毒副作用以及可避免的復發。推廣兒童癌症醫護服務，包括提供基本藥物和技術，具有很高的成本效益，並可以顯著提高所有環境中的存活率。

兒童癌症的原因

癌症可以發生在所有年齡段的人群中，並且可能影響身體的任何部位，從單個細胞中的遺傳變化開始，逐步發展成腫瘤。如果不加以治療，癌症會導致傷害和死亡。與成人癌症不同，大多數兒童癌症的確切原因尚不清楚。雖然一些研究試圖找出兒童癌症的成因，但環境或生活方式因素導致兒童癌症的情況較少。兒童癌症的預防工作應側重於行為層面，以防止兒童成年後罹患可預防的癌症。

一些慢性感染，如愛滋病毒、愛潑斯坦 - 巴爾病毒（人類疱疹病毒第四型）和瘧疾，是兒童癌症的危險因素，尤其在低收入和中等收入國家具有重要影響。此外，一些感染可能增加兒童成年後患癌症的風險，因此接種疫苗（如 B 肝疫苗預防肝癌，人類乳突病毒疫苗預防子宮頸癌）以及早期發現和治療慢性感染非常重要。

現有資料顯示，近 10% 的癌症患兒因遺傳因素具有易感性。進一步研究是必要的，以確定影響兒童癌症發展的具體因素。

根據世界衛生組織的研究來看，如果能夠獲得兒童癌症服務，80% 以上的癌症兒童有可能被治癒。例如，藥物治療包括世界衛生組織《兒童基本藥物清單》中列出的廉價非專利藥物。完成治療的兒童需要持續護理，以監測癌症復發和管理治療可能帶來的長期影響。

其中安寧療護也是世界衛生組織救治兒童癌症所推薦的治療方法，安寧療護旨在緩解癌症引起的症狀，提高患者及其家人的生活品質。雖然並非所有癌症患兒都能被治癒，但每個人都可以減輕痛苦。兒科安寧療護應從診斷時開始，並貫穿整個治療過程，無論是否以治癒為目的。安寧療護可以透過社區和家庭護理實施，為患者及其家人提供疼痛緩解和社會心理支持。應提

供足夠的口服嗎啡和其他止痛藥，以治療 80% 以上癌症末期患者的中度至重度疼痛。

兒童癌症的7大誤區

2017 年，由國際癌症研究機構（IARC）協調撰寫的一份國際研究報告 4 月 11 日在《柳葉刀腫瘤學》刊物上發表。該報告顯示，在 2001 年至 2010 年當中，兒童癌症的發病率比 20 世紀 80 年代增加了 13%，從而使全世界 0 至 14 歲的兒童年發病率達到每百萬人有 140 人患病。報告指出，患病率增加的部分原因可能同檢測手段變得越來越先進有關，使得這些癌症能夠更早得到發現。

隨著全球癌症發病率的持續上升，成人癌症的知識已相對普及，然而對於兒童癌症的資訊卻較為匱乏。雖然兒童癌症相對少見，但統計資料顯示，每 500 名 18 歲以下的兒童中就有一人會被診斷為癌症。兒童癌症最常見的類型包括白血病、腦瘤和淋巴瘤。然而，許多關於成人癌症的知識並不適用於兒童癌症。以下是關於兒童癌症的七個常見誤區：

（1）兒童癌症是遺傳的

雖然癌症的發生與基因相關，但並非所有癌症都是遺傳的。癌症的基因變化主要有體細胞變化和生殖系變化兩種。體細胞變化通常是由環境因素如吸菸或輻射引起的，與遺傳無關。而生殖系基因變化雖然可以遺傳，但在兒童癌症中並不常見。大多數兒童癌症是隨機發生的，與家族遺傳關係不大。

（2）兒童癌症的發病原因已知

成人癌症的已知風險因素包括吸菸、輻射、飲食不良、肥胖等，但這些因素大多與兒童癌症的發病原因無關。兒童癌症的確切原因仍然不明，現有研究尚無法解釋為什麼小孩子會得癌症。

（3）兒童癌症是可以預防的

除了肝癌，兒童癌症一般無法預防。我們對兒童癌症的發生機制瞭解有限，因此目前無法採取有效的預防措施。唯一例外是 B 肝疫苗接種後，肝癌的發生率顯著降低。

（4）兒童癌症可以透過早期篩檢發現

儘管早期篩檢在成人癌症中如乳癌、子宮頸癌和結腸癌中有效，但在兒童癌症中效果有限。例如，白血病雖然是兒童最常見的癌症，但骨髓穿刺是一種侵入性檢查，普遍篩檢並不現實，也不經濟。

（5）兒童癌症患者大多夭折

在資源充足的國家如新加坡，約 75% 的兒童癌症患者可以長期存活。醫學的進步使得許多兒童癌症患者能夠接受有效的治療，並且過上正常的生活。例如，新加坡急性淋巴細胞性白血病患者的治癒率高達 90%。

（6）化療對於兒童過於殘忍

雖然化療會帶來副作用，但這些副作用通常是暫時的，並且可以透過適當的治療管理。化療藥物的劑量會根據兒童的體型調整，副作用是可以控制的。兒童通常能很好地適應這些治療。

（7）得了癌症的兒童不能生育

雖然癌症治療可能對某些器官造成損害，但大多數兒童癌症患者在治療後依然能夠正常生育。生育能力的影響主要發生在卵巢或睪丸受損、接受高劑量化療或放射治療等情況下。大多數倖存的兒童能夠在成年後成為父母。

總而言之，兒童癌症患者在專業醫療團隊的幫助下，能夠獲得有效治療，並有可能過上健康的生活，甚至成為父母。

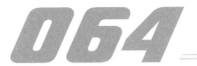

孕期健康，直接影響寶寶健康

目前，兒童癌症的病因尚未完全明確，遺傳因素之外的原因仍在研究中。這也意謂著兒童癌症的發病機制比成人更為複雜，但也有一些研究指出，孕期母親，尤其是在懷孕初期的健康狀況，可能會直接影響胎兒的健康，從而對兒童癌症的發生率產生影響。其中主要有以下幾方面因素：

（1）家庭環境

- **空氣污染**：研究表明，住房密封度越高，空調使用時間越長，空氣污染程度也越高。空氣污染不僅包括病原微生物，還可能含有裝修和建築材料中的有毒物質。為了減少空氣污染，每天應至少開窗通風一小時，以保持空氣流通。

- **放射性物質**：室內裝修材料、油漆、塗料及新傢俱中可能含有苯、四氯化碳、甲醛等致癌物質。裝修後，需確保室內通風良好，通常需要3至6個月才能安全入住。

- **廚房衛生**：在燃燒煤氣、液化氣或其他燃料時，應確保廚房通風良好，避免燃燒不完的氣體在室內積聚。在炒菜或油炸食品時，油溫不要過高，盡量減少煎、炒、油炸等方法，推薦使用蒸、煮等更健康的烹調方式。同時，安裝抽油煙機可以有效減少廚房的空氣污染。

- **職業狀況**：在工廠工作的人應避免將工作服帶回家，下班後要及時洗手或洗澡，以減少職業污染對家庭的影響。

（2）飲食營養

合理飲食對於減少癌症風險至關重要。根據世界癌症基金會的報告，飲食不平衡是癌症的誘因之一。因此，準媽媽應調整飲食習慣，減少肉類攝取，多吃魚類、蔬菜和水果。烹調肉類時應盡量將其煮熟，減少烤肉、醃肉和燻肉的攝取，避免酗酒。

（3）藥物應用

根據 1981 年美國技術評估局的報告，以下藥物可能具有致癌風險：

- **第一類**：氯黴素、右旋糖酐鐵、苯妥英鈉、苯巴比妥、苯內胺、利血平、黃體酮、保泰松、安采明、乙烯雌酚。

- **第二類**：氨甲喋呤。

- **第三類**：灰黃黴素、吩噻嗪、氯黴素等。

此外，一些抗癌藥物如馬利蘭、馬法蘭、硫脲嘧啶、甲基睾酮、痛可寧等也可能具有致癌性。因此，孕婦應避免使用這些藥物。研究還表明，孕婦在妊娠早期使用己烯雌酚可能增加分娩女嬰在青春期罹患陰道腺癌的風險。由於該藥物具有致癌性，孕婦應避免使用。

（4）電磁輻射

儘管電腦產生的電磁輻射對從事電腦作業的人員的 DNA 損傷並不明顯，但可能對胚胎組織的 DNA 造成影響。長期從事電腦作業可能導致盆腔血液迴圈不暢，從而影響胎兒的發育。專家建議，孕期特別是懷孕初期的準媽媽應盡量減少電腦作業，避免長時間使用電腦，最好每週不超過 20 小時，並且每 20 至 30 分鐘休息一次。如果必須使用電腦設備，建議減少網路聊天、購物等活動。

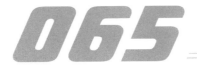

不要忽視母乳餵養

「母乳餵養」的益處大家都很熟悉，但或許你不知道，世界癌症研究基金會將其列為重要的防癌措施之一。這是因為，母乳餵養不僅對嬰兒的營養有益，對母親的健康也具有顯著的長期影響，甚至在防癌方面的作用可能超過了其對嬰兒營養的益處。早在 2016 年的時候，發表在網路學術期刊《公共科學圖書館綜合》上的一項研究發現，母乳中的一種物質能夠有效殺死癌細胞。瑞典哥德堡大學和隆德大學研究人員透過實驗室實驗發現，母乳中的阿爾法－乳白蛋白和脂肪酸結合後形成的混合物能夠殺死 40 種癌細胞。最重要的是，這種物質沒有副作用，它只消滅癌細胞，不會危害健康細胞。研究人員根據這種物質的英文字母縮寫 HAMLET 將其命名為「哈姆雷特」。

研究人員對膀胱癌患者進行為期 5 天的治療，他們透過導管把「哈姆雷特」注射進受試者體內，發現每次治療後患者尿液中都有被殺死的癌細胞。研究結果證明，「哈姆雷特」這種物質能夠在短期內有效減少癌細胞數量，研究人員接下來繼續檢測它對皮膚癌、細胞黏膜癌、腦癌的治療效果。

母乳對母親的益處：防癌

世界癌症研究基金會透過分析全球超過 100 項研究，發現母乳餵養確實能有效降低癌症風險。研究表明，哺乳可以顯著減少母親患上絕經前乳癌的風險。母乳餵養的時間越長，乳癌的發生率就越低。具體而言，如果母親在產後堅持母乳餵養 6 個月或更長時間，乳癌的發病風險可以降低 5%。對於

有乳癌家族史的女性，母乳餵養也有助於降低乳癌的風險。此外，還有研究顯示，母乳餵養也有助於降低絕經前期卵巢癌的發生機率。

例如，在不同國家的乳癌發病率研究中發現：

- **已開發國家**：母乳餵養時間為 2-3 個月的女性，70 歲時乳癌的發病率為 6.3%。

- **較貧窮的國家或地區**：母乳餵養時間為 1-2 年的女性，70 歲時乳癌的發病率為 2.7%。

每增加一年的母乳餵養時間，乳癌的發病率可以降低約 4.3%。

母乳對孩子的益處：防癌

在中國，許多家長期望孩子長得更快、更大，通常重點關注嬰幼兒的營養，而忽視了過度使用高脂肪和高糖配方奶可能帶來的風險。過度奶粉餵養可能導致嬰兒體重過重，從而增加未來患癌的風險。

並且母乳餵養還能有效改善孩子胃腸道的益生菌。早期研究認為母乳中含有 200 多種細菌，但實際上數量遠超這個範圍。最新研究發現，孩子每天透過母乳攝取的細菌數量大約在 10 的 5 次方到 10 的 7 次方之間。這些細菌主要分為益生菌和條件致病菌兩類。益生菌包括乳球菌、乳酸菌和雙歧桿菌，而條件致病菌如葡萄球菌和鏈球菌的數量相對較少，在免疫系統正常的情況下不會引發疾病。母乳中的細菌主要透過兩條途徑進入。其一是母體的腸道細菌。母體腸道中的細菌被腸道黏膜上的 M 細胞吞噬後，轉移到淋巴細胞，再經過淋巴組織進入血液，最終透過乳腺管進入乳汁，隨之傳遞給寶寶。其二是來源於母親的皮膚和嬰兒口腔中的細菌，這些細菌數量極少，一般不會對寶寶造成威脅。

益生菌對寶寶的腸道健康具有重要作用，它們能促進腸黏膜的發育，使腸壁細胞更強健，縮小細胞間的間隙，減少大分子蛋白進入腸道，從而降低過敏的風險。此外，母乳中還含有低聚糖，它們像肥料一樣促進益生菌的繁殖，進一步有益於寶寶的健康。

母乳餵養不僅能有效避免嬰兒超重和肥胖，還可能減少接觸配方奶中潛在致癌物的機會。研究表明，接受母乳餵養的兒童更不容易出現肥胖問題，同時白血病的風險也較低。相比之下，接受人工餵養的兒童更容易發生超重和肥胖，這會增加他們未來患癌的風險。母乳餵養的 11 大驚人好處

母乳餵養被廣泛認為比配方奶更有益，不僅對媽媽，對寶寶也有諸多好處。除了方便媽媽外出時無需攜帶奶瓶和各種器具，母乳餵養還能幫助媽媽產後恢復，加速子宮惡露排出，恢復身材等。對於寶寶而言，母乳能夠提供最適宜的溫度，並促進他們的健康成長。

以下是母乳餵養的 11 個顯著好處：

1. **降低感染風險**：喝母乳的寶寶感染肺炎、感冒和病毒的機率更低，也不容易出現腹瀉等腸胃問題。

2. **減少慢性病風險**：母乳餵養的寶寶患上第一型糖尿病、乳糜瀉和克隆氏症等慢性病的風險較低。

3. **降低嬰兒猝死症候群（SIDS）風險**：母乳餵養能夠將嬰兒猝死症候群的發生機率降低一半。

4. **預防癌症**：母乳餵養有助於降低寶寶在兒童時期罹患某些癌症的風險，同時也降低媽媽罹患停經前乳癌和卵巢癌的風險。

5. **提供最有效的免疫保護**：研究表明，母乳含有豐富的抗體，喝母乳的寶寶免疫系統通常比喝配方奶的寶寶更強健。

6. **促使寶寶更加平靜**：母乳中的成分被證明能夠安撫寶寶，幫助他們更好地入睡。

7. **增強安全感**：母乳餵養的過程中，媽媽與寶寶親密的肌膚接觸有助於建立更加緊密的關係，讓寶寶感受到更多的安全感。

8. **減少肥胖風險**：配方奶可能導致寶寶體重過快增加，而母乳餵養有助於維持寶寶體重在健康範圍內。

9. **提高智力水準**：雖然目前尚未有足夠的研究明確因果關係，但母乳餵養的寶寶在兒童時期通常智商表現更好。

10. **促進牙齒健康**：母乳餵養能減少寶寶蛀牙的風險，並可能降低長大後需要牙套的機率。

11. **降低女孩未來罹患乳癌的風險**：如果您的寶寶是女孩，母乳餵養能夠降低她未來罹患乳癌的風險達 25%。

無論是對寶寶還是對媽媽，母乳餵養都具有諸多顯著的好處，孩子的健康成長和預防疾病提供了強有力的支援。

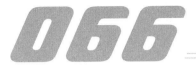
新生兒一定要接種B肝疫苗

　　原發性肝癌是中國常見的惡性腫瘤之一，其發病率在所有惡性腫瘤中排名第三，而死亡率則位居第二，是嚴重威脅中國人民生命健康的疾病。在中國 95% 的肝癌病例與 B 肝病毒感染相關。B 肝疫苗的接種對預防 B 肝病毒感染的有效率幾乎達 100%，且副作用發生率極低。因此，中國政府將 B 肝疫苗的接種納入兒童計畫免疫，並提供全免費接種服務。過去二十多年中，B 肝疫苗的推廣已經使中國減少了 8000 萬 B 肝病毒感染者。雖然 B 肝疫苗主要是用於預防 B 肝病毒感染，但由於 B 肝病毒感染與肝癌密切相關，因此，B 肝疫苗實際上也是預防與 B 肝病毒相關的肝癌的有效手段。

　　根據中國國家癌症中心發佈的最新統計資料，2022 年中國肝癌新發病例數約為 36.77 萬，標化發病率約為 15.03/10 萬，與歷史資料相比呈下降趨勢。最近的流行病學追蹤也發現，在已經接種了 B 肝疫苗的青少年中，肝癌的發病率明顯下降。可以預期，隨著 B 肝疫苗接種工作的持續推廣，中國肝癌的發病率將進一步降低。然而，由於中國人口流動性大，以及一些居民對於兒童健康意識不足，兒童計畫免疫工作仍需進一步加強。

　　B 肝疫苗接種有三個關鍵點需要特別注意：

- 一是全程接種。B 肝疫苗的全程接種包括在嬰兒出生當日、一個月後以及半年後各接種一劑。如果未能完成全程接種，將無法有效預防 B 肝病毒感染；

■ 二是及時接種。及時接種指的是在嬰兒出生後應立即接種，對母親為 B 肝病毒感染者的嬰兒尤為重要。

■ 三是隨著年齡的增長，兒童時期接種的 B 肝疫苗會有衰減與失效的情況出現，因此還需要再青少年、成年等不同的階段要進行 B 肝抗體的篩檢，如果發現抗體出現失效的情況，就可以及時補接種 B 肝疫苗。

肝癌是一種極為嚴重的疾病，而從目前的臨床追蹤情況來看，B 肝疫苗不僅能有效預防肝癌，還能預防急性和慢性 B 型肝炎，以及因 B 肝病毒引發的肝硬化及其併發症，如門脈高壓、脾功能亢進和肝功能衰竭等。因此，接種 B 肝疫苗可以說是一舉多得。

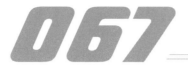

美麗衣物背後的健康風險

每逢新學期開始或節假日，許多家長習慣為孩子購買豔麗的新衣服、書包以及文具用品。這種心情是可以理解，他們希望透過新物品為孩子帶來新的開始，增加孩子的自信。然而，這些美麗的衣物背後可能隱藏著潛在的健康風險——偶氮染料，它們具有致癌性，但許多家長對此並不知情，甚至未曾聽聞。

偶氮染料，也被稱為可分解芳香胺染料，是由 24 種可能致癌的芳香胺合成的。其中，2- 萘胺和聯苯胺的致癌毒性尤為強烈，其危害程度遠超大家熟知的蘇丹紅。更令人擔憂的是，這些染料沒有特殊氣味，不溶於水，因此無法透過常規洗滌來降低其危害，也無法僅憑肉眼辨別，只有透過專門的儀器才能檢測出。

長期穿著含偶氮染料的衣物，染料會不可避免地被皮膚吸收。輕微的健康影響包括頭暈、噁心、疲倦、失眠、嘔吐和咳嗽等，而嚴重的影響則可能包括膀胱癌、輸尿管癌和腎癌等惡性疾病。由於兒童正處於生長發育階段，各臟器尚未完全成熟，因此他們受到的風險更大。

2023 年 8 月，上海市消費者權益保護委員會對 30 款兒童書包進行了抽檢，結果顯示其中 10 款書包的風險物質超標，4 款則出現了連接處開線、包體開裂或部件損壞的問題。一些書包中的鄰苯二甲酸酯含量竟超標達 150 倍。長期接觸這些書包可能導致有毒物質透過呼吸道和皮膚進入人體，從而對孩子的健康構成威脅。

2022 年央視網曾經報導，國家市場監督管理總局開展的抽檢顯示，服裝的不合格率接近 20%。其中，一家公司生產的女裝被發現含有名為「聯苯胺」的致癌芳香胺染料，而且超標嚴重，整整超出了 27 倍。

如果長期接觸偶氮染料釋放出的致癌芳香胺，這種物質可能會改變人體的 DNA 結構，引發病變並導致膀胱癌、輸尿管癌、腎盂癌等惡性腫瘤。雖然許多國家已禁用這些含有毒染料的產品，但仍有一些不良企業在使用。此外，甲醛也是衣物中常見的致癌物質。甲醛的超標問題曾在「維密」內褲事件中引發關注。

衣物的製造過程包括抗皺、染色和印花等工序，這些過程中常常會使用甲醛。然而，甲醛的含量必須控制在安全範圍內，否則可能導致過敏、呼吸道疾病，嚴重時甚至引發癌症或致畸。那麼，作為普通消費者，如何避免購買到含有有害物質的衣物呢？通常，衣物顏色越鮮豔、越深，使用的染料越多，殘留的芳香胺和甲醛等有害物質的風險也越大。因此，建議購買淺色、不易漂白的內衣、衛生衣、衛生褲和童裝；盡量選擇不帶印花或印花較小且顏色淺的衣物，並且印花的觸感不要過於硬朗。

為了避免購買到含有有害染料的童裝，專家建議家長在購買時應注意以下「四看」：

1. **看商品標識**：檢查吊牌和衣物上的耐久標籤。優先選擇標有國家標準的紡織品服裝，並確認標牌上是否註明不含可分解芳香胺染料。如有疑問，可要求商家提供服裝的檢驗報告，以確保沒有致癌染料。

2. **看商品品質**：服裝品質一般分為優等品、一等品和合格品。優等品在品質上通常優於其他等級的產品。消費者可以透過目測、觸摸和試穿等方式來評估服裝的品質。

3. **看服裝原料**：優選白色純棉織物，這類織物手感柔軟、透氣，特別適合兒童。由於兒童的皮膚比較嬌嫩，建議內衣選擇以白色純棉為主，避免選擇顏色過於鮮豔的服裝。

4. **看花色圖案**：給兒童購買服裝與書包等服飾用品時，盡量選擇白色的純色的沒有太多花色的，這樣可以最大量的避免給孩子買到一些甲醛超標的衣服。因為甲醛最主要的作用是防脫色的，所以給孩子買純色印花少的會更好。

透過以上措施，家長可以更好地保護孩子的健康，確保他們穿上安全的衣物與使用相對安全的用品。

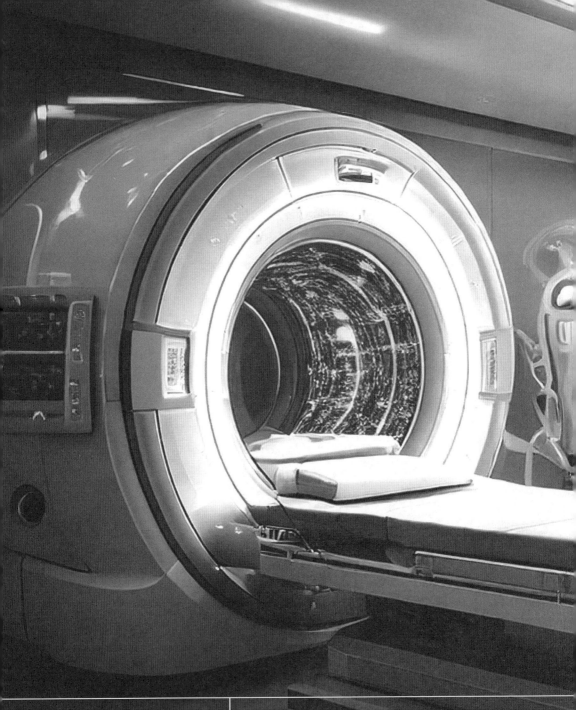

第三篇 | 診斷篇

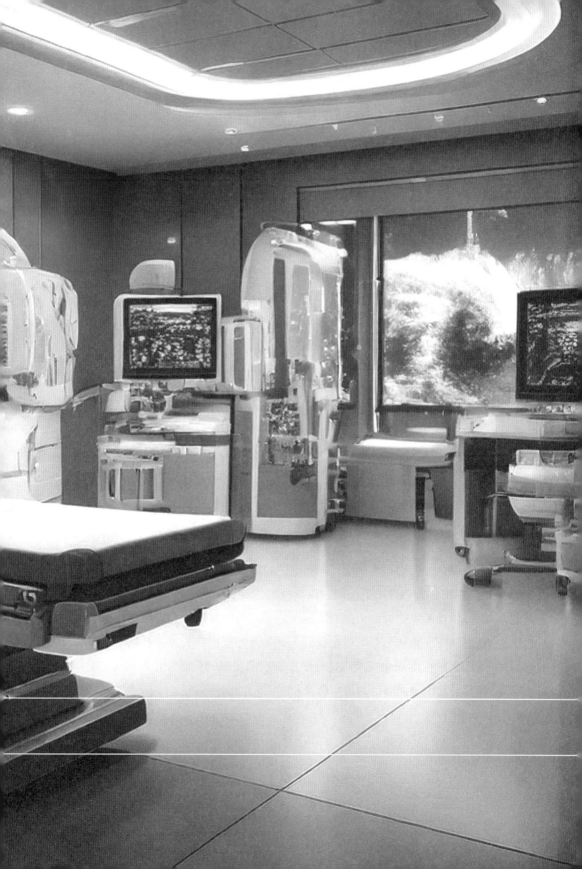

068

科技進步，讓癌症早發現

早期發現癌症並積極治療是戰勝癌症的關鍵。隨著科技的不斷進步，新的檢查方法層出不窮，使得癌症的早期發現變得更加可能。

內視鏡與影像技術：早期發現「異常跡象」

在癌症出現症狀之前，透過 X 光、CT 和內視鏡等手段可以提前發現潛在的癌症。乳房 X 光攝影檢查有助於在 0.5 至 4 年內發現乳癌，美國癌症協會建議 40 歲以上的女性每年進行此檢查。55 歲以上且有大量吸菸歷史（吸菸年數 × 每天包數 ≥30）的群體，每年應進行一次低劑量螺旋 CT 檢查，這種方法比單純胸部 X 光片篩檢能將死亡率降低 20%。此外，40 歲以上人群進行胃鏡篩檢有助於早期發現胃癌，提高生存率。

傳統的影像學檢查只能評估腫物的大小和形態，而無法準確判斷其性質。如今，利用惡性腫瘤代謝旺盛的特點，專家廣泛應用標記放射性核素顯像的 PET 或 PET/CT 技術，以判斷腫物性質並尋找轉移灶。近年來，分子影像學技術迅速發展，透過細胞、分子和基因層面對腫瘤進行識別。未來，特異性高、親和力強的標靶探針、高品質的生物信號擴增系統以及靈敏、快速的高解析度成像技術將是分子影像技術發展的關鍵，預計將在 CT、MRI 和超音波中發揮廣泛的應用前景。

細胞生物學：檢測腫瘤的蛛絲馬跡

腫瘤發生和發展過程中，某些抗原、酶、激素、受體和糖蛋白的變化可以作為腫瘤標誌物。透過檢測血液中這些物質的含量，可以判斷腫瘤的存在或發展情況。常見的腫瘤標誌物包括 AFP（與肝癌相關）、CA125（與卵巢癌相關）、CA199（與胰臟癌相關）、CEA（與結直腸癌相關）和 PSA（與前列腺癌相關）。然而，目前仍沒有完美的腫瘤標誌物，其升高或降低不能完全代表腫瘤的存在。未來，隨著基因組學和分子流行病學的發展以及檢測技術的提升，我們期望新標誌物的出現及更好的聯合預測方法。

癌症被認為是一種全身性疾病，血液中通常會存在腫瘤細胞。透過檢測血液迴圈中的腫瘤細胞，可以為癌症的早期發現提供可靠證據。目前，已有多種方法用於檢測這些細胞，如基於抗原抗體的磁性分離法、基於細胞形態的密度梯度離心法以及基於腫瘤大小的物理分離法。隨著檢測靈敏度的不斷提高，血液迴圈中的腫瘤細胞檢測在癌症早期發現中將發揮重要作用。

基因檢測：從治療到預防

研究發現，癌症與遺傳因素密切相關，遺傳特徵決定了腫瘤的易感性。對癌症患者進行基因檢測可以在基因層面識別部分病因並進行標靶治療；對正常人則可以預測未來罹患某種癌症的可能性，並進行早期干預。目前已發現與癌症相關的多個基因，如 BRCA1 和 BRCA2 突變與乳癌風險增加有關，CDH1 突變是遺傳性瀰漫型胃癌的重要病因。然而，由於特定癌症與基因的關聯尚未完全證明，且基因檢測費用較高，這項技術在整體人群篩檢中的應用仍需時間，但已經有針對高危險族群的臨床應用報導。

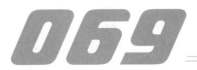

前沿癌症診斷與篩檢技術

　　儘管大規模癌症篩檢會消耗大量人力物力，但從衛生經濟學的角度來看，這種篩檢是非常必要的。規範的篩檢能夠在癌症早期發現病變，從而透過相對簡單的治療徹底清除癌症。目前，常見的癌症篩檢方法包括血液化驗腫瘤標誌物以及超音波、CT、MRI 等影像檢查，但這些方法的敏感性和特異性仍有限，往往在發現異常時癌症已經發展到中晚期。因此，越來越多的人開始選擇前往國外進行體檢，其中日本和美國是許多人首選的目的地。

　　以下是國內外癌症篩檢最新進展的一些最新技術：

（1）基因篩檢識別晚期前列腺癌

　　基因篩檢可以識別有前列腺癌家族史男性的高風險群體，並指導需要終身監測的物件。透過篩檢多個親戚患有前列腺癌的男性，能夠預測前列腺癌的發展。某些遺傳基因特徵不僅與高風險前列腺癌相關，而且特定基因圖譜也與惡性侵襲性前列腺癌的風險相關。研究人員面臨的挑戰是如何預測男性是否會發展成具有生命危險的前列腺癌，從而更有效地量身訂製治療方案。

（2）大腸癌新型非侵入性篩檢方法

　　與傳統的臨床危險因素評估和糞便潛血試驗相比，腸道菌群分析在區分癌前腺瘤性息肉和侵入性大腸癌方面更具成功性。研究表明，腸道菌群的組成對健康至關重要。透過測序 16S rRNA 基因的 V4 區域，能夠識別腸道微生物的組成，從而幫助區分癌前腺瘤性息肉和侵入性大腸癌。如果這一結果

在更大人群中得到證實，那麼將腸道微生物分析納入糞便測試中，可能成為一種改進的非侵入性篩檢大腸癌的方法。

（3）新型「電子皮膚」進行乳癌早期篩檢

相較於其他檢測方法如 MRI 技術，傳統的手動乳腺組織檢查似乎技術含量較低。然而，研究人員近期開發了一種「電子皮膚」，能夠感知乳腺中的小腫塊並進行成像。這種技術有望為乳癌的早期檢測提供基礎，但少量乳癌細胞可能不容易被檢測到。目前的檢測方法如 MRI 和超音波雖然敏感，但成本較高。

（4）呼吸檢測癌症

該技術目前處於臨床試驗階段，主要針對於胃癌、肺癌等前期的篩檢。透過專有感測器非侵入性分析呼出氣體中的代謝組（揮發性代謝物），實現癌症早期檢測和疾病進展監測。呼吸檢測作為一種新興的非侵入性篩檢技術，透過呼吸中的某些羰基（醛和酮）來識別肺癌患者。儘管這種技術具有非侵入性、快速分析的優勢，但目前尚處於臨床試驗階段，其準確性仍需進一步驗證。

（5）液體活檢

該技術的 ctDNA 和 CTC 技術部分產品已上市，外泌體檢測技術目前還在研發中，主要適應於 NSCLC、乳癌等腫瘤。迴圈腫瘤細胞（CTC）是由實體瘤或轉移灶釋放的，主要用於治療後的病情監測和預後判斷；ctDNA 是腫瘤細胞釋放到血液中的 DNA，側重基因層面，用於早期篩檢和個性化用藥指導。液體活檢技術目前已經取得一定進展，但仍需更多臨床研究來驗證其在各類腫瘤中的應用。

（6）小型化和特異性的影像設備

①壓力觸覺感測技術，目前已經上市應用，主要針對於乳癌。技術原理就是透過測量乳腺內不同組織的彈性係數來區分腫瘤組織與正常組織，彈性係數較大的組織表示硬度較大，適用於乳癌的早期檢測。

②近紅外奈米成像，目前這項技術已經有部分產品被 FDA 批准使用，主要也是針對於乳癌。其技術原理是，基於腫瘤新血管生成理論和近紅外奈米成像技術，透過動態定位檢測乳腺腫瘤周圍新血管的血容量和新陳代謝，能夠更早識別乳腺腫瘤。

（7）新型成像檢測技術

一項發表在《Cancer Research》上的研究報告顯示，曼徹斯特大學的科學家開發了一種氧增強的磁共振成像技術，能夠在腫瘤擴散之前識別危險腫瘤，並指導臨床治療。這項技術透過將癌細胞植入小鼠體內，繪製缺氧性腫瘤的位置，未來有望用於癌症病人的臨床研究。

（8）血清胃功能檢測技術

同濟大學附屬楊浦醫院引進了一種血清胃功能檢測技術，透過抽取 2 毫升靜脈血檢測胃黏膜病變風險。該技術微創、安全、經濟，適用於大規模篩檢，對提高早期胃癌的診斷率有重要意義。

（9）人造鑽石檢測技術

澳洲研究人員利用人造鑽石成功識別癌細胞。透過將磁化的人造鑽石注入體內，鑽石在核磁共振檢測中會發光，能夠準確檢測癌細胞。這項技術有望在未來進入臨床試驗階段，並為早期癌症檢測提供新的方法。

（10）螢光壽命成像顯微術

麻省理工學院研究人員開發了一種僅需 100 美元的螢光壽命成像顯微術，該技術透過測量螢光的發射時間間隔來檢測癌症。相比傳統設備，這種技術成本低廉，適用於更廣泛的應用。

（11）針對血液和腦脊髓液樣本的檢測技術

劍橋大學的研究人員開發了一種針對血液和腦脊髓液樣本的檢測技術，透過檢測微型核糖核酸的存在來判別生殖細胞瘤的發展。這項技術具有無創、低成本的優點，有助於醫生更好地診斷和監測惡性生殖細胞瘤。

（12）核醫學分子影像檢查

核醫學與分子影像學近年來取得了顯著進展。透過現代醫學影像技術（如 PET、PET-CT、SPECT 等），能夠在分子水準上進行疾病的無創診斷。PET-CT 在腫瘤的診斷、分期、監測復發和轉移方面具有重要應用前景。

（13）活性矽晶片

哥倫比亞大學科學家研製的活性矽晶片將微電子技術與生物系統結合，預計未來能幫助檢測人體內的癌細胞，並監測環境中的有毒物質。這項技術有望在未來幾年實現更多突破。

（14）三維斷層高速掃描技術

臺灣大學發佈的「高速次微米三維斷層掃描器」技術，能夠以更高的解析度觀察到更小的癌細胞，適用於皮膚癌、大腸癌等的早期診斷。這種技術透過光源透視皮膚表皮層，實現更高的檢測精度。

（15）尿液檢測新技術

日本科研團隊開發了一種新型癌症檢測技術，透過提取尿液中的線蟲來診斷癌症。該技術的準確度高達 95.8%，有望在未來應用於臨床。

（16）新型胰臟癌檢查儀

日本國立癌症研究中心開發的一款新型胰臟癌檢查儀，透過檢測血液中的「apoA2 同種型」蛋白質濃度來診斷胰臟癌。該儀器準確率接近 100%，有望在未來幾年內大規模推廣應用。

這些新興技術為癌症篩檢提供了更多可能性，有望提高早期診斷率，改善患者的生存預期。

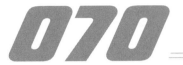

不舒服了才找醫生？太晚了

「『哪裡不舒服了，找醫生看看』，這是目前許多患者就診的主要方式。對於大多數疾病，這一原則很有效。然而，對於腫瘤來說，這種做法往往不適用。腫瘤早期通常沒有明顯的症狀，症狀出現時往往意謂著病情已較嚴重。醫生常常會問患者『怎麼不早點來看』，而患者的家人和朋友也可能有類似的抱怨。雖然許多常見病患者會理解這一點，但腫瘤患者常常感到委屈，因為在早期並沒有顯著的症狀。一旦腫瘤被發現得太晚，治療可能變得困難或效果差，甚至可能失去治療機會。

如何解決這個問題？需要改變『等到不舒服了再找醫生』的就診模式。換句話說，就是在沒有明顯不適時就應該去看醫生。目前，許多單位已經開始組織員工定期體檢，這就是希望員工在身體還『舒服』的時候就能透過檢查發現早期潛在的疾病，從而進行及時治療。特別是糖尿病、高血脂、高血壓等常見疾病，以及惡性腫瘤，都需要進行早期診斷和治療。

在自覺無病時進行體檢是有效的防癌措施，尤其需要對癌症高危險族群給予更多關注。雖然每個人都有可能患癌症，但研究表明，某些人群的癌症風險明顯更高。這些高危險族群的癌症風險可能是普通人的數倍甚至數十倍。

例如，吸菸者，特別是 40 歲以上且吸菸歷史超過 20 年的人，肺癌的風險比非吸菸者高出 10 倍；慢性 B 型或 C 型肝炎病毒感染者，尤其是 40 歲以上者，患肝癌的風險比沒有感染者高出 30 倍；慢性萎縮性胃炎、胃潰

瘍、胃息肉或曾經接受過胃大部切除術的患者，都是胃癌的高危對象；家族性大腸息肉症、潰瘍性結腸炎以及克羅恩病患者，是大腸癌的高危險族群；慢性乳腺囊性增生患者或家族中有乳癌史的人，是乳癌的高危險族群；早婚多產、性行為紊亂及慢性子宮頸炎患者，是子宮頸癌的高危險族群。

儘管目前在世界範圍內，早癌篩檢的年齡推薦在 50 歲以上，但由於近年發病年齡持續降低，群體健康意識增強，越早發現問題，獲益越大，所以建議精準早癌篩檢年齡在 40 歲以後，注意篩檢肺癌、胃癌、腸癌、肝癌、乳癌、子宮癌、前列腺癌等高發癌症，特別是有既往病史、家族史和具有高危因素的人群。

這些高危險族群應定期進行防癌檢查，每年 1 至 2 次，以便盡早發現、診斷預防和治療癌症。」

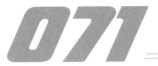

美國癌症協會
癌症篩檢專案指南

（1）21-29 歲癌症篩檢項目

對於 21 至 29 歲的人群，推薦的癌症篩檢專案如下：

- **結腸癌篩檢**：這個年齡段的結腸癌篩檢主要依據是否有家族病史、遺傳疾病或其他高風險因素。如果沒有這些風險因素，目前無需進行篩檢。

- **乳癌篩檢**：所有女性應熟悉自己乳房的正常外觀和感覺，並在發現任何變化時及時向醫生報告。如果乳癌風險高於平均水準或有家族病史等，需要進一步篩檢。否則，目前無需篩檢。

- **子宮頸癌篩檢**：25 歲之前無需進行子宮頸癌篩檢。從 25 歲起，女性應每 5 年進行一次 HPV 檢測。如果所在地區沒有 HPV 檢測，可每 3 年進行一次 Pap 測試。定期檢查非常重要，無論選擇哪種檢查方式。

（2）30-39 歲癌症篩檢項目

對於 30 至 39 歲的人群，推薦的癌症篩檢專案如下：

- **結腸癌篩檢**：根據個人是否有家族病史、遺傳病或其他高風險因素決定是否進行篩檢。如果沒有這些風險因素，目前無需篩檢。

■ **乳癌篩檢：**所有女性應熟悉乳房的正常狀態，並在發現任何變化時及時就醫。乳癌風險高於平均水準者需要進一步篩檢。否則，目前無需篩檢。

■ **子宮頸癌篩檢：**從 25 歲到 65 歲，女性應每 5 年進行一次 HPV 檢測。若 HPV 檢測不可用，可每 3 年進行一次 Pap 測試。重要的是要定期進行檢查。

（3）40-49 歲癌症篩檢項目

對於 40 至 49 歲的人群，推薦的癌症篩檢專案如下：

■ **結腸癌篩檢：**所有成年人應從 45 歲開始進行結腸癌篩檢，檢測方式包括腸鏡等。具體的複查時間應根據檢查結果和醫生建議確定。若未滿 45 歲，可根據家族病史或其他因素評估是否有高風險。

■ **乳癌篩檢：**40 至 44 歲的女性可以選擇每年進行一次乳腺 X 光檢查。45 歲及以上的女性應每年進行乳腺 X 光檢查。所有女性應瞭解乳房的正常狀態，及時報告任何變化。

■ **子宮頸癌篩檢：**從 25 歲到 65 歲，女性應每 5 年進行一次 HPV 檢測。如果 HPV 檢測不可用，可每 3 年進行一次 Pap 測試。無論選擇哪種檢查方式，定期檢查至關重要。

■ **前列腺癌篩檢：**從 45 歲開始，前列腺癌高風險男性（包括有家族病史或種族因素）應與醫生討論是否需要篩檢。如果有多個直系親屬在 65 歲之前患有前列腺癌，建議從 40 歲開始篩檢。

（4）50-64 歲癌症篩檢項目

對於 50 至 64 歲的人群，推薦的癌症篩檢專案如下：

- **結腸癌篩檢**：所有成年人應從 45 歲開始進行結腸癌篩檢。檢測方式包括腸鏡等，具體複查時間應根據檢查結果和醫生建議確定。

- **肺癌篩檢**：年滿 55 歲者應與醫生討論是否需要每年進行低劑量 CT 掃描以篩檢早期肺癌。特別是有大量吸菸史（每天一包 30 年或每天兩包 15 年）的人，應與醫生討論是否需要篩檢，即使目前無肺癌症狀。

- **乳癌篩檢**：50 至 54 歲的女性應每年進行乳腺 X 光檢查。從 55 歲開始，可以選擇每兩年進行一次乳腺 X 光檢查，或繼續每年檢查。所有女性應瞭解乳房的正常狀態，及時報告任何變化。

- **子宮頸癌篩檢**：從 25 歲到 65 歲，女性應每 5 年進行一次 HPV 檢測。如果 HPV 檢測不可用，可每 3 年進行一次 Pap 測試。保持定期檢查是關鍵。

- **前列腺癌篩檢**：從 50 歲開始，所有男性應進行前列腺癌篩檢。

（5）65 歲以上癌症篩檢項目

對於 65 歲及以上的人群，推薦的癌症篩檢項目如下：

- **結腸癌篩檢**：建議在 75 歲之前完成結腸癌篩檢。76 至 85 歲的人應與醫生討論是否繼續篩檢。85 歲以上的人通常不建議再進行篩檢。

- **肺癌篩檢**：與醫生討論是否需要每年進行低劑量 CT 掃描以篩檢早期肺癌，特別是有大量吸菸史的人員，即使當前無肺癌症狀。

■ **乳癌篩檢**：每兩年進行一次乳腺 X 光檢查（Mammogram），或者
繼續每年檢查。所有女性應瞭解乳房的正常狀態，及時報告任何變
化。

■ **子宮頸癌篩檢**：如果過去 10 年內定期進行了子宮頸癌篩檢且結果正
常，則無需繼續檢查。如有病變歷史，需繼續檢查。手術切除子宮頸
後的女性無需繼續檢查。

■ **前列腺癌篩檢**：與醫生討論是否繼續篩檢。

以上資訊整理自美國癌症協會

072

出現「疑似癌」，
及時就診很重要

當人們發現自己出現了「疑似癌症」的症狀時，往往會急切地想知道自己是否患上了惡性腫瘤。很多人透過報紙、雜誌和網路，將自己的症狀與他人可能的癌症情況對照。這種做法一方面促使人們盡快就醫並尋求專業診斷，從而能夠及時治療；但另一方面，也可能帶來不必要的心理負擔。尤其是網路上各種真真假假，以及帶有行銷誤導性的資訊，更會給人帶來健身焦慮與困擾。

由於腫瘤的症狀往往不具特異性，這可能導致患者的焦慮和經濟負擔，並且在目前的腫瘤篩檢技術下，出現誤診也是常有的事情。尤其是一些處於疑似或者類似情況的腫瘤，它並不是代表著已經明確的患上腫瘤，而是表現出了可能跟腫瘤相似的情況。

臨床研究表明，一些類似癌症的症狀既可能來源於惡性腫瘤，也可能是良性疾病。例如，腦腫瘤和暫時性腦缺血都可能導致頭痛、頭暈、步態不穩等症狀。喉癌的早期症狀可能是聲音沙啞，但實際上，聲音沙啞常見於喉頭息肉或喉炎。早期肺癌的病灶若小於 1 公分，其症狀與肺結核或局灶性肺炎類似。早期食道癌通常沒有明顯症狀，因此難以與食道炎或異型上皮病變區分。胃癌的症狀與胃潰瘍、胃炎或胃糜爛類似，尤其是非早期的胃癌。大腸癌的症狀也容易與過敏性大腸炎或潰瘍性大腸炎混淆，很多人誤認為便血是痔瘡所致。

因此，無論是患者還是醫生，都不應因「疑似癌症」症狀而過度恐慌，也不能因症狀的非特異性而草率排除腫瘤。發現疑似癌症症狀時，重要的是如何正確處理。首先，瞭解和關心自己的健康是必要的，但更關鍵的是依賴專業的醫療幫助。無需每個人都成為醫學專家，但必須在日常中學習一些基礎的醫學知識，知道何時尋求專業醫生的幫助，並能選擇正確的專家。避免不必要的憂慮和恐懼，同時也不要因為過於樂觀而耽誤了癌症的診斷和治療。

需要就醫的症狀

以下是一些需要專科醫生進一步鑑別的症狀：

1. 可觸及的腫塊或硬變（特別是在頸部、乳房、舌頭、腹部等部位）。

2. 黑痣或疣迅速增大、變色或潰瘍。

3. 皮膚或黏膜上的潰瘍長時間不癒合（如舌頭、口腔等）。

4. 鼻塞、帶血的鼻涕、耳鳴或不明原因的頭痛，可能與鼻咽癌相關。

5. 持續的聲音沙啞，可能是喉癌的跡象。

6. 咳嗽中帶血痰、不明原因的關節炎，需警惕肺癌。

7. 吞嚥困難、食道內異物感或上腹痛，可能是食道癌。

8. 食慾減退、消化異常，需考慮胃癌。

9. 有肝病史或嗜酒史，肝區不適，需警惕肝癌。

10. 無明顯原因的便血，需警惕直腸癌。

11. 無痛的血尿、排尿困難，可能與腎癌、膀胱癌或前列腺癌相關。

12. 異常陰道出血、白帶增多，需考慮子宮癌或子宮頸癌。

13. 頑固性頭痛、嘔吐（與進食無關）、視覺、味覺或嗅覺改變，可能是
　　腦腫瘤。

14. 原因不明的消瘦、發熱，需警惕惡性淋巴瘤或肝癌。

　　如果出現以上一些症狀與情況，需要及時就醫，藉助於醫生以及醫療設
備的專業進行鑑別，這對於疾病的早期發現和有效治療至關重要。

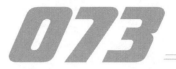

只要好好篩檢，
癌症不再是絕症

　　癌症已不再是絕症。實際上，近半數的癌症是可以預防的，而約三分之一的癌症可以透過早期篩檢獲得治癒機會。然而，為什麼許多人在被確診時已經是中晚期呢？因為日常中大部分人對於癌症的篩檢還沒有足夠的重視，藉此向大家介紹九種常見癌症的篩檢。

　　癌症的篩檢與是否有遺傳史並沒有直接關係，沒有遺傳史，癌症也可能會找上門。惡性腫瘤源於正常細胞的逐漸變異和異常增生。除了形成腫瘤本身，這些異常細胞還會侵犯鄰近的正常組織，並透過血管、淋巴管和體腔轉移到身體其他部位。增大的腫瘤組織會佔據和摧毀正常組織和器官，導致器官功能受損，最終可能導致器官衰竭和生命威脅。

　　許多人可能會問：「家族裡沒有癌症史，為什麼我會得惡性腫瘤？」目前，我們對癌症發病機制的理解已經從單一的物理、化學、病毒或突變致癌理論，發展為多因素、多步驟的綜合致癌理論。癌症的發生受多種因素影響，包括人口年齡結構、營養、遺傳、環境、生活方式、經濟水準和教育程度等。特別是吸菸、肥胖、糖尿病、病毒感染以及不健康的飲食習慣，是最主要的誘因。

防癌體檢：關鍵的「篩檢工具」

許多患者在被確診時已是癌症的中晚期，這主要是因為早期的癌症往往沒有明顯的症狀，或者細微的症狀沒有引起足夠的重視。為了提高早期發現的機會，防癌體檢顯得尤為重要。

防癌體檢包括以下五個方面的內容，簡化為五個字：

- **體——體格檢查**：一些腫瘤可以透過體格檢查發現，如腸癌、乳癌和甲狀腺癌。
- **驗——血液化驗**：許多腫瘤具有特定的腫瘤標誌物，可以透過抽血檢測來發現。
- **影——影像學檢查**：包括彩超、CT 掃描、磁共振等。
- **鏡——內視鏡檢查**：包括胃鏡、腸鏡、氣管鏡等。
- **理——病理診斷**：對異常組織進行活檢，以確定是否為惡性腫瘤。

需要注意的是，防癌體檢並非簡單的體檢，也不是項目越多越貴就越好，而是應根據個人情況量體裁衣，制定合適的檢查方案。

常見癌症的篩檢建議

（1）肺癌

- **篩檢對象**：50 歲以上，或有肺癌家族史、吸菸史、咳嗽、胸痛、痰中帶血、長期低熱等症狀。
- **篩檢手段**：肺部低劑量 CT，腫瘤標誌物如神經元特異性烯醇化酶（NSE）、細胞角蛋白 19 片段（CY-FRA21-1）、癌胚抗原（CEA）、鱗狀上皮細胞癌抗原（SCC）以及新興標誌物胃泌素釋放肽前體（ProGRP）。

（2）乳癌

- **篩檢對象**：35 歲以上女性，或有乳癌家族史、乳腺疾病史、月經週期異常、乳房脹痛、乳頭異常分泌物等症狀。

- **篩檢手段**：乳腺超音波、乳房 X 光攝影，腫瘤標誌物：癌抗原 153（CA-153）、癌抗原 125（CA-125）、癌胚抗原（CEA）。

（3）子宮頸癌

- **篩檢對象**：21 歲以上女性，或有子宮頸癌家族史、不潔性生活史、白帶異常、陰道出血等症狀。

- **篩檢手段**：宮頸超薄細胞學檢查（TCT）、人類乳突病毒（HPV）測試，腫瘤標誌物：鱗狀上皮細胞癌抗原（SCC）、癌胚抗原（CEA）。

（4）結直腸癌

- **篩檢對象**：50 歲以上，或有結直腸癌家族史、慢性結腸炎、腸息肉病史、下腹痛、便血等症狀。

- **篩檢手段**：肛診、大便潛血、結腸鏡，腫瘤標誌物：癌胚抗原（CEA）、癌抗原 199（CA-199）、癌抗原 242（CA-242）。

（5）胃癌

- **篩檢對象**：50 歲以上，或有胃癌家族史、胃潰瘍、胃腸息肉病史、腹痛、腹瀉等症狀。

- **篩檢手段**：胃鏡檢查、幽門螺旋桿菌檢查、胃蛋白酶元及胃泌素測定等，腫瘤標誌物：癌抗原 72-4（CA72-4）、癌胚抗原（CEA）。

（6）前列腺癌

- **篩檢對象**：45 歲以上男性，或有反覆尿頻、尿急、血尿等，特別是有前列腺癌家族史、慢性炎症史。
- **篩檢手段**：前列腺觸診檢查、前列腺超音波，腫瘤標誌物：前列腺特異性抗原（PSA）和游離前列腺特異性抗原（fPSA）。

（7）肝癌

- **篩檢對象**：男性 35 歲以上、女性 45 歲以上，或有慢性 B 型、C 型肝炎病毒感染史、肝癌家族史、肝硬化患者等。
- **篩檢手段**：血清甲型胎兒蛋白（AFP）和肝臟超音波檢查，每 6 個月篩檢 1 次。

（8）甲狀腺癌

- **篩檢對象**：建議 20-29 歲每 2-3 年進行頸部體檢，30 歲以後每年體檢和頸部超音波檢查。
- **篩檢手段**：頸部體檢、頸部超音波檢查。

（9）食道癌

- **篩檢對象**：40 歲以上，尤其是來自食道癌高發區、具有相關症狀或病史的高危險族群。
- **篩檢手段**：內視鏡檢查，每 2 年 1 次，病理結果提示輕度異型增生者每年檢查，提示中度異型增生者每半年檢查。

透過合理的篩檢和預防措施，我們可以更早發現癌症，預防癌症惡化，提高治癒的機會，改善健康水準。

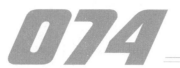

健康體檢不能代替防癌普查

普通的健康體檢主要關注受檢者的一般健康狀況及主要臟器的功能，側重於心血管疾病、肝炎和糖尿病等方面。雖然這種體檢有助於保健，能夠發現口腔、甲狀腺、淋巴腺等體表腫瘤，但對於內臟器官的早期癌症發現則有限。

也許有人會提到，健康體檢中通常會包括與癌症相關的甲型胎兒蛋白（AFP）和癌胚抗原（CEA）的檢測。雖然 AFP 對早期肝癌的檢測具有一定幫助，但其陽性率僅為 60% ～ 70%。即使肝癌發展至晚期，AFP 檢測也可能呈陰性。CEA 的檢測特異性和陽性率更低，雖然它在 1965 年被發現時被認為對大腸癌的防癌普查有幫助，但多年的臨床實踐表明，CEA 對於早期發現大腸癌並不有效，僅用於大腸癌治療後的隨訪觀察。CEA 值的上升通常意謂著大腸癌患者可能已出現術後復發或肝轉移。

防癌普查是一項高度專業化的技術，具有特定的檢查要求，包括六個基本要點：

- **靈敏性**：能檢測到尚未出現臨床症狀的早期癌症，即癌症尚未發生浸潤或轉移。

- **特異性**：檢測方法應具備較高的準確性，避免較高的假陽性和假陰性。

- **專一性**：防癌普查應針對特定的癌症類型。

- **安全性**：檢測方法應對健康人群無損害。

- **簡易性**：檢測方法應簡便易行，以適應大規模人群。

- **經濟性**：普查方法應具備經濟性，以便廣泛應用。

防癌普查的有效性最終由該癌症在普查人群中的死亡率是否下降來評估。

目前，世界衛生組織確認，子宮頸癌和乳癌透過防癌普查確實可以降低死亡率。子宮頸癌主要透過子宮頸抹片篩檢，乳癌則透過局部體檢和乳房 X 光攝影檢查。根據美國乳癌協會的經驗，每年進行一次乳癌篩檢，經過四年的連續檢查，50 歲以上女性的乳癌病死率才會開始下降。中國對子宮頸癌的篩檢也有類似的經驗。因此，偶爾進行 1 至 2 次防癌普查並不會顯著降低死亡率。

除了子宮頸癌和乳癌，直腸癌和前列腺癌也可能透過防癌普查降低死亡率。直腸癌篩檢包括大便隱血試驗和直腸指檢，而前列腺癌篩檢則主要依賴直腸指檢和血清前列腺特異性抗原（PSA）檢測。然而，由於 PSA 檢測可能出現假陽性（如良性前列腺肥大也可能導致陽性結果），美國現在已規定 PSA 檢測僅限於醫生推薦的患者，不再作為全民防癌普查的專案。在中國，AFP 用於高發區的肝癌篩檢已有不少成功經驗，而日本透過 X 光片和內視鏡檢查顯著降低了胃癌的死亡率。

這也讓我們看到，防癌普查是一項針對特定癌症的專業檢查，需定期重複進行，如每隔 1 至 2 年進行一次，以達到顯著效果。但如何能夠更便捷、更準確、更經濟的實現防癌普查這是目前需要關注的技術性問題，或許藉助於人工智慧技術將會很快得以解決與實現。

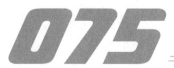

早期癌症為什麼
透過健康體檢也難以發現？

　　臨床研究表明，透過健康體檢發現的癌症不一定都是早期癌症，即便使用昂貴的檢測設備，也不能保證所有癌症都能被早期發現。健康體檢為何難以早期發現所有癌症？儘管一些人對健康體檢也越來越重視，年復一年地進行體檢，但早期癌症的發現仍然面臨困難。很多人往往都是在出現明顯臨床症狀後才去醫院檢查，但這時癌症往往已發展到中晚期。其實在日常的體檢中，大多數常規健康體檢主要包括基礎檢查項目，如血常規、尿常規、血糖和胸片等，這些檢查並不是專門針對癌症的。此外，還有以下四方面主要原因：

（1）癌症體積微小

　　由於早期腫瘤微小，在影像學的檢查中難以被發現。微小腫瘤通常指直徑小於 1 公分的腫瘤。對於深藏於體內的腫瘤，尤其是體積極小的腫瘤，常規體檢和影像學檢查往往難以發現。腫瘤的生長是逐漸的，只有當其達到一定大小和密度時，才有可能被檢測到。例如，直徑只有芝麻大小的肺癌通常難以透過常規體檢和胸部 X 光片檢查發現。即使胸部 X 光片上出現小陰影，也因病變過小，可能難以與炎症等良性病變區分，因此醫生通常建議進行隨訪觀察。

（2）癌症部位隱匿

　　某些癌症如胰臟癌、卵巢癌、縱隔腫瘤等，其生長部位較為隱匿，難以透過常規體檢早期發現。即使是透過胸部 X 光片易於發現的肺癌，如果腫瘤生長在心臟前方或後方，其影像可能與心臟及縱隔的陰影重疊，從而導致胸部 X 光片漏診。

（3）癌症惡性行為

　　癌症的一個主要風險是其浸潤和轉移的生物學行為。健康體檢中發現的小腫瘤可能並非真正的早期癌症。某些惡性程度高的癌症，即使原發病灶很小，也可能已經發生了血行或淋巴道轉移。例如，雖然每年拍攝胸部 X 光片可以提高肺癌的早期診斷率，但該方法仍未能顯著降低肺癌的死亡率，因為篩檢出的肺癌可能並非真正的早期病變。小細胞肺癌就是一個例子，它的惡性程度高，病變進展迅速，胸部 X 光片發現的肺部小結節可能已經發生廣泛的全身轉移。

（4）檢測方法限制

　　健康體檢所採用的檢測方法也會影響癌症早期檢出率。一些先進的檢測方法雖然可能提高腫瘤的檢出率，但費用昂貴，並且可能對身體產生潛在的負面影響，從而限制了其應用。例如，PET-CT 掃描近年來成為健康體檢中的高端檢查手段，但其費用高昂，且輻射的潛在傷害影響大，並不是我們日常健康體檢的推薦項目。

　　需要指出的是，儘管健康體檢不能保證發現所有早期癌症，但它仍然是一種有可能發現早期癌症甚至癌前病變的方法。在選擇防癌體檢專案時，應根據受檢者的具體情況進行個性化選擇。例如，B 型肝炎或肝硬化患者應特別重視血清甲型胎兒蛋白水準和肝臟超音波檢查。對於有癌症家族史的患者，應增加相關檢查項目。在決定防癌體檢專案之前，體檢者應向醫務人員

詳細說明自己的健康史、家族腫瘤病史以及近期有無不適或可疑症狀，並諮詢醫生，獲取相應的檢查建議。

　　而隨著人工智慧技術的發展與介入，將人工智慧與影像學診斷進行結合之後，就能在最大程度上解決早期癌症微小篩檢難的問題，因為人工智慧可以篩檢到我們人的肉眼無法捕捉到的微小變化。

076

體檢不要過了度

　　防癌體檢的主要目的是幫助人們早期發現難以察覺的癌症風險，從而進行及時的篩檢和預防，而不是用於癌症的最終診斷。因此，體檢項目應優先選擇那些創傷性小、操作簡便且費用相對較低的，以確保性價比的最佳平衡。

　　許多人認為導管介入檢查和活檢等是創傷性檢查，對身體有較大傷害，而 PET/CT 則是無創檢查，對身體沒有損害。然而，這種看法並不完全準確。實際上，PET/CT 檢查涉及高放射性暴露，研究表明這種檢查即使對高齡群體也只建議在確有必要的情況下進行。每年進行一次 PET/CT 檢查並不合適，可能會增加長期患癌的風險。

　　尤其在一些地方，受一些商業體檢機構行銷的影響，PET/CT 幾乎成為高端體檢的代名詞。不少子女為了表達對父母的孝順，會花費鉅資安排健康的父母進行這項檢查；企業高階主管的年度體檢套餐中總少不了它的身影；一些年輕成功人士也為了保持自身的健康資本，定期進行 PET/CT 檢查。

　　在中國，近年來 PET/CT 在體檢中的應用越來越普遍，其適用範圍似乎已經擴展到了普通人群。PET/CT 被宣傳為極具查癌效果，甚至有觀點認為，每年的體檢不如每年做一次 PET/CT 來得更令人安心。然而需要明確指出的是，健康人群使用 PET/CT 體檢需要持謹慎態度，將 PET/CT 僅僅作為體檢工具顯然是不正確的。雖然它對腫瘤篩檢有一定作用，但仍需結合其他檢查使用，而且它主要適合特定人群。

正子斷層掃描（Positron Emission Tomography/Computed Tomography，簡稱 PET/CT），融合了正電子發射斷層顯像（PET）和 X 射線斷層掃描（CT）兩種診斷技術。PET 提供疾病的分子生物學資訊，而 CT 則提供解剖學資訊。之前，單獨使用 PET 時，雖然可以發現早期的異常，但醫生往往無法準確判斷這些異常的具體部位及其與周圍正常組織的關係。

PET/CT 也並沒有那麼完美與準確，其在空間解析度方面是有限的，對於直徑小於 4-5 毫米的腫瘤，即使其代謝活躍，也可能難以被準確探測。在歐美國家，PET/CT 主要用於腫瘤患者的檢查，占比高達 70%，而用於心腦血管疾病的檢查占 20% ～ 30%，體檢的使用比例則較低。相比之下，日本、韓國以及中國的體檢中使用 PET/CT 的比例較高，甚至達到 30%。尤其在中國，一些經濟寬裕的年輕女性在體檢中會要求進行 PET/CT 檢查，這並不是一件理性的行為。就算是乳癌篩檢，首選方法應為超音波和 X 光檢查，即使是乳房 X 光攝影檢查，建議 35 歲以上的女性每年只做一次，原因就在於 PET/CT 的輻射量遠高於乳房 X 光攝影檢查。

目前，國際上普遍認為，PET/CT 檢查主要適用於以下情況：已經確診的惡性腫瘤的分期、復發後的再分期、診斷轉移、評估治療效果、輔助制定治療方案（包括生物調強放射治療方案）、腫瘤預後評估、尋找腫瘤的原發部位（尤其是血腫瘤標誌物持續增高或已發現轉移時）、以及腦神經精神疾病和心血管疾病的診療評估。對於性質不明的腫塊，PET/CT 並不是主要的定性或診斷工具。

此外，X 光、血管造影及核素顯像等檢查也會帶來一定的放射性損傷。因此，進行這些檢查時，患者需要特別注意輻射問題，因為過量輻射可能會增加未來患癌的風險。

以 X 光檢查為例，儘管這是一種放射性較低的影像檢查，常用於乳癌的早期診斷。然而，由於放射防護的考慮，醫生通常不建議年輕女性每年都做

這種檢查，因為對於年輕人群而言，癌症的發生機率較低。強制讓絕大多數年輕人進行這些檢查，可能會讓他們承擔額外的長期健康風險。

因此，儘管防癌體檢是非常重要的，但也應避免過度檢查，以免引發新的健康問題。正確的做法是根據個人健康狀況和風險因素來合理選擇體檢項目。

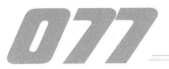

腫瘤標誌物，體檢的重要指標

腫瘤標誌物是由腫瘤細胞產生的，標誌著癌症存在的化學物質。嚴格來說，理想的腫瘤標誌物應該是腫瘤細胞特有的分子，而正常組織中不應出現。然而，現實中大多數標誌物只是相對特異性的，即它們在特定類型的腫瘤中有較高的表達，但也可能在其他疾病中出現。

以下是一些常見的腫瘤標誌物及其用途：

- **甲型胎兒蛋白（AFP）**：主要用於檢測肝細胞性肝癌，其水準的升高往往在出現肝區疼痛等臨床症狀之前即可被檢測到，能夠顯著提高肝癌的早期發現率和手術切除率。一旦排除肝癌，還需檢查是否存在生殖細胞腫瘤（如卵巢癌和睪丸癌），因為這些腫瘤也可能導致 AFP 水準升高。此外，急慢性肝炎也可能引起 AFP 水準的升高，但通常在 300 微克 / 升以內，並常伴有轉氨酶增高。

- **糖類抗原 125（CA125）**：用於檢測卵巢漿液性囊腺癌。在各種盆腔腫塊中，卵巢惡性腫瘤的陽性率為 78%，其中卵巢漿液性囊腺癌的陽性率為 100%，而黏液性囊腺癌的陽性率僅為 33%，且大多為低值增高，少見超過 65 單位 / 毫升。在盆腔良性疾病（如子宮內膜移位、纖維瘤、功能性囊腫、盆腔炎症）中，CA125 的陽性率僅為 6%。在伴有 CA125 增高的其他惡性腫瘤中，常可見明顯的胸腹水。

- **前列腺特異性抗原（PSA）**：用於早期發現前列腺癌，與肛門指診和經直腸超音波檢查一樣重要。然而，前列腺炎和前列腺增生也可能導

致 PSA 水準升高，後者通常隨著年齡增加而升高。因此，PSA 的升高常被稱為「診斷灰色區域」，需要結合游離 PSA（fPSA）的檢測來區分癌症與炎症或增生。檢測時需避免性生活、肛門指診和經直腸超音波檢查，以防假性增高。

■ **降鈣素（CT）**：主要用於檢測分化較好的甲狀腺髓樣癌。患者可能出現面部潮紅、長期腹瀉等症狀，降鈣素水準的顯著升高可能伴有嚴重腹瀉，甲狀腺或下頸部出現硬結。家族性患者還可能有雙側甲狀腺結節和腎上腺腫塊。降鈣素也可見於其他內分泌功能腫瘤，如小細胞肺癌。

■ **絨毛膜促性腺激素（HCG）**：用於檢測惡性滋養細胞腫瘤（如絨癌、睪丸癌）。HCG 水準的變化可以反映治療效果。儘管 HCG 也用於檢測妊娠，因此育齡女性 HCG 增高首先需考慮妊娠，但若 HCG 水準持續升高且有近期流產或不規則經血，需考慮絨癌的可能性。

腫瘤標誌物的檢測方法

腫瘤標誌物種類繁多，包括胚胎性蛋白、糖蛋白、酶及同功酶、激素等。這些標誌物可以進入血液或體液中，因此可以透過血液樣本檢測，也可以透過抽取胸水、腹水或心包膜積液進行檢測。例如，大便潛血試驗可以篩檢消化道腫瘤；尿中 I 型膠原交聯氨基末端肽（NXT）的檢測可用於診斷溶骨性癌症骨轉移及監測病情。而同一個標誌物可用不同方法進行檢測，比如可以從血清學水準、免疫組化檢測 CEA 或 P-gp 等，也可以用 FCM 或 RT-PCR 來檢測。

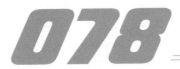

腫瘤標誌物增高，無需太緊張

腫瘤標誌物是指在惡性腫瘤發生和發展過程中，由腫瘤細胞產生或體內對腫瘤的反應導致的異常物質。這些物質包括蛋白質、激素、酶（包括同工酶）、多胺和癌基因產物等。它們存在於患者的血液、體液、細胞或組織中，並可以透過生物化學、免疫學和分子生物學等方法進行檢測。腫瘤標誌物對腫瘤的輔助診斷、鑑別診斷、療效觀察、復發監測以及預後評估具有一定的參考價值。

常見的腫瘤標誌物包括：

■ **甲型胎兒蛋白（AFP）**：通常升高與原發性肝癌和胚胎源性腫瘤有關。

■ **癌胚抗原（CEA）**：常見於多種惡性腫瘤。

■ **糖類抗原（CA）**：

- **CA125**：常升高於婦科腫瘤、肺癌、癌性胸水和腹水。

- **CA153**：明顯升高通常與乳癌和婦科腫瘤相關。

- **CA199**：升高通常見於消化系統腫瘤和婦科腫瘤。

- **CA211**：常見於非小細胞肺癌。

- **CA242 和 CA724**：主要升高與消化系統腫瘤有關。

- **CA50**：通常升高與胰臟癌和肺癌相關。

- **神經元特異烯醇酶（NSE）**：升高常見於小細胞肺癌和神經母細胞瘤。

- **鱗狀細胞癌抗原（SCC）**：升高通常與鱗狀細胞癌相關，如子宮頸癌、頭頸部癌、外陰癌、肛管癌和皮膚鱗狀細胞癌。

- **前列腺特異性抗原（PSA）**：升高與前列腺腫瘤相關。

- **β2微球蛋白**：常見於造血系統腫瘤。

- **人絨毛膜促性腺激素（HCG）**：升高通常見於妊娠滋養細胞腫瘤和生殖細胞性腫瘤。

- **鐵蛋白**：升高常見於血液系統腫瘤、肝癌、肺癌和胰臟癌。

需要注意的是，同一種腫瘤可能伴隨一種或多種腫瘤標誌物的異常，而不同類型的腫瘤也可能導致同一種標誌物的異常。因此，單一的腫瘤標誌物升高並不能完全確定腫瘤的存在或類型，需結合其他檢查和臨床表現進行綜合分析。

其實簡單的說，腫瘤標誌物就是一類用於反映惡性腫瘤存在的生化物質。理想情況下，如果標誌物水準升高，就可以準確診斷為惡性腫瘤，即具有100%的靈敏度；如果標誌物水準正常，則可以排除惡性腫瘤，即具有100%的特異性。然而，現實中沒有任何腫瘤標誌物能夠完全符合這一標準。也就是說，腫瘤標誌物的升高並不一定意謂著一定有惡性腫瘤存在，而標誌物的正常水準也不能完全排除惡性腫瘤的可能性。

儘管如此，腫瘤標誌物在臨床上仍然具有重要價值。醫生使用這些標誌物主要有以下幾個目的：

1. **預後分析**：在已經確診的惡性腫瘤患者中，腫瘤標誌物有助於評估惡性程度、侵襲性、擴散情況和預期生存期。

2. **療效評估與治療調整**：在治療過程中，腫瘤標誌物可用於評估治療效果，決定是否需要調整治療方案，診斷是否存在腫瘤殘留，並用於隨訪時的復發監測。

3. **輔助診斷**：對於已經存在明確腫塊或轉移的患者，腫瘤標誌物可以輔助確定腫瘤的來源和分類。

4. **體檢篩檢**：少數腫瘤標誌物在體檢中可以用於篩檢和早期診斷特定的腫瘤。

不過需要注意的是，腫瘤標誌物的增高不僅可能與惡性腫瘤有關，還可能受其他因素影響。例如，胃腸道、肝膽、泌尿生殖系統的炎症、腸道息肉、炎性增生、皮膚疾病（如乾癬）、膽汁淤積、肝腎功能不良等，都可能導致標誌物（如 CEA、CA199、CA50、CA724、CA125、PSA）的假陽性表現。此外，標本品質、操作技術、試劑種類和方法學問題也會影響腫瘤標誌物測量結果的準確性。

當檢測結果顯示腫瘤標誌物增高時，應綜合考慮正常值範圍、增高幅度、個人症狀以及標誌物的特點。對於稍高於正常值上限但無明顯症狀的情況，或者特異性較低的標誌物輕度增高，可以在適當調理和休息後，一個月內複查。如果結果繼續波動或有升高趨勢，應在不同醫院進行複查，並進一步檢查如 CT 或 PET/CT。如果標誌物水準反覆波動但無明顯升高趨勢，則無需過度擔憂。

總而言之，部分腫瘤標誌物確實可以用於篩檢和早期診斷相應的腫瘤。因此，對於從事高風險職業的人群和高危年齡段的人群，每年進行體檢是有必要的。具有腫瘤家族史的人應特別重視，提前進行定期檢查。

079

解讀病理單上的腫瘤「信號」

什麼是病理報告單？

病理報告單通常包括以下幾個部分：大體所見、顯微鏡下所見、診斷結果以及特殊檢查等。其中，病理醫生在顯微鏡下觀察到的現象以及在分子水準上對活檢組織的詳細描述，是報告中的關鍵內容。下面將解讀一些常見的病理報告中涉及的腫瘤相關術語。

（1）異型增生

異型增生（dysplasia），也稱為不典型增生或非典型增生，指的是上皮細胞因長期受到慢性刺激而出現的異常增生現象。例如，子宮頸異型增生指的是子宮頸上皮細胞出現了形態異常和不典型增生。報告中常用「CIN」來描述，CIN 分為三級，級別越高，發展為浸潤癌的風險越大。目前，CIN I 級及以上通常需要定期隨訪或積極治療。此外，腸道、支氣管、乳腺等部位的異型增生也需引起重視。

（2）分化

分化（differentiation）是指細胞從胚胎階段到成熟階段的發育過程。細胞的分化程度越高，其成熟度和功能越好。在腫瘤報告中，分化程度通常被描述為高分化、低分化等，這些描述反映了腫瘤的惡性程度和預後。高分化腫瘤通常發展緩慢，轉移少，手術效果較好；而低分化腫瘤則可能發展較快，轉移風險較高，預後較差。

（3）癌變趨勢

癌變趨勢指的是一些尚未完全變成癌症但有可能發展為癌症的病變，這類病變被稱為「癌前病變」。常見的癌前病變包括：

- **黏膜白斑**：通常發生在食道、口腔或外陰等部位，過度增生的鱗狀上皮可能轉變為鱗狀細胞癌。

- **交界痣**：多見於手掌、足掌或外生殖器，受到摩擦或外傷可能增加癌變風險。

- **慢性萎縮性胃炎**：約 10% 的萎縮性胃炎患者可能發展為胃癌。

- **子宮頸糜爛**：重度糜爛中的鱗狀不典型增生可能轉變為子宮頸癌。

- **乳腺囊性增生和乳腺纖維腺瘤**：尤其在 40 歲以上女性中，隨著年齡的增加，癌變風險也增加。

- **多發性家族性結腸息肉**：這類息肉為腺瘤性息肉，癌變率可高達 50%。

（4）癌疑

「癌疑」指的是報告中不能完全確定是否為癌症，或者對癌症診斷有所保留，通常需要進一步檢查。可能的原因包括病變不典型、組織量不足或存在擠壓等。此類報告中常會出現「考慮為……」、「傾向於……」、「可能為……」等字樣。例如，「直腸管狀腺瘤伴中度不典型增生，局部癌變可能」。此時需要醫生重新進行活檢或手術中的冰凍切片，同時患者應密切隨訪。

（5）原位癌

　　原位癌是指癌細胞僅限於黏膜的上皮層或皮膚的表皮層內，尚未穿透基底膜浸潤到黏膜下層或真皮層。簡言之，原位癌是剛剛形成的初期癌症，如子宮頸原位癌、胃原位癌和皮膚原位癌等。原位癌通常需要數年的時間才能發展為浸潤癌。在此過程中，患者可能沒有明顯的症狀，因此定期檢查非常重要。

　　總而言之，癌症的發展通常遵循「癌前病變→原位癌→浸潤癌→轉移癌」的過程，而從原位癌發展為浸潤癌可能需要數年時間。在此期間，患者往往沒有明顯感覺，因此定期體檢對早期發現和治療癌症至關重要。

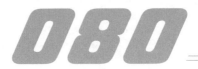

活檢會引起癌症擴散嗎？

　　活體組織檢查（biopsy，簡稱活檢）是指從病變部位取出部分或全部腫瘤組織，製成病理切片或細胞塗片，並透過顯微鏡進行檢查的方法。活檢的方式包括鉗取、切取、切除和吸取四種，每種方法都可能導致組織損傷。那麼，癌細胞是否會沿著這些損傷的創面擴散呢？

　　關於這一問題，細針吸取細胞學檢查的研究最為廣泛。理論上，細針在進入腫瘤後拔出時，針道中可能會帶有少量惡性細胞。一些研究透過觀察細針外壁的塗片發現，在少數病例中確實檢測到了惡性細胞。因此，癌細胞沿細針通道擴散的可能性存在。不過，即使針道中有少量癌細胞，也不一定會導致惡性腫瘤沿針道擴散。為了降低這種風險，醫療界採取了如自上而下進針等技術，以減少腫瘤細胞沿針道擴散的可能性。根據中國各地數萬例細針吸取細胞學檢查的觀察，尚未發現腫瘤沿針道擴散的明確證據。在國外對2500 例經皮穿刺的總結中，也未見到腫瘤細胞沿針道種植的案例。此外，穿刺套管針和活檢槍的結合大幅減少了針道播散的機會。

　　活檢雖然通常併發症較少，但仍有一定風險。可能的併發症包括出血、發熱、咯血和氣胸等。特別是胸腔器官的細針活檢可能導致少量氣胸，患者一般只需靜臥 1 至 2 小時，氣胸通常會在幾天內自行吸收，無需特殊治療。此外，針對某些特殊腫瘤，活檢需謹慎處理。例如，對於黑色素瘤，應先進行切除活檢的冰凍切片檢查，確診後應立即採取相應的手術治療。而對於鼻咽纖維血管瘤，通常不建議進行活檢，以避免術中大量出血。

081

PET/CT並非「全能」工具

根據 2008 年和 2009 年的全國統計資料，PET/CT 在腫瘤診斷中的應用顯示了其顯著的作用。在 70% 至 80% 的情況下，PET/CT 對於腫瘤的定性、定位診斷、良惡性鑑別、臨床分期與再分期、治療方案選擇與療效評價以及復發監測等方面都具有重要意義。然而，PET/CT 並不是「全能」的工具。它可能出現假性結果，包括假陰性和假陽性。

PET/CT 具有較高的靈敏度和特異性，但無法完全避免假陰性和假陽性率。大多數腫瘤會攝取 18F-FDG（氟化葡萄糖），表現為放射性物質的聚集區。然而，一些分化較好的腫瘤、腫瘤細胞較少或產生黏蛋白的腫瘤（如支氣管肺泡癌、導管內乳頭狀黏液瘤等）可能攝取 18F-FDG 較少，導致假陰性結果。

另一方面，某些非腫瘤性病變（如頭頸部良性腫瘤、腸道腺瘤、炎症組織等）也可能出現較高的 18F-FDG 攝取率，類似於惡性腫瘤，造成假陽性結果。此外，一些正常器官（如腦組織、心肌、反應性增生的淋巴結、肝臟等）也會出現 18F-FDG 的高代謝攝取。特別是腎臟和膀胱在掃描圖像中也可能顯示放射性物質的聚集，這使得腎臟和膀胱腫瘤的顯像變得困難，難以被 18F-FDG PET 檢測到。

因此，在臨床應用中，即使患者進行了 PET/CT 檢查，通常還需要其他檢測手段，如病理活檢，以確診腫瘤類型。特別是抗腫瘤治療需要明確腫瘤的病理類型，即使排除了假陰性和假陽性可能性，仍需病理診斷。例如，小

細胞肺癌和非小細胞肺癌的治療方法截然不同，僅憑 PET/CT 難以進行準確鑑別，病理診斷對於確定治療方案至關重要。類似地，惡性淋巴瘤的不同病理類型對治療和預後的影響也不同。

在這種情況下，PET/CT 可以用於指導病灶穿刺活檢，其假陰性率低於僅用 CT 指導的活檢。PET 能顯示腫瘤代謝最活躍的部位，特別是對肺部多個病灶的患者，可以幫助定位活檢於腫瘤的最活躍區域，從而減少取樣時遇到壞死中心、纖維組織或鄰近組織的情況，降低假陰性結果。

此外，PET/CT 還可以幫助評估手術風險及可行性。例如，在胰臟癌手術前，需要明確腫瘤與周圍血管的關係，以及是否侵犯大血管，這有助於制定手術方案。此時，還可能需要結合其他影像學檢查進行輔助診斷。但是可以明確的是 PET/CT 不適應於常規的健康體檢。

082

人工智慧助力癌症篩檢

ChatGPT 的出現讓人們對人工智慧（AI）的強大能力有了更多認識。AI 不僅可以處理和分析文字、檢索資訊，還能創造全新的內容。它的應用已經擴展到作畫、影片製作等領域，透過短影音我們可以看到 AI 的各種驚人表現。此外，隨著 AI 技術的飛速進步，自動駕駛也成為汽車製造領域的一個新熱點。

除了這些廣泛應用於日常生活的 AI 模型，還有一個正在悄然革新的領域——醫學中的癌症診斷。利用現有的腫瘤病理圖像，AI 可以透過訓練識別新樣本中的腫瘤，預測腫瘤的侵襲性和增殖能力。目前的癌症診斷 AI 可以在某些腫瘤類型中實現有效的診斷和預測，但這還只是 AI 潛力的一部分。

2024 年 9 月《自然》雜誌上發佈了一項由哈佛醫學院、史丹佛大學和布萊根婦女醫院等機構合作的研究，介紹了一款全新的腫瘤診斷 AI。該 AI 能夠在多達 19 種癌症類型中進行腫瘤診斷、腫瘤微環境定位、治療策略指導和生存率預測等任務，其預測準確性超過了以往的 AI 診斷系統。

傳統的腫瘤診斷 AI 通常基於特定方法和樣本的組織病理圖像進行訓練，處理不同來源、不同人群和癌症類型的樣本時效果有限。而新研究中的 AI 模型——CHIEF（臨床組織病理學影像評估基礎），其訓練過程更為複雜。CHIEF 首先使用 1500 萬張未標記的圖片進行初步訓練，然後進一步在超過 6 萬張全視野組織切片上進行訓練，涵蓋了肺部、胃部、結腸、大腦、

肝臟、胰臟、皮膚和腎上腺等 19 種組織。這一過程旨在使 CHIEF 不僅能夠識別局部變化，還能將這些變化與完整的組織結構關聯起來。

完成這些訓練後，研究者將 CHIEF 應用於來自全球 24 個醫院、32 個獨立資料庫中的近 2 萬張全視野病理組織切片圖像。與現有最先進的深度學習方法相比，CHIEF 在各類任務中的表現提升了 36.1%，包括癌細胞檢測、腫瘤起源辨別、癌症患者治療效果預測，以及識別與治療反應相關的基因和 DNA 模式。

在癌症檢測方面，CHIEF 在包含 11 種癌症類型的 15 個資料庫樣本中，其預測準確性指標 AUROC（接受者操作特徵曲線下面積）達到了 0.9397（AUROC 值越接近 1，表明模型的準確性越高），而現有深度學習模型的 AUROC 值在 0.80 至 0.84 之間。對於未見過的手術切除組織病理切片圖，CHIEF 的 AUROC 也超過了 0.9。

此外，CHIEF 還能有效識別測試樣本中的基因特徵，包括與癌細胞生長和抑制相關的基因模式，並能夠識別 54 種常見的癌症基因突變。在實際患者中，CHIEF 能準確預測死亡風險，並發現長生存期患者的腫瘤中存在更多免疫細胞，這些細胞有助於攻擊腫瘤。相比之下，生存期短的患者腫瘤中則表現出細胞間連接減弱和更多非典型細胞核特徵。

這讓我們看到，AI 在癌症診斷、篩檢與治療的全過程中將發揮我們意想不到的效果，並且檢測成本更低、效率更高、效果更準、檢測更深，這是一個非常值得關注的方向，目前在中國也有一些醫院已經引入了基於 AI 的影像學診斷技術，在準確性、效率、成本等方面都表現出了非常不錯的優勢。

083

1/3的癌症可以預防

不容忽視的早期症狀

早在 1981 年，世界衛生組織就指出：「約有 1/3 的癌症是可以預防的」，並且「透過早期發現、診斷和治療，約 30% 的癌症能夠治癒」。醫學研究表明，癌症的早期和晚期並非僅僅取決於腫瘤的大小，而是基於分子和基因層面的差異。早期癌症通常伴隨較少的基因突變，不具備轉移能力，對免疫系統的影響也較小；而晚期癌症則具有更多的基因突變，腫瘤細胞增長迅速，免疫系統功能被嚴重破壞，治癒難度顯著增加。因此，及早發現和診斷癌症至關重要。

如果你出現了不明原因的體重顯著減輕、持續性咳嗽、長期存在的異常腫塊或結節、腹部疼痛或持續性消化不良、不規則陰道出血、迅速增大的黑痣或疣等症狀，儘管這些不一定意謂著你患有癌症，但仍應引起重視。這些症狀可能是癌症的早期信號，但也可能與其他疾病有關。例如，持續性嗆咳和痰中帶血可能與肺癌有關，尤其是吸菸者；不規則的陰道出血可能與子宮頸癌有關，特別是性交後或婦科檢查後出血。

總而言之，對癌症早期信號應保持警覺，特別是當你年齡超過 40 歲時，更需密切關注這些症狀。

初步檢查項目

如果你發現了上述症狀，建議盡快前往當地的腫瘤醫院就醫，醫生會根據你的具體情況選擇合適的檢查項目進行初步評估：

- **觸診**：仔細觸摸不明腫塊，瞭解其大小、硬度以及是否有結節，以初步判斷其性質。

- **分泌物檢測**：檢查一些器官分泌物，如鼻腔分泌物、痰液、胃液、尿液等。

- **X 光檢查**：主要用於檢查肺部、胃部和乳腺。

- **超音波檢查**：用於檢查腹腔內臟，包括前列腺。

- **內視鏡檢查**：主要針對胃、食道等部位的檢查。

- **血液檢查**：檢測血液中的腫瘤標誌物，如甲型胎兒蛋白、癌胚抗原、EB 病毒等，以評估肝臟、消化系統及鼻咽部是否存在腫瘤病變。

如果這些初步檢查結果顯示你可能患有癌症，醫生可能會建議進一步進行腫瘤組織的病理細胞學檢查，或者透過 CT（電腦斷層掃描）、MRI（磁共振成像）等檢查，來確定腫瘤的病變範圍和階段，從而制定詳細的治療方案。如發現早，癌症就更有可能對有效治療做出反應，並且可提高存活機率，降低發病率和治療費用。透過早期發現癌症並避免延誤治療，就可大幅改善癌症患者的生活。世界衛生組織提出，三分之一的癌症可以透過早期發現得到根治。透過規範化篩檢早期發現並進行手術治療，可以有效減輕癌症患者的痛苦和經濟負擔，因此，醫學界格外看重癌症早期篩檢。

084

肺癌：早期症狀往往隱蔽

大多數惡性腫瘤都有較為明顯的早期症狀，如包塊或疼痛等。然而，肺癌的早期症狀並不典型。很多肺癌患者是在體檢時或出現聲音嘶啞、胸悶、氣短等晚期症狀後才被發現，有些甚至在出現遠處轉移的症狀後才確診，錯失了早期手術治癒的機會。

常見的早期症狀包括：

■ 陣發性、刺激性嗆咳，經抗炎治療無改善；

■ 痰中帶血、咯血；

■ 胸痛、胸悶、壓迫感；

■ 氣短；

■ 發熱；

■ 進行性消瘦、聲音嘶啞、乏力、呼吸困難。

除了與肺癌直接相關的呼吸道症狀，肺癌的肺外表現形式也很複雜，包括：

■ 內分泌紊亂，如庫欣氏症候群、高血糖等；

■ 骨關節改變，如杵狀指；

■ 神經肌肉表現，如肌無力症候群；

■ 凝血性疾病，如血小板減少性紫癜；

■ 精神症狀；

■ 全身水腫；

■ 發熱；

■ 貧血；

■ 嗜酸性粒細胞增多症；

■ 腎病症候群等。

文獻表明，超過 30% 的肺癌患者可能出現這些肺外表現，其中近 13% 的人以這些非典型症狀為首發。儘管目前這些肺外表現的機制尚不完全清楚，但提高對這些症狀的認識對早期發現和診斷至關重要。

低劑量螺旋CT：肺癌篩檢的新利器

當前，肺癌的早期篩檢主要包括胸部 X 光片、痰液細胞學檢查和低劑量螺旋 CT。低劑量螺旋 CT 被認為是最有效的篩檢工具，能夠發現直徑小於 1 公分的肺癌，早期檢出率高達 80%。篩檢出的肺癌患者中，80% 至 90% 可以透過微創手術治癒，無需進一步的放射治療或化療。

雖然 CT 掃描的 X 光輻射量較高，一次胸部 CT 的輻射劑量是常規胸部 X 光片的 60-100 倍，但低劑量螺旋 CT 透過降低管電流、電壓和薄層重建技術，使得掃描速度快、劑量低，輻射劑量僅為常規 CT 的四分之一，是一種安全有效的篩檢手段。國際大型篩檢項目表明，每年進行一次低劑量螺旋 CT 篩檢不會對健康造成明顯危害。

AI診斷：肺癌篩檢的新技術

英國皇家馬斯登 NHS 信託基金會、倫敦癌症研究所和倫敦帝國理工學院的專家們開發了一種新的人工智慧系統，能夠識別 CT 掃描中發現的腫瘤異常是否有癌變的可能。隨著體檢中肺結節發現的增加，目前在 CT 掃描中發現的肺結節中，僅有 4% 到 5% 會發展為早期肺癌。而人工智慧在肺癌早期篩檢和精準診斷方面正在發揮重要作用。結合臨床患者資訊、結節影像資料和血液生物標誌物的人工智慧模型，就能會顯著提升肺癌早期診斷的準確性。一些醫院也都開始引入 AI 來進行肺部癌症的診斷與篩檢。

高危險族群：每年篩檢的必要性

美國胸科醫師學會（ACCP）和美國臨床腫瘤協會（ASCO）建議，55 至 74 歲，吸菸史達到 30 包 / 年且戒菸不足 15 年的高危險族群應進行低劑量螺旋 CT 篩檢。50 至 75 歲的高危險族群，如有以下風險因素，應每年進行低劑量螺旋 CT 篩檢：

- 吸菸 20 包 / 年或曾吸菸但戒菸不足 15 年；

- 被動吸菸者；

- 有職業暴露史（如石棉、氡等）；

- 有惡性腫瘤病史或肺癌家族史；

- 有慢性阻塞性肺病（COPD）或瀰漫性肺纖維化病史。

肺癌的主要治療方法

（1）外科手術

外科手術是早中期肺癌的主要治療手段，目的是徹底切除肺癌及附近淋巴結。對於適合手術的早中期肺癌患者，外科手術通常是首選治療。中晚期患者若年齡和身體狀況允許，也可考慮手術治療。

現代外科技術使肺癌手術不再局限於傳統的開胸手術，胸腔鏡手術和達文西機器人手術提供了更多選擇。

傳統開胸手術需要較大的切口，通常為 30 公分長，並可能需要斷開 1-2 根肋骨。雖然這種方法能充分暴露手術區域，但創傷較大，術後疼痛顯著。

胸腔鏡手術僅需 1-3 個小孔和 1 個較小的切口，創傷小，術後恢復快，疼痛少。研究表明，胸腔鏡手術相比傳統開胸手術在晚期非小細胞肺癌的治療中，患者的生存率和無復發生存率更高，住院時間更短。

達文西機器人手術透過控制台操作，使用三維高畫質內視鏡進行手術。相比腹腔鏡，機器人手術提供更高的精準度和更小的創傷，術後恢復快。全球已有超過 775,000 例達文西機器人手術的應用。

（2）放射治療

放射治療透過高劑量的放射線摧毀癌細胞，主要包括直線加速器、伽馬刀、射波刀等。質子重離子治療是新興的放射治療手段，能更精準地集中劑量於腫瘤部位，減少對正常組織的損傷。

根據日本國立癌症研究中心的資料，質子治療早期非小細胞肺癌的 2 年局部無復發生存率為 80%，總生存率為 84%。對於 III 期非小細胞肺癌，質子治療的 3 年生存率為 63.7%，顯著高於傳統放射治療。I 期肺癌的 5 年局部控制率可達 90%，某些試驗中達 97.6%。

（3）化學治療

化學治療使用藥物殺滅癌細胞，適用於全身播撒的腫瘤和中晚期癌症。小細胞肺癌通常優選化療，非小細胞肺癌化療效果較低，多用於安寧療護。化療的常見副作用包括噁心、嘔吐、脫髮等。

（4）標靶治療

分子標靶藥物針對特定的腫瘤靶點，能精準殺傷癌細胞而對正常細胞損害較小。近年來，標靶藥物從一代發展到四代，治療效果顯著，生存期大幅延長。例如，2019 年有報導指出，一名晚期非小細胞肺癌患者透過標靶藥物治療獲益超過 10 年。

（5）免疫治療

自 2015 年 FDA 批准首款免疫治療藥物 Keytruda 用於肺癌治療以來，免疫治療已成為晚期肺癌的一線治療方案，並在手術後的輔助治療中顯著提高生存期。免疫聯合化療也在小細胞肺癌治療中顯示出良好效果。

總結來看，隨著治療方案的不斷進步，肺癌的治療效果在不斷提升。日本和美國憑藉領先的醫療技術和治療手段，肺癌的生存率得到了顯著提高。

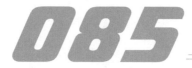

肝癌：無症狀才是早期跡象

在醫院，醫生常提醒患者，一旦感到肝區疼痛或出現黃疸，應立即就醫，盡早檢查。這是因為當肝區疼痛或眼睛發黃時，肝癌通常已經發展到晚期，此時手術切除的可能性往往非常小或已不存在。事實上，早期肝癌通常沒有明顯症狀。因此，沒有症狀的肝癌才有可能是早期的。一旦出現明顯症狀，肝癌往往已處於非早期階段。這正是由於肝臟內部沒有痛覺神經，肝癌在早期通常沒有明顯症狀。等到出現身體異常並到醫院檢查時，常常已進入晚期。肝癌的症狀易與胃腸疾病混淆，因此以下情況出現時應立即就醫，以免耽誤治療。

當出現以下症狀時，需要引起高度警惕：

- **肝區疼痛**：大多數中晚期肝癌患者首發症狀為肝區疼痛，發生率超過 50%。疼痛通常位於右肋部或劍突下，表現為間歇性或持續性隱痛。

- **腹部腫塊和黃疸**：眼睛的鞏膜和皮膚會出現黃染現象，這是由於肝功能受損引起的膽紅素積聚。

- **消化道症狀**：如食慾下降、飯後腹部飽脹、噁心、消化不良等。其中，食慾減退和腹脹最為常見。嚴重病例可能出現黑便、腹水、嘔血、內出血等症狀。

- **下肢水腫與腹水**：肝功能衰退會導致肝臟合成的白蛋白減少，血管中的液體滲出到腹腔，引發腹脹、腹圍增大、食慾減退、下肢水腫、體重增加、尿量減少、噁心、嘔吐以及全身倦怠等症狀。

- **吐血**：肝癌可能引起食道或胃靜脈瘤破裂出血，導致黑便或鮮血便，嚴重時可能會大量嘔血。
- **急性腹痛**：若肝癌破裂導致內部出血，可能會引發腹部突然劇烈疼痛，嚴重時可能導致休克或昏厥。

高危險族群應定期篩檢

B肝病毒感染在特定人群中更為常見，如兒童、中老年人、孕婦等，由於這些人群的身體抵抗力較弱，更易受到B肝病毒的侵襲。此外，醫務人員、經常接受輸血或血液製品的人、器官移植患者以及有多個性伴侶的人等，也是B肝感染的高危險族群，應特別注意B肝的預防。

B肝是一種常見的疾病，表現為疲倦無力、食慾下降、腹部疼痛等症狀。如果未能及時治療，B肝可能發展為肝硬化甚至肝癌。因此，預防B肝尤其重要，尤其是對高危險族群而言更需加強預防措施。那麼，哪些人群屬於B肝感染的高風險群體呢？

（1）兒童

兒童的肝臟血供豐富，細胞功能強大，但其免疫系統尚未完全成熟，難以有效清除肝炎病毒，且容易產生免疫耐受。特別是那些有肝炎家族史的兒童，感染B肝病毒後更容易發展為慢性B肝病毒攜帶者。

（2）老年人

隨著年齡的增長，中老年人的各個臟器功能逐漸退化，肝臟尤為明顯。肝內血液量減少，肝臟的代謝和解毒能力下降，再加上肝細胞的老化，使得肝臟損傷後的恢復能力減弱，同時全身免疫力也下降。因此，中老年人群是B肝感染的高危險族群。

（3）孕婦

孕婦由於胎兒的生長發育需要，母體必須提供額外的營養，導致肝臟負擔加重，抗病能力下降。因此，孕婦比其他女性更容易感染 B 肝病毒。

（4）其他高危險族群

此外，以下人群也容易感染 B 肝病毒：

- **醫務人員**：由於頻繁接觸血液和體液，感染風險較高。

- **經常接受輸血或血液製品者**：這些操作可能帶來 B 肝病毒的風險。

- **托幼機構工作人員**：由於密切接觸兒童，感染風險增加。

- **易發生外傷者**：外傷可能增加病毒傳播的機會。

- **器官移植患者**：需要長期使用免疫抑制藥物，增加感染風險。

- **有多個性伴侶者**：不安全的性行為增加了感染的可能性。

- **HBsAg 陽性的家庭成員**：家庭成員間的接觸可能導致病毒傳播。

- **不注重個人衛生者**：不良衛生習慣可能增加感染風險。

- **靜脈注射毒品者**：共用針具是 B 肝傳播的途徑之一。

對這些高危險族群而言，採取有效的預防措施，如定期檢查、接種 B 肝疫苗、注意個人衛生和安全行為，是預防 B 肝感染的重要手段。

B肝患者需要定期隨訪

B 型肝炎病毒感染是肝癌的主要原因之一。中國目前約有 1.2 億 B 肝病毒攜帶者，其中慢性 B 肝患者約 3000 萬。慢性 B 肝可導致肝硬化，進一步

發展為肝癌。80% 的肝癌患者伴有 B 肝肝硬化。因此，B 肝患者和 B 肝病毒攜帶者應定期進行隨訪，以便早期發現癌變跡象。

- **B 肝患者**：應每半年進行一次防癌篩檢，包括肝功能檢查、B 肝病毒檢測、肝臟影像學檢查（如超音波、CT 或磁共振）和甲型胎兒蛋白（AFP）檢測。

- **B 肝病毒攜帶者**：根據 2011 年《中國癌症早診早治專案技術方案》，B 肝表面抗原（HBsAg）初篩陽性者應進行甲型胎兒蛋白（AFP）和超音波檢查。隨後，根據檢查結果進一步進行肝臟功能、B 肝病毒檢測及肝臟影像學檢查。

非B肝患者：AFP+超音波檢查

除了 B 肝，C 型肝炎病毒、黃麴黴毒素、酒精性肝硬化、肥胖、吸菸等也是肝癌的主要誘因。隨著環境污染和食品安全問題的加劇，這些因素對肝癌的發生也起到了推動作用。因此，具有上述危險因素的人群應特別注意肝癌篩檢。篩檢方法包括甲型胎兒蛋白（AFP）聯合超音波檢查，建議每年至少進行一次。對於已有 B 肝肝硬化的高危險族群，建議每 3 到 6 個月篩檢一次。

需要注意的是，即使 AFP 等腫瘤指標正常，也不能完全排除肝癌的可能性。在中國，約 30% 的肝癌患者 AFP 等指標常常正常。而 AFP 升高並不等於一定是肝癌，其他因素如活動性肝病、肝硬化、妊娠等也會導致 AFP 升高。

新型肝癌分子標誌物：提高早期診斷率

原發性肝癌主要包括三種類型：肝細胞癌、肝內膽管癌和混合型肝細胞癌 - 膽管癌。其中，肝細胞癌（HCC）佔據 75% 至 85% 的比例，是對人

類生命和健康構成嚴重威脅的主要類型。對肝細胞癌高危險族群進行篩檢和監測，能夠幫助實現早期發現、早期診斷和早期治療，從而顯著提高治療效果。因此，及時準確地監測肝細胞癌非常關鍵。

近年來，血清生物學標誌物在肝細胞癌的監測和診斷中發揮了重要作用。新型生物標誌物的出現為肝細胞癌的研究提供了新的方向，包括甲型胎兒蛋白異質體比率、異常凝血酶原 / 脫 -γ- 羧基凝血酶原、高爾基體蛋白 73（GP73）、Dickkopf 相關蛋白 1（DKK1）、醛酮還原酶 -AKR1B10、磷脂醯肌醇蛋白聚糖 3（Syndecan-3）、液體活檢及微小 RNA 等。這些新型標誌物在肝細胞癌的監測和診斷中已經顯示出潛力，有些已經被納入肝細胞癌指南作為輔助診斷工具。

其中復旦大學附屬中山醫院經過 9 年的研究，開發出一種新型的早期肝癌診斷分子標誌物。這種標誌物由 7 種微小核糖核酸（microRNA）組成，檢測靈敏度和特異性均超過 80%。該檢測只需採集 0.2 毫升血漿，能有效識別甲型胎兒蛋白陰性的肝癌患者。該技術結合影像學檢查，能顯著提高 2 公分以下小肝癌的診斷準確率，並有助於良惡性肝內結節的鑑別。

此外，這種檢測方法對高危險族群（如 B 肝病毒攜帶者、B 肝、C 肝患者、肝癌家族史者及脂肪肝患者）進行篩檢，有助於提高肝癌的早期診斷率。在肝癌治療過程中，這種檢測還可以幫助評估療效和預警復發轉移。患者只需定期採集少量血漿，就能動態監測治療效果，並及時發現腫瘤復發的跡象，採取相應措施。

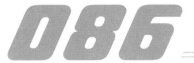

胃癌早發現，依託定期體檢

　　胃癌的死亡人數排在肺癌、結直腸癌之後的第三位。胃癌是東亞地區（日本、韓國、中國）發病率很高的疾病。日本胃癌的患者常多見於 40 歲以上的人群。但近年來，因胃癌死亡的人數有減少的傾向，在增長中的肺癌、結直腸癌之後，2014 年排在了第三位。按性別排位的話，男性第二位，女性第三位。即使按照排除受高齡化影響的計算（按照年齡調整的死亡率），也出現了減少的傾向。

　　對於胃癌的原因，有幽門螺旋桿菌感染、高鹽分飲食、吸菸等不良生活習慣。特別是中老年人群的幽門螺旋桿菌感染率較高，這點與胃癌的發生有著很大的關係。

　　由於胃癌在早期階段不會出現自查症狀，所以進行定期體檢是非常重要的。以前會進行胃部 X 光檢查和胃部內視鏡檢查，但近年來，由於導入了利用驗血進行胃蛋白酶原檢查，或與幽門螺旋桿菌抗體檢查並用的方法，及檢測患胃癌的風險檢診（ABC 檢診），這可以對發生胃癌風險較高的人群進行篩選，有助於對早期胃癌的診斷、治療。

　　胃癌早期幾乎沒有症狀，但病情一旦發生進展就會引起噁心、嘔吐、吐血、腹痛、因貧血導致的頭暈等症狀。

　　診斷時，會使用胃部內視鏡檢查（以前稱為胃部照相機）和對病變組織取樣的檢查、血液檢查、胃部 X 光檢查、CT 檢查綜合進行。利用胃部內視鏡檢查可以看到胃的內部、從胃的形態、顏色等方面，對疑似惡性腫瘤的病

灶組織進行部分取樣（活檢），之後進行病理診斷。胃部 X 光檢查可以對病灶的深度和擴散程度進行評估，血液檢查（腫瘤標誌物）和 CT 可以檢查是否出現轉移。

胃癌早期：模糊的不適

早期胃癌常缺乏明顯的特徵性症狀，大多數患者可能會感到一些模糊的不適。由於這些早期不適症狀缺乏特異性，容易被誤認為是普通的胃炎或胃潰瘍，導致誤診和不必要的治療。以下是一些可能預示早期胃癌的症狀，值得高度關注：

- **上腹部飽脹感**：這種感覺通常是一種模糊的悶脹感，沒有明顯的誘因。勞動時可能不明顯，但在靜止時會更加明顯，且這種感覺可能會持續較長時間。

- **上腹部疼痛**：通常表現為隱隱的輕微疼痛，雖然能忍受，但不容易緩解，或者緩解後很快復發。

- **食慾不振、胃食道逆流、脹氣、消化不良**：患者可能會感到食慾減退，對平時喜愛的食物也失去興趣，伴隨有胃食道逆流、脹氣或消化不良的症狀。這些症狀常與胃炎或胃潰瘍相似，容易被忽視。

- **大便隱血陽性或黑便**：這些症狀常被誤認為是胃潰瘍出血，特別是出血量較少時，可能不會引起患者的重視。

- **原有慢性胃病症狀變化**：對於已有慢性胃病的患者，如果近期疼痛規律發生變化，或之前有效的治療方法效果不佳，應特別警惕，並及時就醫。

胃癌篩檢的最佳方法

當前，早期胃癌的確診主要依賴於內視鏡檢查，但由於內視鏡是一種侵入性檢查，並不適合大規模篩檢，特別是對於沒有明顯症狀或低風險的患者。較為推薦的胃癌篩檢方法是結合血液檢測和內視鏡檢查。

目前在一些醫院中，較為認可的篩檢方法是進行血液迴圈檢測，包括血清胃蛋白酶原（PG）和胃泌素 17 的檢測。在此基礎上，根據血液檢查結果決定是否進行進一步的影像學或內視鏡精查。

透過血清胃蛋白酶原（PG）和幽門螺旋桿菌（Hp）抗體檢測，可以對胃癌的患病風險進行分層。如果血清 PG 水準穩定，通常表明胃癌風險較低，可每 5 年左右重複檢測。

根據血清胃蛋白酶原（PG）和幽門螺旋桿菌（Hp）抗體檢測結果，胃癌的篩檢建議如下：

- **A 級**：PG 陰性（-）、Hp 陰性（-）

  建議：不需要進行內視鏡檢查

- **B 級**：PG 陰性（-）、Hp 陽性（+）

  建議：每 3 年進行一次內視鏡檢查

- **C 級**：PG 陽性（+）、Hp 陰性（-）

  建議：至少每 2 年進行一次內視鏡檢查

- **D 級**：PG 陽性（+）、Hp 陽性（+）

  建議：每年進行一次內視鏡檢查

當迴圈血指標篩檢發現胃癌高風險人群時，建議進行內視鏡檢查。內視鏡檢查是目前診斷胃癌的金標準，特別是在平坦型和非潰瘍性胃癌的檢出率上，比其他影像學方法更為準確。

高風險人群篩檢策略

（1）中年男性（40 歲起）：

胃癌的發病率隨著年齡的增長而上升，40 歲以下人群的發病率相對較低。根據統計資料，多數亞洲國家已將 40 至 45 歲設定為胃癌篩檢的起始年齡。鑒於中國 40 歲以上人群的胃癌發病率顯著上升，因此建議 40 歲開始進行胃癌篩檢。

（2）有胃癌家族史者（35 歲起）：

大約 10% 的胃癌病例表現為家族聚集性，胃癌患者的親屬其發病率比無家族史者高出約 4 倍。因此，有胃癌家族史的人應特別重視篩檢，建議 35 歲開始進行篩檢。

（3）胃部疾病患者：

對於幽門螺旋桿菌（Hp）感染的患者，首先應接受幽門螺旋桿菌根治治療。如果治療無效，應考慮內視鏡檢查。胃潰瘍患者若經過正規治療兩個月仍無改善，或發現潰瘍擴大，需高度警惕胃癌，並立即進行內視鏡檢查。此外，對於因胃潰瘍或胃癌接受胃大部切除術超過 10 年的患者，建議每年進行胃鏡檢查，以防止胃癌的發生。

常見的胃癌治療方法

目前國際上對於胃癌的治療方法有內視鏡治療、外科手術（不開腹的腹腔鏡手術）、化療、放射治療，當然還有中醫療法。

如果惡性腫瘤是停留在黏膜層，沒有發生轉移的早期胃癌（I 期），可以只需使用內視鏡將胃壁上的癌灶剝離，實施內視鏡黏膜下層剝離術（ESD），對胃囊進行保守治療。如果被切除腫瘤組織的病理檢查結果經過評估，發生復發或轉移的危險性較高，需另行外科手術治療。

對於癌灶較深或疑似發生轉移（II、III 期）的標準治療，會進行手術切除。

作為手術標準會實施胃全切、幽門側胃切除（出口側 2/3 切除），周圍的淋巴結也會同時切除。如果是早期胃癌，會進行賁門側胃切除（入口側切除）或保留幽門，中段胃切除術（保留入口和出口，切除中間部分）。腹腔鏡手術的應用範圍也比較廣泛，特別是對沒有發生淋巴結轉移的早期胃癌，腹腔鏡下幽門側胃切除已經漸漸成為一般的治療方法了。

對於 II、III 期（部分排除）的惡性腫瘤，為預防術後復發，適用化療。

對於發生肝臟、肺部等其他臟器轉移，無法切除的情況，需進行以治療為目的的化療。

對化療有顯著效果的時候，可能會實施新型的切除手術進行治療（翻修手術），這種治療方法也正在關注中。

而這些對於胃癌的治療方法也是日本胃癌治療指南 2014.5 月改訂版的一些方式。不過對於胃癌而言，最重要的還是在於日常的健康管理，以及在治療的過程中結合中醫的一些調理，能夠更理想的達到治療的效果。

087

大腸癌早發現策略

　　大腸癌是一種惡性腫瘤，主要發生在大腸，即食物在胃和小腸消化吸收後，進入的大腸中，負責吸收水分並形成大便。大腸癌佔據了大腸惡性腫瘤的絕大部分。

　　大腸分為幾個主要部分：結腸（包括盲腸、升結腸、橫結腸、降結腸、乙狀結腸）、直腸（包括直腸乙狀部、升直腸、降直腸），以及附屬的闌尾、肛管和肛門皮膚。在這些部位發生的癌症統稱為大腸癌。例如，如果癌症發生在乙狀結腸，就被稱為乙狀結腸癌。

　　大腸癌起初發生在大腸內壁的黏膜細胞。隨著癌症的進展，它會逐漸侵入大腸的壁層（T：浸潤程度），並可能從周圍的淋巴結轉移到遠端淋巴結（N：淋巴結轉移），最終可能擴散到肝臟、肺部等遠處臟器（M：遠端轉移）。若不及時治療，大腸癌會對生命構成嚴重威脅。

　　大腸癌可以直接從大腸黏膜發生，也可以由腺瘤這種良性息肉的增大和癌變引發。近年來，大腸癌的發病率有所上升。根據 2015 年的資料，日本的大腸癌患者人數達 13 萬人，是該國發病率最高的癌症。按性別統計，大腸癌在男性中排名第 4，在女性中排名第 2。死亡人數方面，大腸癌僅次於肺癌，位列第 2，男性排名第 3，女性排名第 1。

關注大腸癌的早期蛛絲馬跡

大腸癌（包括結腸癌和直腸癌）在早期往往症狀不明顯，但只要留心，仍然可以發現一些警示信號。

常見症狀包括：

（1）便血

便血通常是直腸癌的首發症狀，常表現為便後便紙上出現血跡。如果發現此類症狀，應盡早就醫檢查。雖然痔瘡也可能引起類似症狀，但醫生透過肛門檢查或肛鏡檢查能夠幫助準確診斷直腸癌。

（2）腹痛

當結直腸癌引起糜爛或繼發感染時，腸道蠕動增加和痙攣可能導致腹痛。部分患者可能會出現持續性隱痛或典型的不完全性腸梗阻性腹痛，這種疼痛呈陣發性絞痛，持續幾分鐘後，氣體排出後疼痛會突然緩解。如果老年人出現這種症狀，應考慮結直腸癌的可能性。

（3）大便習慣改變

如果沒有其他明顯原因（如旅行、生活環境變化或藥物使用），而大便習慣發生了明顯變化，如大便變細，或排便頻率出現異常（例如原本一天一次變為一天多次，或幾天才一次），應引起注意。

（4）腹瀉

腹瀉可能表現為每日排便數次，甚至十餘次，伴隨黏液血便、黏液膿血便或稀便。特別是在年輕人中，出現排便不淨感（即裏急後重感）時，若常規治療兩週以上仍無效，應考慮結直腸癌的可能性。

篩檢大腸癌的「保險單」

大腸癌是第三個適合大規模篩檢的惡性腫瘤。篩檢可以顯著降低大腸癌的死亡率。以下是幾種常用的篩檢方法：

（1）大便潛血檢查

大便潛血檢查陽性可能表明腸道某處有微量出血，腫瘤是一個重要原因。然而，該檢查僅能證明腸道有微量出血，並不能確定是否有腫瘤或腫瘤的位置，必須結合結腸鏡檢查來確認。

（2）直腸指檢

直腸指檢透過醫生的手指探查腸道。儘管過去這個方法用於癌症診斷較多，但由於只能探查到約 10 公分深的區域，無法觸及整個結腸，尤其是結腸癌變得越來越常見時，直腸指檢的局限性逐漸顯現。

（3）結腸鏡檢查

結腸鏡檢查是目前最可靠的篩檢方法。雖然結腸鏡檢查有一定風險（如出血或穿孔），但如果僅為檢查而非治療，由經驗豐富的醫生操作，其風險幾乎可以忽略不計。

需要進行結腸鏡檢查的高危險族群

- 大便潛血陽性的中老年人（通常指 40 歲以上人群）。

- 過去結腸鏡檢查發現腸道有息肉的人需要定期檢查。

- 近親屬中有腸癌病例的個體，特別是多人得過腸癌的家庭成員，建議從 30 歲開始進行結腸鏡檢查。

- 有各種腸道症狀的人，應在醫生建議下進行結腸鏡檢查。

- 50 歲以上的老年人，可以將結腸鏡檢查納入常規體檢專案。

不要忽視肛門指診

直腸癌在早期通常沒有明顯症狀，往往在中期或晚期才會出現。因此，肛門指診是特別重要的。研究表明，低位直腸癌占直腸癌總數的 60%～75%，其中約 75% 的直腸癌可在肛門指診時發現。40 歲以上成年人進行健康體檢時，應將肛門指診列為常規檢查項目。

大腸癌的風險因素與症狀

大腸癌的主要風險因素包括飲酒和肥胖。此外，高齡和飲食習慣的西方化也是重要因素。比如在日本，儘管日本以其長壽而聞名，但大腸癌的發病率仍在上升。研究顯示，生活在日本的日本人與移居歐美的日本人相比，後者的癌症發病率更高，這表明環境和生活方式對癌症風險有顯著影響。

遺傳因素在大腸癌中的作用相對較小，通常認為只有約 5% 的癌症病例與家族遺傳有關。大多數病例與個人的生活方式、飲食習慣及環境因素有關，這些因素透過長期影響基因，導致細胞癌變。

除了家族性結腸息肉等少數遺傳性腫瘤外，大腸癌的個體發病原因較難明確，且對治療方案的選擇影響不大。常見的已知風險因素包括：飲酒、肥胖、運動不足。其他可能的風險因素還包括吸菸、糖尿病以及加工肉類和紅肉的攝取。

大腸癌的預防與治療

　　大腸癌的症狀根據癌症發生的位置有所不同。一般而言，與位於右側的盲腸和升結腸相比，位於左側的降結腸、乙狀結腸和直腸更難出現明顯症狀。

　　早期的大腸癌常無明顯症狀，通常在篩檢或體檢中偶然發現。常見的症狀包括便秘、腹瀉、大便變細、腹痛、腹脹、貧血和體重減輕。特別是高齡人士，如果出現便秘症狀且未及時就醫，可能是大腸癌的表現。癌症可能引起腸道功能失調，導致便秘、腹脹及氣體積聚。

　　如果癌症引發大腸梗阻，患者可能會經歷急性腹痛、腹脹和嘔吐。癌症引起的出血通常表現為血便，直腸癌可能引起明顯的鮮紅便血，患者往往誤以為是痔瘡。癌症還會導致體重下降，儘管食量沒有變化，可能表現為浮腫。

（1）確診與檢查

　　大腸癌的診斷通常透過腸鏡檢查進行，醫生會用內視鏡觀察並採集組織進行活檢。確診後，可能會進行 CT、PET-CT、超音波和 MRI 等檢查，以評估癌症的擴散情況和與周圍組織的關係。血液檢查中的腫瘤標誌物如 CEA 和 CA19-9 有助於預測大腸癌的預後、復發和轉移。

　　在術前，這些檢查有助於確定腫瘤的分期（0 期、I 期、II 期、III 期、IV 期），術後則需要定期檢查，以監測是否有復發或轉移。對於無法手術的患者，化療和放射線治療等延命治療也是常見的選擇。

（2）Ⅳ 期大腸癌的治療

標準治療方法包括手術、化療、放射線治療與中西醫結合治療。儘管 Ⅳ 期大腸癌通常難以透過手術根治，但如果能切除轉移灶（如肝或肺的轉移），仍有可能進行外科手術。術後，輔助化療用於預防復發，通常結合點滴和口服藥物，以及合適的中藥。放射線治療在中國目前還沒有普及，但對於盆腔固定的直腸癌有效。

（3）預防措施

目前沒有絕對的方法來徹底預防大腸癌，但可以透過改善生活方式和飲食習慣降低風險。以下是一些推薦的預防措施：

- **飲酒**：控制酒精攝取量，建議每日酒精攝取量不超過 22 克。

- **身體活動**：每天進行至少 60 分鐘的步行或相當強度的運動，每週至少進行 60 分鐘的加速呼吸和微汗運動。

- **體型**：維持適中的體重，中高年齡男性的 BMI 應在 21 ～ 27 之間，女性在 21 ～ 25 之間。

- **飲食**：飲食均衡，減少醃製食品和鹽分攝取，多吃蔬菜和水果。

- **定期檢查**：尤其是對腺瘤性息肉進行內視鏡檢查，及時切除可有效預防癌症的發生。

此外，某些研究還指出咖啡、蔬菜、魚類和維生素 D 等可能降低大腸癌的風險。然而，這些因素的證據仍在進一步研究中。基因檢查作為一種非診斷工具，透過評估基因層面的風險，也可以用於預防，但目前屬於自費專案，費用較高。綜上所述，透過綜合控制風險因素、定期體檢及早發現、及時治療，能夠有效提高大腸癌的預防和治療效果。

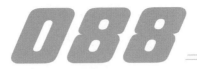

提高乳腺健康意識

乳腺疾病，無論是良性還是惡性，90% 的首發症狀都是乳房內出現腫塊。然而，這些腫塊的性質和發病年齡差異很大。

乳癌是乳房內最常見的惡性腫瘤，通常發生在 40 歲以上的女性。其主要症狀是乳房內出現腫塊，並且腫塊發展迅速。最初腫塊較小，但隨著時間推移會逐漸增大。如果腫塊侵犯到乳腺懸韌帶，可能會導致韌帶縮短，引起腫瘤表面皮膚凹陷，俗稱「酒窩征」。若腫塊位於乳暈或乳頭後面，可能引起乳頭凹陷。腫塊擴大後還可能導致乳房表面靜脈擴張，形似蚯蚓。如果腫塊影響到淋巴管回流，皮膚可能會腫脹，形成點狀凹陷，被稱為「橘皮症」。此外，若腫塊侵犯胸肌筋膜，可能限制腫塊的活動度。

纖維腺瘤

纖維腺瘤常見於 15 到 30 歲的女性。大多數為單個，也有少數人同時出現幾個，或手術後復發。腫塊發展緩慢，邊界清楚且規則，有時表面呈結節狀，活動度較大。觸摸時腫塊呈實性，硬度類似橡皮，通常無痛感，也不隨月經週期變化。

乳腺小葉增生症

乳腺小葉增生症，也稱為囊性增生病，通常發生在 20 到 50 歲的育齡期女性。這種病症與內分泌系統的分泌或節律不協調有關，主要表現為乳腺結

構異常，不屬於腫瘤或炎症。因此，在月經來潮前出現乳房分泌、脹痛等症狀，通常是正常生理現象，無需過度擔憂。

篩檢手段：體檢與影像學檢查

（1）常規體檢

乳腺自我檢查是女性暸解乳腺健康狀況的便捷方法。建議女性每月進行一次乳腺自我檢查。絕經前女性應在月經來潮後 7 到 14 天進行，而絕經女性可在每月的首日或自定某一日進行檢查。然而，自我檢查不能完全替代有經驗的臨床醫生的體格檢查。

（2）超音波與乳房 X 光攝影檢查

超音波檢查能夠多切面、全方位地掃描乳腺，檢測到 2 至 3 毫米的病灶，並準確定位，鑑別囊性或實性腫塊及其血流信號。乳房 X 光攝影檢查在檢測微小鈣化方面優於超音波，但對軟組織病灶的檢出率較低。由於亞洲女性乳腺組織緻密，乳癌發病年齡較西方人提前，因此超音波在乳癌篩檢中顯示出更大優勢。目前，超音波檢查被認為是中國女性篩檢乳癌的首選方法。成年女性每年至少應進行一次乳腺常規檢查，尤其是 40 歲以上或有乳癌家族史的女性，應每年進行乳房超音波檢查，必要時進行乳房 X 光攝影檢查。

高危險族群：需提前篩檢

乳癌的高危險族群包括：

- 具有明顯乳癌遺傳傾向的女性（如 BRCA 基因突變攜帶者）

■ 乳癌家族史的女性（如親屬中有至少 2 名乳癌患者，或男性乳癌患者等）

■ 既往有乳腺導管、小葉中重度不典型增生或小葉原位癌的患者

■ 既往接受過胸部放射治療的患者

　　高危險族群應提高乳腺健康意識，並提前進行篩檢（25 到 40 歲），每年一次。除了常規的體檢、乳腺超音波和乳房 X 光攝影檢查外，還可以在醫生指導下進行乳腺磁共振等檢查。

089

如何發現早期子宮頸癌？

子宮頸癌是常見的婦科惡性腫瘤之一，在中國女性惡性腫瘤中發病率僅次於乳癌。持續感染高危型人類乳突病毒（HPV）是子宮頸癌及其前驅病變的主要誘因。除了 HPV 感染，還有其他一些高危因素可能促使子宮頸癌的發展：

1. **不良性行為**：早期開始性生活、多個性伴侶或配偶有多個伴侶等不良性行為，均增加了子宮頸癌的風險。

2. **月經及分娩因素**：經期衛生不良、月經延長、早婚、早育、多產等因素對子宮頸健康的影響也不容忽視。

3. **性傳播疾病**：性傳播疾病引起的炎症會對子宮頸產生長期的刺激，增加子宮頸癌的發生風險。

4. **吸菸**：吸菸會導致尼古丁進入體內，降低免疫系統的功能，影響對 HPV 感染的清除，從而增加子宮頸癌，尤其是鱗狀細胞癌的風險。

5. **長期使用口服避孕藥**：長期服用口服避孕藥（超過 8 年）會使子宮頸癌，尤其是腺癌的風險增加兩倍。

6. **免疫系統缺陷與抑制**：HIV 感染導致的免疫缺陷，以及器官移植術後長期使用免疫抑制藥物，都可能提高子宮頸癌的發生率。

7. **其他病毒感染**：皰疹病毒 II 型（HSV-II）與子宮頸癌的關係也在研究中，儘管目前尚未完全確定其具體作用。

陰道異常流血是常見信號

早期子宮頸癌通常沒有明顯症狀，往往與子宮頸炎的表現相似，因此容易被忽視或誤診。然而，子宮頸癌在早期可能會出現一些警示信號，如白帶增多且有異味、接觸性陰道出血、月經不調、陰道不規則出血或絕經後出血等。研究顯示，約 81.4% 的子宮頸癌患者會經歷陰道出血，這些出血可能呈月經不規律、絕經期出血，出血量有時多有時少，無規律性，甚至可能導致繼發性貧血。此外，性交後出血或在婦科檢查、大便後出血，即使量少，也應引起重視。如果白帶增多、帶有少量血絲或呈粉紅色，女性應高度警惕。臨床資料表明，約 82.3% 的子宮頸癌患者會出現不同程度的白帶異常，如血性白帶或米湯樣白帶。因此，出現這些症狀的女性應及時就醫。對於沒有臨床症狀的育齡女性，也應每 1 至 2 年進行一次子宮頸抹片篩檢，以實現早預防和早治療。

提前篩檢的重要性：「三步」篩檢方法

子宮頸癌是一種常見的婦科腫瘤，對女性的生命健康構成嚴重威脅。實踐證明，定期篩檢可以顯著降低子宮頸浸潤癌的發生率和死亡率。子宮頸癌的發展過程從前驅病變到浸潤癌經歷了漸變的過程：從子宮頸不典型增生（輕度、中度、重度）到原位癌、早期浸潤癌，再到浸潤癌。這些前驅病變階段可以持續多年，且由於子宮頸易於暴露和觀察，因此早期病變可被發現。建議 25 歲以上的已婚女性每 3 至 5 年進行一次篩檢，而有子宮頸癌家族史的高危險族群應每年檢查一次。

常見的子宮頸癌篩檢方法包括：

（1）巴氏塗片檢查和宮頸液基薄層細胞學檢查（TCT）

巴氏塗片檢查曾有效降低子宮頸癌的發病率，但傳統巴氏分類法存在較高的假陰性率。自 1988 年起，伯塞斯達系統（TBS）逐漸取代了傳統分類法，而宮頸液基薄層細胞學檢查（TCT）相比 TBS 提供了更直觀的結果，提高了檢查的可信度。

（2）HPV 檢測

HPV 檢測的靈敏度高達 99.7%。根據 HPV 的致癌性，可以分為高危型和低危型 HPV。HPV 檢測不僅是子宮頸癌篩檢的重要手段，還適用於高危險族群的大規模篩檢。它可以預測子宮頸癌的發病風險，並指導篩檢的時間間隔，同時用於隨訪監測治療效果。

（3）陰道鏡檢查

陰道鏡檢查有助於從形態學和組織學上評估子宮頸狀況，提高對子宮頸癌和癌前病變的診斷準確性。它是一種與細胞學檢查互補的檢查方法，通常在細胞學檢查發現可疑癌細胞後進行陰道鏡檢查，並取活組織進行病理檢查。

（4）HPV 篩檢建議

HPV 感染的高峰年齡為 18 至 28 歲，大多數感染會在 2 年內自行消失。初次 HPV 感染通常不會引發子宮頸癌，但持續或反覆的 HPV 感染與子宮頸癌前病變及子宮頸癌的關係密切。因此，建議 30 歲以上女性定期進行 HPV 篩檢。以下是子宮頸癌的高危險族群：

■ 擁有多個性伴侶（超過 2 個）。

■ HPV 感染史（子宮頸癌風險增加 50 倍）。

■ 愛滋病病毒感染（子宮頸癌風險增加 5 倍）。

■ 首次性交年齡小於 17 歲。

■ 性傳播疾病史（如生殖器感染單純皰疹病毒、淋病等）。

■ 有下生殖道癌症病史（本人或性伴侶）。

■ 曾出現異常細胞學結果。

■ 吸菸（子宮頸癌風險增加 3 倍）。

通常，若連續定期篩檢未發現異常病變的女性，到 65 歲左右時可以考慮停止子宮頸癌篩檢。然而，如果有子宮頸癌家族史或感染了免疫缺陷疾病（如 HIV），則應如實告知醫生，並相應增加篩檢的頻率和手段。

即使沒有明顯症狀，仍建議及時接種 HPV 疫苗，並定期進行子宮頸癌篩檢。這有助於早期發現子宮頸的異常變化，阻斷疾病進程，避免發展成子宮頸癌。

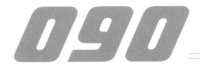

090

胰臟癌：最凶險的癌症之一

胰臟癌是消化外科疾病中的一種嚴重惡性腫瘤，是一種起源於胰臟導管上皮或腺泡細胞的惡性腫瘤，被醫學界譽為「癌中之王」。雖然胰臟癌的具體發病原因尚不完全明確，但研究表明，一些因素可能增加其風險，包括長期吸菸、不良飲食習慣、高體質指數以及胰臟的慢性損傷等。胰臟癌通常在晚期才會顯現明顯症狀，主要包括黃疸、體重下降，以及腹部不適或疼痛。其發生在胰臟組織內，胰臟位於腹部深處，主要負責消化酶的分泌和胰島素的調節。由於胰臟癌通常在早期沒有明顯症狀，導致許多患者在疾病已經進展到晚期時才被診斷出來，這使得其治療難度大、預後差。

胰臟癌主要特點和風險因素：

（1）無特異性早期症狀：

胰臟癌早期常表現為不明確的腹部不適、體重下降、食慾減退等，這些症狀容易被忽視或誤診為其他常見胃腸疾病。

（2）高風險因素：

- **吸菸**：吸菸者胰臟癌的發病風險顯著增加。

- **家族史**：有胰臟癌家族史的人群發病風險更高。

- **糖尿病**：長期糖尿病患者的胰臟癌風險也較高。

- **慢性胰臟炎**：長期慢性胰臟炎可能增加胰臟癌的發生機率。

胰臟癌的症狀

在疾病進展到晚期之前，往往不會顯現胰臟癌的症狀。此時，胰臟癌的症狀可能包括：

- 腹痛向兩側或背部擴散。

- 食慾不振。

- 體重減輕。

- 皮膚和眼白髮黃，稱為黃疸。

- 大便呈淺色或出現浮沉便。

- 尿液呈深色。

- 搔癢。

- 新患糖尿病或者已患糖尿病變得更難以控制。

- 手臂或腿部的疼痛和腫脹，可能是由血凝塊引起的。

- 疲倦或無力。

胰臟癌的篩檢與診斷

胰臟癌的早期篩檢方法有限，但以下檢查可以幫助早期發現或評估胰臟疾病：

- **影像學檢查**：如腹部超音波、CT 掃描或 MRI，有助於評估胰臟的結構和發現腫塊。

- **內視鏡超音波（EUS）**：可以更精確地觀察胰臟及其周圍組織，並有可能透過細針穿刺進行活檢。

- **腫瘤標誌物檢測**：如 CA19-9，雖然對胰臟癌具有一定的診斷幫助，但並非絕對可靠。

治療胰臟癌的方式取決於癌症的分期和患者的整體健康狀況，包括：

- **手術**：對於早期胰臟癌，手術切除是主要的治療方法。

- **放射治療與化療**：在手術無法完全切除或作為輔助治療的情況下，放射治療和化療可能會被使用。

- **標靶治療與免疫療法**：在某些情況下，可以考慮標靶藥物和免疫治療。

早期發現和及時治療是提高胰臟癌生存率的關鍵。因此，瞭解風險因素並進行適當的篩檢，對於提高胰臟癌的早期診斷率至關重要。

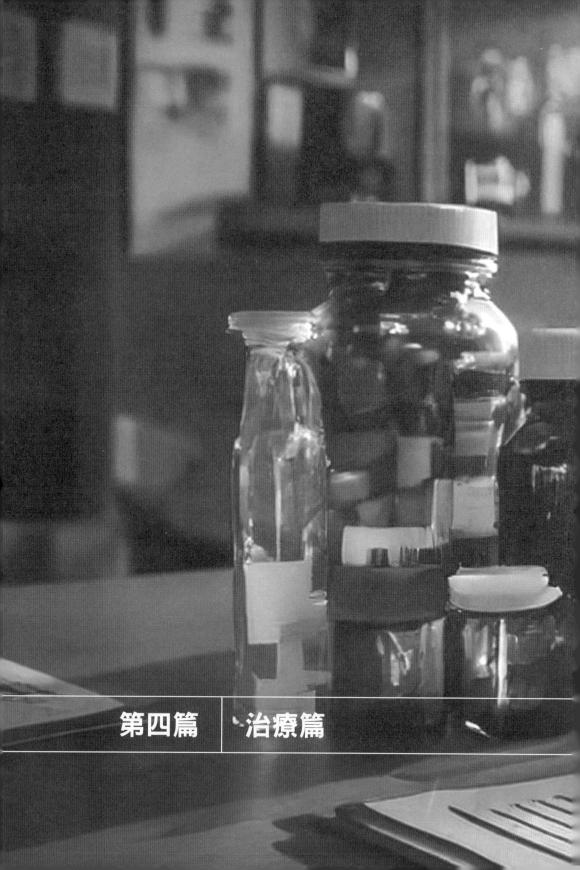

第四篇 | 治療篇

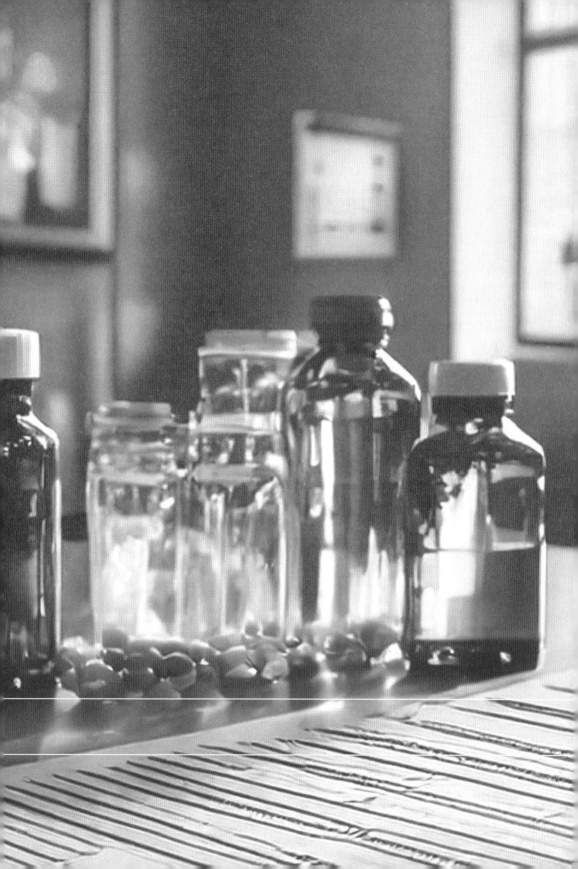

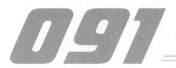

善意的隱瞞往往是徒勞的

毫無疑問，癌症的確診被視為一個沉重的「壞消息」。提到癌症，人們往往會聯想到患者原本平靜的生活即將被打破，面臨死亡的威脅。因此，無論是家屬還是醫療機構，有時可能會試圖隱瞞患者的病情。然而，在資訊科技如此發達的今天，隱瞞病情幾乎是不可能的。大多數患者在感到身體不適後，往往會聯想到可能的嚴重後果。

在中國，許多癌症患者的家屬選擇隱瞞真實病情，認為這樣做有助於維持患者的生活品質和治療效果。根據媒體報導，大約 70% 的中國癌症患者的病情被家屬隱瞞。然而，這種做法既不符合法律原則，也不符合多數患者的實際願望，可能會增加患者的心理壓力，甚至對治療產生負面影響。

我接觸的患者中，很多人在治療過程中曾告訴我，他們早已透過家屬的異常表現、過度的關心或表面上的輕鬆，猜測自己可能患了癌症。因此，善意的隱瞞往往是徒勞的。

那麼，面對壞消息，我們應該如何處理？我的觀點是：應該告知患者。然而，告知的方式需要因人而異。每位患者的性格、職業、年齡、閱歷、文化程度以及心理承受能力都不同。對於性格堅強、果斷且經歷豐富的患者，我們可以直接告知壞消息。然而，對於那些本身精神較脆弱、容易焦慮的患者，突然的強烈刺激可能會造成更大的心理衝擊。對於這類患者，我們需要更加小心，逐步地告知他們病情。總體來說，患者對壞消息的承受能力往往比我們想像的要強。

美國 1973 年的《患者權利法案》明確強調了患者在知情同意過程中的核心地位。該法案規定，患者有權知曉與疾病相關的診斷、治療、預後及風險資訊，享有接受或拒絕治療的權利，並在充分瞭解資訊後，擁有自主決定的權利。在實際醫療過程中，美國的醫護人員會首先向患者本人告知診斷和治療方案，由患者決定治療方案及何時通知家人。

在中國，2010 年透過的《侵權責任法》同樣將知情同意權的主體明確為患者。儘管該法律也規定在某些情況下可以向患者的近親屬說明情況並取得書面同意，但「此類情況」應理解為患者完全或部分喪失行為能力時。因此，當患者具備同意能力時，讓親屬代理行使知情同意權是不合適的。

將知情同意權代理給親屬，違背了知情同意權「保護患者個人和精神利益」的核心理念。

當然，在告知癌症患者壞消息之前，醫生和患者家屬應充分溝通，決定何時、何地以及如何告知患者病情。我們不提倡永遠遮掩真相，這種情感上的隱瞞只會浪費時間。我們認為應該讓患者正視病情，主動參與治療，與醫生共同面對癌症，因為這是他們必須面對的現實問題。在醫院，通常由經過專業培訓的資深醫生負責傳達「壞消息」。

一旦壞消息傳達給患者，家屬應更加積極地關心和照顧患者。通常，患者在被確診後會成為家中的重點關注對象，家人們會盡力提供各種物質幫助，並細心照顧。然而，這種突如其來的「愛心」關懷，可能會給患者帶來更多的恐懼，因為在他們看來，這些關懷像是為他們送行的腳步聲。此時，患者最需要的不是鮮花、營養品、抗癌偏方或所謂的舒適環境，而是誠摯的理解和有力的支持。我們應當花時間與他們溝通，用真心關愛他們，用理性瞭解他們，用科學的治療幫助他們。善意的隱瞞和物質的堆積是無效的，但誠實地面對癌症和真誠地走進患者的內心則是可以實現的。

　　臨床經驗表明，當癌症患者瞭解自己的病情時，更容易配合治療，這有助於延長生存期。到了癌症末期，患者可以做出對自己最有利的選擇，減少無效治療帶來的傷害。透過與患者及其家屬進行充分的溝通和規劃，患者的內心不安和不確定性會顯著降低。在病情發展過程中，坦誠分享感受並討論後續措施，可以讓患者在尊重自主性的基礎上實現自己的心願，達成生死兩全的平衡。

092

不要懼怕癌症初診

在人生中，約三分之一的人可能會罹患癌症，而近四分之一的人可能因癌症而去世。儘管癌症如此普遍，大多數患者在被診斷時常常沒有任何心理準備，這種突如其來的打擊像晴天霹靂一樣，讓患者及其家屬感到無措。這種情況下，患者常常會經歷震驚、懷疑、否認、憤怒、恐懼和悲傷等負面情緒。

是否應該告知癌症患者真實情況，這是一個讓醫生感到困惑、讓患者感到猶豫、讓家屬心生憂慮的難題。曾經有一項問卷調查顯示了這一問題的複雜性。調查問卷詢問了兩個問題：「如果親人被診斷為癌症，你會告訴他真相嗎？」以及「如果你自己被診斷為癌症，你希望知道真相嗎？」結果顯示，在 2000 多份回答中，74% 的受訪者選擇在親人得病時隱瞞全部或部分病情，只有 26% 的人選擇將所有資訊告知患者。然而，當問題換成自己時，85% 的人表示希望知道所有的病情資訊。

面對是否應該告訴患者，以及何時告訴患者，這一直以來的還是一個處於爭議的問題，不過以下建議或許可以幫助初次被診斷為癌症的患者應對這一困境。

（1）選擇醫生及醫療團隊

確診癌症後，首要任務是選擇一位醫生及其醫療團隊。尋找一個優秀的醫療團隊非常重要，因為癌症的診斷與治療通常涉及多個學科，且過程複雜。除了某些早期癌症可能只需單一的根治性手術或放射治療外，多數癌症

需要綜合運用手術、放射治療、化療等多種方法。因此，單憑選擇一個醫生是不夠的，最好選擇一個能為患者提供綜合治療方案的團隊，並選出主導治療決策的醫生。當然，這裡重要的是要確保選擇的醫生和團隊來自正規醫院及腫瘤專科。

（2）準確全面評估病情

在確診癌症後，患者及家屬通常會急於開始治療。然而，癌症是一個慢性病，病程通常已持續多年。現有的抗癌治療方法往往具有一定的創傷性和毒性，因此，確診後如果沒有緊急情況，切忌急於幾天內進行手術等治療。治療前應首先進行全面的病情評估，包括：

■ 癌症的性質診斷，確認癌症的病理類型；

■ 癌症的臨床分期，明確腫瘤的擴散範圍；

■ 患者的身體狀況評估，特別是重要器官的功能狀態，判斷是否能耐受治療。

不過需要注意的是，在尋找醫生就診時，最好攜帶已有的病歷記錄、影像學檢查膠片、超音波和血液檢驗報告等資料，以方便醫生更詳細、全面的瞭解患者的過往與當下的資訊。

決策治療目標與方案

癌症治療的成功關鍵在於明確治療目標和制定合理的治療方案。在全面評估病情後，醫生會分析可能達到的最佳治療目標，並根據這一目標制定整體治療方案。如果需要綜合治療，醫生會安排各種治療方法的實施順序。無論是根治性治療還是姑息性治療，單一方法還是綜合手段，醫生都會充分評估各種治療方法的獲益與風險，權衡利弊。當然，患者家屬也可以多方尋求解決方案，以瞭解與評估更為合適的方案。因為癌症是一個複雜疾病，目前

現代醫學解決的方法也有一定的局限性，但患者及家屬應積極配合、參與治療目標和方案的決策是比較關鍵的癌症治療的原則。

癌症治療是醫療護理中最為複雜的領域之一，涉及多個專科醫生和護理人員的緊密合作，包括初級保健醫生、婦科醫生、腫瘤科醫生、放射科醫生、外科醫生、病理科醫生，以及護士、放射治療師、物理治療師、營養師、中醫師、社會工作者和藥劑師等。同時，治療計畫需要綜合考慮癌症的類型、位置、分期（如腫瘤的大小和擴散情況）、基因特徵以及患者的具體狀況。決策過程中還需評估以下因素：

- 治癒的可能性，或在無法治癒的情況下是否能延長壽命

- 治療對症狀的改善效果

- 治療可能帶來的副作用

- 患者的經濟負擔能力

- 患者的個人意願

癌症患者通常期望獲得最佳治療效果、最高的生活品質和最長的生存期。然而，患者必須理解治療可能帶來的風險，並與所有參與治療的醫生討論個人意願，積極參與治療決策。在癌症首次診斷時，主要目標是盡可能徹底清除癌症。這可能透過單一治療手段或手術、放射治療、化療及其他癌症治療方法的組合來實現。有時，治療還旨在清除體內可能存在但尚未顯現的癌細胞。

即使癌症無法治癒，治療通常可以緩解症狀，從而改善生活品質，這種治療稱為安寧療護。例如，若手術無法完全切除腫瘤，放射治療可以使腫瘤縮小，從而暫時緩解疼痛和其他局部症狀。

鑒於治療的複雜性，為確保患者接受安全有效的治療，制定治療規範非常重要。治療規範基於臨床試驗的結果，醫生透過試驗比較新藥物和治療組合與標準治療的效果，來確定最有效的治療方案。雖然臨床試驗為患者提供了參與的機會，但並非所有患者都符合資格，其中的風險需要充分的披露給患者及其家屬。

癌症治療的反應

當癌症經過治療之後，完全消失，稱為完全緩解。醫生會定期監測治療中的患者，包括影像學檢查和實驗室檢查，以追蹤癌症的反應和及時發現復發。有些癌症產生的腫瘤標誌物（如前列腺特異性抗原 [PSA]）可以在血液中檢測到。雖然這些標誌物不能用於篩檢或診斷癌症，但它們可以幫助評估治療效果。如果標誌物在治療前存在而治療後消失，可能說明治療成功；若標誌物再次出現，可能表示癌症復發。

治癒被視為最理想的結果，意謂著所有癌症的跡象消失，經過長時間觀察後未再復發。一些類型的癌症，如果患者在 5 年或以上時間內保持無病生存，醫生通常認為已治癒。對於其他類型的癌症，可能需要更長時間才能被視為治癒。

部分緩解是指癌症的大小或範圍減少一半以上，儘管仍在影像學檢查中可見。對於這些患者，雖然癌症可能會再次生長，但通常症狀會減輕，生存期也會延長。緩解的持續時間指從部分緩解到癌症再次增大或擴散之間的時間間隔。在某些患者中，雖然治療未能實現完全或部分緩解，但癌症不再生長或擴散且沒有新症狀，這種情況也是有益的。最不理想的治療反應是腫瘤繼續增大或在新部位出現。

　　癌症完全消失後再次出現稱為復發。無病間期指癌症完全消失到再次出現的時間間隔。總生存期是指從癌症診斷到患者死亡的時間間隔。某些癌症，如乳癌或淋巴瘤，因對化療或放射治療反應良好，稱為反應性腫瘤。而如胰臟癌或腦癌等，因大多數此類癌症對化療或放射治療反應差，稱為耐藥性腫瘤。某些腫瘤，如許多消化道和肺部腫瘤，可能初期對化療有反應，但隨後會變得耐藥。轉移性癌症（已擴散到其他部位的癌症）通常無法治癒。

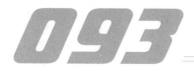

癌症治療的「兩大原則」

時至今日，癌症依然時刻在奪走無數寶貴的生命，導致人們談癌色變，彷彿癌症就是無藥可救的絕症。然而，癌症並非如我們想像的那樣可怕，癌症的本質是免疫力缺陷所導致的一種慢性疾病。正確認識癌症，遵循兩大治療原則，能夠增強抗癌信心，並有望戰勝癌症。

原則一：積極樂觀的心態是治療的起點

中醫學認為，強烈的精神刺激或長期的情緒困擾可能損傷身體機能，引發疾病。中醫提到的「七情傷病」以及現代心理學研究均表明，精神因素與惡性腫瘤密切相關。研究發現，重大生活事件如抑鬱和悲傷通常在癌症發生前的 6 至 8 個月出現。臨床上，許多癌症患者在得知自己病情後，常表現出恐懼、焦慮、孤獨等負面情緒。實踐中的「想像療法」建議患者在醫生指導下進行自我暗示，例如想像自己如何戰勝癌症，這可能有助於提升免疫功能。患者應努力保持樂觀心態，積極面對生活中的變化，培養平和的生活態度，避免情緒波動過大，做到開朗豁達。

原則二：樹立正確的治療態度，辨別真實與虛假

許多癌症患者在確診後常將治療完全交給醫生。然而，患者在治療過程中應保持主動地位，選擇並引導醫生的治療方案。每次就醫時，患者應明確描述自己最困擾的症狀和期望的治療目標。初次就醫時，建議選擇時間較為

寬裕的特需門診，雖然費用較高，但能夠獲得充分的時間瞭解病情，與醫生討論最適合的治療方案。

　　癌症患者在面對治療時，常因「病急亂投醫」的心理而受到不良商家的欺騙。許多商家利用患者的焦慮心態，推銷所謂的「抗癌保健品」。這些保健品雖然宣傳有類似藥物的成分，但其劑量和使用方法通常與真正的藥物不同。患者誤將保健品當作藥物使用，最終可能導致經濟損失和病情耽擱。因此，癌症患者應信任正規醫院，接受專業治療。癌症目前沒有特效藥或萬能藥，只有透過科學的治療方法，才能有康復的機會。

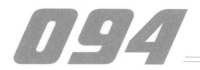

正確認識癌症的發生

癌症的發生是一個複雜的過程，涉及內部因素和外部環境因素的共同作用。

內部因素：在正常生理狀態下，細胞透過新陳代謝維持功能。但在內外致病因素的影響下，細胞的基因可能發生改變，導致異常增殖。這些癌細胞能夠從局部擴散到身體其他部位，而免疫系統清除異常細胞的能力減弱。此外，隨著年齡增長，機體的代謝功能下降，新生細胞可能出現異常生長，增加癌變的風險。

外部因素：不健康的飲食習慣、工作與生活環境、吸菸和飲酒等行為對細胞產生負面刺激，增加癌變的風險。

情緒因素：除了內外因素，情緒狀態也對健康產生影響。情緒問題不僅與癌症相關，也可能影響其他疾病的發生和發展。

癌症治療的六大技術

1. **外科治療**：外科治療傳統上包括局部切除，即透過手術切除病變部位。然而，現代醫學也採用了類似手術效果的手段，例如射頻消融，這種方法透過熱能銷毀惡性腫瘤，特點是局限於局部治療。

2. **放射治療**：過去二三十年，放射治療技術取得了顯著進展。透過精確聚焦的射線來殺死惡性腫瘤，放射治療可以在最大程度上減少對正常組織的損害。

3. **化學治療**：化療是一種關鍵的治療手段，適用於全身各個部位的惡性腫瘤，如淋巴瘤和其他血液系統疾病。化療透過殺傷迅速增殖的細胞來治療癌症，但也會影響其他增殖細胞，如頭髮和胃腸道黏膜。這些副作用，如噁心、嘔吐和腹瀉，通常在化療結束後約兩週內恢復。

4. **標靶治療**：標靶治療代表了精準治療的一個重要進步。它針對癌細胞的特定分子靶點，適用於非小細胞肺癌、某些血液疾病和胃腸道間質瘤等。然而，對於某些類型的癌症，如肝細胞肝癌，現有的標靶藥物的有效率仍然有限。

5. **免疫治療**：免疫治療是近年來新興的治療模式，透過啟動機體自身的免疫系統來識別並殺滅癌細胞。目前，這種治療方式已經應用於包括非小細胞肺癌、小細胞肺癌、淋巴瘤、黑色素瘤和腎癌等在內的十多種癌症。

6. **中醫治療**：中國傳統醫學在腫瘤治療中有多種方法，主要包括內治法與外治法兩種。內治法是根據辨證論治的原則，使用中藥湯劑、單方和驗方進行治療。這種方法廣泛應用，適用於各類腫瘤患者。常用的內治法包括：清熱解毒法、活血化瘀法、扶正培本法、軟堅散結法、以毒攻毒法等療法。外治法是將藥物直接作用於腫瘤及相關部位，通常包括，敷貼法：將藥物貼在病變部位，化散癌毒。根據病情需要選擇不同性質的藥物進行敷貼。祛腐法：使用具有腐蝕作用的藥物直接治療體表腫瘤，使其腐蝕脫落並生成新組織。系瘤法：如使用浸藥汁的絲線結紮腫瘤根部，或用枯瘤方治療腫瘤的枯瘤法。

　　但是不論哪種治療方式，癌症的發生都與患者的體質有關，治癒的關鍵在於控制癌細胞的增殖與改善患者的癌症體質，即使在手術切除腫瘤之後。西醫透過放射治療和化療殺滅體內的癌細胞，但這種方法除了對癌細胞有殺滅作用，也會對正常細胞造成損害，老年患者特別難以忍受，許多患者因此中斷治療，嚴重的甚至因治療引發的併發症而死亡。在這方面，中醫藥展

現出顯著的優勢。無論是手術後的鞏固治療，還是減少放化療帶來的毒副作用，中醫藥都能發揮獨特作用。透過補氣養血、滋陰補腎等全身治療，中醫藥可以扶正固本、減毒增效，有效提高癌症患者，特別是老年患者的免疫功能，幫助殺滅體內殘留的癌細胞。中醫藥在癌症治癒、延長帶瘤生存期、提高生活品質等方面發揮了重要作用。隨著對癌症認識的深入，中醫藥將在癌症的綜合治療中扮演越來越重要的角色。

095

記住這五條，切勿病急亂求醫

　　急於就醫並不總能獲得最佳療效，亂用藥物可能帶來更大傷害。儘管癌症的早期發現和及時治療無疑能顯著提高治癒的機會。然而，實踐中許多患者因「病急亂求醫」而未能獲得最佳治療效果。

　　以下是一些常見的問題：

1. **癌症多為中晚期**：急於就醫可能耽誤正規治療。癌症通常隱匿性強，往往在患者察覺之前已發展到較晚階段。一旦確診，很多患者及其親友因緊張和恐慌，急於尋找醫療資源，希望盡快治療。然而，這種急於求醫的心態可能導致忽視正規診療流程，從而錯過最佳治療時機。尤其是聽信一些所謂的民間偏方，我就曾經接觸過一些患者，帶著一些自己在服用的民間偏方來諮詢，一些偏方裡甚至含有比較強的毒素，對於癌症患者的治療會帶來嚴重的傷害。

2. **應「擒賊先擒王」**：但也需清除殘留癌細胞。癌症從初期到晚期經歷了一個漫長的過程，早期癌變細胞可能已經在體內存在多年。因此，在治療時不僅要重點攻克原發腫瘤，還需徹底清除體內的殘留癌細胞。這需要耐心細緻的調研和治療規劃，而不應急於求成。尤其需要藉助於飲食、作息與中醫方面的調理結合，來提升自身的免疫能力。

3. **醫學專業分工明確**：急於就醫難以找到最佳方案。醫學領域的不斷發展帶來了許多新技術和治療手段。各專業醫生的專長不同，急於就醫可能導致患者接受不適合的治療方案。因此，最好在充分瞭解各種治療方案後，選擇合適的專家進行綜合治療。

4. **癌症治療需個體化和綜合性方案，無法一蹴而就**：現代癌症治療強調個體化和綜合治療，治療方案的制定需要詳細的診斷，包括病理類型、受累器官、癌症擴散情況等。這些檢查和方案制定需要時間，急於求治可能導致治療方案不夠科學和完善。

5. **某些早期癌症可能不發展，急於求治可能導致遺憾**：已知一些早期癌症在很長時間內可能不會發展為致命病變，特別是一些「惰性癌」如前列腺癌、甲狀腺癌和乳癌。當發現這些早期癌症時，過於急切的治療可能帶來不必要的心理和身體負擔。對於這種情況，合理的做法是進行觀察和定期隨訪，只有在確實有變化時再進行處理。

　　總之，癌症治療需要冷靜和科學的方法，患者應在明確診斷後，選擇正規的醫療機構和專家，制定適合自己的綜合治療方案，以實現最佳治療效果。切記盲目相信民間偏方，以及隨意使用各類保健品，因為一些保健品的劑量並不適合於癌症患者。

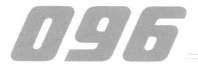

癌症治療的常見問題

目前的癌症治療方式有哪些？

- **外科治療**：透過外科手術切除受癌細胞侵襲的組織。

- **化學治療**：利用藥物透過注射或口服的方式進入體內，殺死或抑制癌細胞的生長。

- **放射治療**：透過高劑量的放射線照射癌症部位，以摧毀癌細胞。

- **免疫治療**：透過啟動身體的免疫系統，針對癌細胞的特定生物標誌物進行治療。

- **標靶治療**：針對癌細胞的特定特徵或轉移機制進行的治療，包括口服和注射兩種方式。

- **激素治療**：針對與激素相關的癌症，如乳癌和前列腺癌，使用抗激素藥物進行治療。

- **心理治療**：增強患者及其家屬的心理支持，包括腫瘤心理諮商。

- **緩和醫療**：針對癌症晚期患者的症狀，如疼痛、噁心嘔吐、呼吸困難、食慾不振，使用藥物或輔助療法進行舒緩治療。

- **另類療法**：包括生活習慣和飲食調整以及民間偏方的使用。

- **自體免疫細胞治療**：從患者體內抽取免疫細胞，經過培養和啟動後再輸回體內，以對抗癌細胞。

■ **中醫療法**：藉助於中藥湯劑聯合中藥敷貼、穴位注射、艾灸、氣功、耳針、點穴等多種特色療法來達到控制癌症發展，實現逆轉的方式。

癌症治療是否一定需要手術？

一般而言，如果癌症局限於一個部位，手術通常是首選治療方法，可以透過切除腫瘤及周圍的淋巴組織來清除癌變區域。有時，醫生也可能需要切除鄰近有病變的器官。雖然手術有可能引發癌細胞擴散，但這種情況並非必然。手術後，醫生可能會根據復發風險，建議進行輔助治療，如化學治療、放射治療、激素治療或標靶治療。

手術是否總是需要切除全部器官，如乳房或子宮？

這取決於癌症的分期以及是否侵襲了周圍組織或淋巴結。例如，早期乳癌患者可以選擇乳房保留手術，而子宮頸原位癌則可以透過子宮頸錐形切除手術解決。通常，早期發現且未轉移的腫瘤，手術可以保留原有器官。具體治療方案應根據醫生的專業判斷來決定。

化學治療是否一定會導致脫髮？

化學治療透過不同途徑（如靜脈注射或口服）將藥物送入體內，以抑制癌細胞生長。這是一種全身性治療，常見副作用包括噁心、嘔吐、腹瀉、口腔潰瘍、疲勞、脫髮及血細胞減少。脫髮並非必然，具體副作用的程度取決於所使用的藥物和劑量。

為什麼化學治療會產生副作用？

化學藥物主要針對癌細胞的快速生長和分裂，但體內某些正常細胞也以較快的速度生長，例如骨髓中的造血細胞、消化道黏膜細胞、生殖系統細胞和毛髮毛囊細胞。這些細胞也可能受到藥物影響，從而引發副作用。治療結束後，這些細胞通常會逐漸恢復。

放射治療是否會傷害到其他器官？

放射治療透過高劑量的放射線局部照射癌細胞，阻止其擴散和轉移。由於治療是局部的，副作用與照射部位及劑量相關。放射治療可能對周圍正常組織造成一定損傷。治療前會進行定位，以最大限度減少正常組織的損害。副作用包括疲勞、照射部位的皮膚發紅和脆弱、以及特定部位的功能障礙，如口乾、吞嚥困難或腹瀉等。

癌症治療是否很辛苦？

某些治療副作用難以避免，但隨著醫療技術的進步，許多副作用，如噁心和嘔吐，有了有效的預防藥物。患者應隨時與醫療團隊溝通，共同解決治療過程中遇到的不適。

中西醫結合治療是否能提高療效？

調查顯示，50-80% 的癌症患者曾使用中藥，這表明許多患者對中藥有期待。雖然一些中藥已被證實有抗癌作用，但大多數仍在臨床試驗階段。想要結合中醫輔佐西醫治療的患者，建議選擇合格的中醫醫療機構，並與主治醫生討論，以確保安全和效果。

診斷為癌症後治療能活多久？

　　癌症的生存率取決於腫瘤的位置、大小、數量以及分期。早期發現通常治癒率較高。統計顯示，許多 0 期癌症患者的 5 年生存率接近 100%。晚期癌症的生存率則較低。治療過程可能較長，建議遵循醫生的治療計畫，避免使用偏方或隨意中斷治療，以免延誤治療。

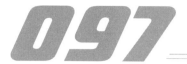

綜合治療：
惡性腫瘤治療的現代模式

綜合治療指的是根據患者的身體狀況、腫瘤的病理類型、侵犯範圍和發展趨勢，有計劃地合理運用手術、放射治療、化療、中醫中藥以及生物治療等多種治療手段，以最大限度地提高治癒率並改善患者的生活品質。

綜合治療是當今惡性腫瘤治療的合理模式，也是未來發展的方向。然而，這並不意謂著所有腫瘤都需要綜合治療，也不是所有治療手段都必須同時使用。綜合治療方案應根據腫瘤的性質、發生部位以及患者的具體情況來量身訂製。合理的綜合治療方案可以達到 1+1>2 的效果，而不合理的方案則可能導致 1+1<2 的效果。

對於大多數局限性腫瘤，常見的做法是先進行手術，術後根據手術情況和病理報告決定是否需要放射治療或化療。對於一些早期惡性腫瘤，單純手術通常就足夠，無需額外的化療或放射治療。相反，對於一些全身性疾病如多發性骨髓瘤、白血病和某些惡性淋巴瘤，化療往往是首選的治療方法。

對於皮膚癌，主要問題是局部控制，單純的手術或放射治療通常可以治癒，不必進行過度的切除、預防性放射治療或全身化療，以免給患者帶來不必要的痛苦和經濟負擔。對於一些看似局限但有遠處轉移可能的腫瘤，如小細胞肺癌，必須在局部治療前進行積極的全身化療，以提高治療效果。對於因手術範圍受限而局部復發的惡性腫瘤，如中樞神經系統腫瘤，輔助放射治療可以在一定程度上提升手術效果。對於一些發展迅速的惡性腫瘤，如炎性

乳癌，貿然手術可能不合適，通常應先使用化療和放射治療，使腫瘤相對穩定後再考慮手術。

　　惡性腫瘤的治療已經進入綜合治療的時代。患者及其家屬應避免過分依賴某一種治療方法，只有綜合運用多種治療手段，才能獲得最佳的治療效果和改善生存品質。

098

癌症的個性化精準治療

隨著醫學的發展，個性化癌症治療成為近年來治癌的新趨勢。什麼是精準治療？精準治療聚焦於患者個體的特定基因變異，這些變異可能影響癌症風險或癌細胞對治療的反應。醫生透過基因檢測結果制定個性化的治療計畫，從而做出更精準的診斷，改善治療效果，並評估癌症風險，提供健康習慣調整、早期篩檢測試及其他預防措施的建議。

個性化或精準治療的核心在於基因突變的理解。什麼是基因突變？人體每個細胞中的 DNA 包含我們的基因。在細胞分裂過程中，基因被複製，如果複製過程中出現錯誤，就會導致基因突變。

癌症基因檢測的作用

癌症基因檢測主要有兩種用途：治療和預防。檢測通常涉及從組織樣本或血液中提取樣本進行分析，結果可能需要幾週或更長時間。近年來，液體活檢技術已被引入癌症診斷，透過分析血液、胸水、心包膜積液或腦脊液中的腫瘤細胞，檢測基因變異。液體活檢創傷性小，適合某些病情已惡化或年長體弱的患者。

隨著分子生物學的發展，下一代基因測序技術變得更加普及，能夠同時分析數百到上千個腫瘤基因。這使得醫療團隊能夠在癌症的不同階段進行更精準的個性化分析。例如，透過檢測癌細胞是否存在特定的基因突變（如肺癌的 EGFR 突變），來指導治療方案。現在，單次樣本可以透過全面基因組分析檢查癌細胞的所有生物標記和 300 多種基因變異，效率大幅提高。

在預防方面，對於有癌症家族史的高風險人群，透過基因檢測可以評估其癌症風險，並制定監測方案。目前已知的遺傳性癌症基因約 50 種，如攜帶 BRCA 基因突變的人，其乳癌和卵巢癌的風險顯著高於普通人群。一旦發現 BRCA 基因突變，需進行密切追蹤，甚至與醫生討論是否進行預防性措施。

個性化治療的好處

個性化癌症治療和基因檢測使治療更加針對性，旨在提高療效，增加治療機會，並減少副作用，從而實現更理想的疾病控制。在個性化治療方案中，從檢查、確診到治療，通常採用跨專業團隊會診模式（MDT），由不同專業領域的醫護人員組成團隊，制定和整合治療策略。而不論是中醫還是西醫，個性化針對性的治療方式，對於提高治療的成功率都是非常關鍵的方式。

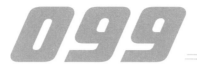

腫瘤MDT：
訂製最優診療方案

　　MDT（Multi-Disciplinary Team，多學科協作）診療模式始於 20 世紀 90 年代的美國，並迅速推廣至全球。MDT 由兩個或更多不同學科的專家組成固定團隊，定期針對特定疾病進行臨床討論，以制定個體化的診療方案，旨在實現最佳治療效果。

　　從醫學發展的角度看，醫學領域的學科劃分經歷了不斷的分合。以腫瘤為例，最初我們根據身體的不同部位來區分腫瘤類型；隨著醫學的發展，認識到即使是相同部位的腫瘤也需要不同的治療方法，因此出現了內科、外科、放射治療科和介入科等分科。進一步發展中，我們發現不同部位的腫瘤治療方式可能相似，這與中國傳統醫學的「同病異治，異病同治」相似。然而，隨著學科劃分的日益細化，專科醫生的知識面逐漸狹窄，這種局限性影響了患者的治療效果。因此，「多學科協作」成為必然的發展趨勢。

　　腫瘤 MDT 診療模式能夠最大化患者的獲益。隨著專業化的發展，同一種腫瘤可能有多種治療方案。患者若先就診外科，可能會首先接受外科手術；若先就診內科，則可能先進行化療，這使得治療方案在很大程度上取決於首診科室和運氣，未必能提供最合理的治療方案，甚至可能導致錯過最佳治療機會。

　　腫瘤 MDT 模式從整體醫學的角度出發，透過優化整合多學科醫療資源，使患者能夠接受多個專家的綜合評估與診斷。各科專家能夠互相交流，突破單一科室在疑難疾病診療上的局限，為腫瘤患者量身訂製最優的診療方案。在實施過程中，MDT 模式還簡化了就診流程、縮短了診療時間、減少了資源重複使用和經濟負擔，提高了治療效果，最大化了患者的獲益。

100

放化療的毒副作用正在減小

　　大多數癌症患者在手術後需要接受放射治療或化療（即放化療）。這一階段常常讓患者感到焦慮，因為他們不僅擔心放化療可能帶來的毒副作用，還憂慮其對免疫系統的潛在影響，擔心這種治療會削弱身體對抗腫瘤的能力，從而影響治療效果。當然，這種傷害是確實存在的，但是很多的治療方案其實都是在死亡與傷害之間進行比較選擇。

　　癌症是一種全身性疾病，很多腫瘤即使在早期，腫瘤細胞就可能從原發灶脫落，透過淋巴管轉移到局部淋巴結，或透過血液迴圈擴散到其他器官。這些細胞像「種子」一樣，一旦有機會就會在其他器官上生根發芽，形成體積較小、臨床檢查難以發現的「亞臨床」轉移灶。這些轉移灶或迴圈中的癌細胞單靠手術是無法完全切除的，而術後的放射治療可以照射到這些轉移灶，有效防止和減少復發。化療則可以殺閉環中的癌細胞。因此，放化療在腫瘤治療中是至關重要的。

　　如同俗話所說「是藥三分毒」，放化療也不例外。化療的主要特點是「敵我不分」，化療藥物會隨血液迴圈到達全身，雖然能殺死腫瘤細胞，但也會對正常細胞造成一定的傷害，特別是免疫系統的損害主要表現為骨髓造血功能的抑制，導致白血球減少和免疫功能下降。相比之下，放射治療是一種局部治療，對免疫系統的損傷要小得多，主要副作用集中在照射部位，通常不會對全身造成嚴重影響。

　　近年來，醫學專家開發了一些新方法來減輕化療的副作用。比如，粒細胞 - 巨噬細胞集落刺激因子和粒細胞集落刺激因子被用來刺激骨髓的造血功能，從而提高外周血的白血球數量。如果化療藥物劑量較高，還可以結合外周血幹細胞移植或自身骨髓移植，即在化療前抽取患者的骨髓，待大劑量化療結束後，再將骨髓回輸給患者。

　　此外，新一代「標靶治療」藥物的問世也帶來了希望，這些藥物旨在專門殺死腫瘤細胞而對正常細胞的損傷最小。例如，針對乳癌基因的單株抗體可以在治療乳癌時有效殺死腫瘤細胞，而不對免疫系統造成嚴重損害。

　　三維適型放射治療的應用被認為是放射治療技術的一項重大突破。透過先進的儀器，這種技術能夠根據治療部位的不同位置、大小和形狀進行精確定位，從而在最大限度地殺傷腫瘤組織的同時，保護周圍的正常組織。此外，關注飲食和鍛鍊也有助於全面增強免疫功能，從而抵禦放化療的副作用。

101

不要等到山窮水盡，才想起中醫

　　一旦癌症被確診，大多數患者和家屬通常會首先想到手術，急切希望立即切除或摧毀腫瘤組織，或採用手術、放射治療、化療的逐級淘汰方法。

　　通常情況下，只有當癌症發展到晚期，西醫的治療效果不理想時，患者和家屬才會考慮中醫藥治療。他們普遍認為中醫藥治療癌症只適用於無法接受手術、放射治療或化療的晚期癌症患者，抱著「死馬當作活馬醫」的心態。實際上，這種看法對中醫藥治療癌症是一種誤解。研究表明，中醫藥是除手術、放射治療、化療、標靶治療之外的另一種重要治療癌症的方法。

扶正治癌：減輕放射治療、化療副作用

　　目前，中醫治療癌症的主要方法是「扶正治癌」。癌症的形成通常是由於正氣不足、臟腑功能失調，使邪毒趁機侵入並在經絡、臟腑中積聚，導致機體陰陽失調、氣血功能障礙，最終形成腫瘤。中醫的「扶正法」旨在調節機體的陰陽、氣血、經絡和臟腑功能，以增強機體的抗病能力。中醫藥與手術、放射治療或化療相結合，可以發揮各自的優勢，增強整體治療效果。

一方面，中醫藥透過補益脾胃，可以改善患者的體質，增強骨髓造血功能，比如提高白血球水準，減輕手術、放射治療和化療的副作用，使患者能夠更順利地接受這些治療，並完成整個療程。

另一方面，一些扶正藥物本身具有一定的抗癌作用，或能增強放射治療、化療的效果，減輕其毒副作用。這些藥物透過調整陰陽失衡，以其寒、熱、溫、涼的性質來幫助機體恢復平衡。

辨證論治：個體化治癌療效更佳

臨床實踐表明，中醫藥可以全程參與癌症的治療。如果患者需要手術，並且術後還需要進一步的放射治療或化療，醫生通常會在放射治療、化療期間採用益氣養血、調和脾胃的方法，以減少治療對患者的傷害。放射治療、化療結束後，為了防止腫瘤復發或轉移，醫生則會在扶正和攻邪方面同時發力，確保邪去正複。

中醫藥不僅適用於不同癌症分期的患者，還適用於各種類型的癌症。中醫師會根據「辨證論治」的原則，結合患者的臟腑氣血陰陽狀態，以及腫瘤的臨床分期和西醫治療方法，為每位患者制定個性化的治療方案。例如，肺癌患者可能會採用「益氣養陰」治療，胃癌患者則以「健脾」為主，乳癌患者可能使用「滋陰溫腎、調理沖任」方法。透過中醫藥干預，可以改善腫瘤的生存環境，抑制腫瘤生長，調整機體陰陽至和諧狀態，同時提高患者的生存品質，延長生存時間。

102

中醫中藥，
助癌症患者度過「化療關」

　　手術後的輔助化療可以有效殺滅進入全身迴圈的癌細胞，從而降低未來腫瘤復發的風險，對患者的長期存活有顯著好處。然而，幾乎所有化療藥物都會對正常組織和細胞產生一定的傷害，尤其是對生長迅速、更新頻繁的骨髓造血幹細胞、胃腸道黏膜上皮、生殖細胞以及皮膚毛髮等組織。

　　針對化療引發的全身功能紊亂和免疫功能下降等副作用，有什麼方法可以減少甚至避免這些不良反應呢？中醫中藥被認為是最有效的治療選擇。與現代醫學的化療方法不同，中醫中藥擁有一整套理論體系來指導臨床實踐，透過辨證施治，利用中草藥來防治化療副作用。臨床實踐也證實，中醫中藥在調整全身功能、增強免疫力方面有獨特優勢，無論是在手術後的恢復，還是在化療過程中提升白血球、血小板、改善症狀和減輕化學藥品的毒性作用方面，都表現出良好的效果。

　　通常，癌症患者在化療期間可以使用中醫中藥來緩解或減輕副作用。例如，對於體弱無力、食慾下降的患者，可以使用黨參、黃茂、白術、茯苓、淮山藥等藥物來健脾益氣；對於白血球和血小板減少的患者，可以用生地、當歸、白芍、女貞子、補骨脂等補血藥物，有文獻指出，女貞子和補骨脂具有提高白血球的作用。如果出現噁心、嘔吐、腹脹、胃食道逆流等症狀，可以加入柴胡、枳殼、旋覆花等藥物以舒肝和胃、降逆氣；對於腰背酸痛、身軟無力的症狀，可以使用枸杞、山萸肉、補骨脂等藥物來補益肝腎。此外，

為防止腫瘤復發，當癌症患者在化療後進入康復期時，可以根據患者的身體狀況，在常用中藥方中適當加入一些具有抑制腫瘤作用的中藥，以進一步清除殘餘癌細胞，防止癌細胞轉移和復發。

需要注意的是，中醫中藥防治化療副作用的效果關鍵在於辨證施治，即根據患者的具體情況和病情變化不斷調整治療方案。固定使用一個處方或僅依賴他人的「經典」處方，不符合辨證施治的原則，效果可能不如預期。中醫藥在癌症治療中的全面應用

中醫藥在癌症治療中發揮了多方面的作用，從增強免疫力到減輕副作用，它都能提供有效的支援。以下是中醫藥在癌症治療中的主要應用領域：

（1）西醫治療前的準備

中醫藥的治療重點是提升免疫力、抗腫瘤，並緩解癌症症狀，如食慾不振、疲倦虛弱和疼痛。透過個體化調理，中醫藥可以幫助預防癌症治療的副作用，並促進術後的體力恢復。一般來說，在化療或放射治療前提前介入中藥治療能夠更有效地減輕副作用。

（2）腫瘤手術後的恢復

手術後，中醫藥可以透過內服中藥或外敷藥物促進傷口癒合，緩解局部疼痛，改善血液迴圈，並輔助治療術後副作用。在術後的調養中，中醫藥尤為重要，例如，乳癌術後的傷口疼痛和水腫，大腸癌術後的腹瀉和食慾不振，肝癌術後的疲倦無力，肺癌術後的喘促、咳嗽和胸悶，以及前列腺癌術後的尿失禁等症狀，都能得到有效緩解。

（3）放射治療的輔助

中醫認為放射治療的副作用屬於熱毒表現，治療方法以清熱、涼血、益氣、生津和滋陰為主。根據放射治療的部位和患者體質，合理配伍中藥，可以顯著緩解放射治療引起的吞嚥困難、口乾、口腔潰瘍和皮膚紅腫等症狀。

（4）化學治療的支援

針對化療藥物引發的副作用，如血球不足、口腔潰瘍、食慾不振、噁心嘔吐、腹脹、腹瀉或便秘、手足麻木、身體酸痛和疲倦乏力，中醫藥可以提供緩解。對於虛寒體質的患者，中醫還可以配合艾灸，如中脘穴和足三里。中醫藥的介入也有助於減輕化療藥物對肝腎功能的負擔。

（5）標靶治療的調理：

標靶治療可能導致消化道黏膜潰瘍、腹瀉，皮膚乾燥、搔癢、紅疹，以及四肢末梢麻木和感覺異常等副作用。中醫藥可以有效緩解這些症狀，例如針對肺腺癌患者的皮疹和腹瀉，透過門診中藥治療取得了顯著改善。

中醫藥的治療優勢

（1）提高存活率

根據臺灣健保大數據研究，乳癌、肺癌、大腸癌、胃癌、肝癌、前列腺癌、鼻咽癌、卵巢癌、急慢性白血病、多發性骨髓瘤等多種癌症患者，在接受西醫治療的同時進行中醫治療，可以顯著提高存活率。

（2）降低二次癌症發生率：

隨著癌症治療效果的提高，患者的存活率上升，但也可能面臨二次癌症的風險。研究顯示，接受正規的中醫治療可以有效降低二次癌症的發生率，中藥被認為能調整體質，改善身體微環境，抑制腫瘤生長。

（3）減少原發性癌症的發生率：

有研究指出，糖尿病患者易患肝癌，慢性呼吸道疾病患者易患肺癌。服用中藥的患者在肝癌和肺癌的發生率明顯低於未使用中藥的患者，並具有統計學意義。

中醫治癌的注意事項

（1）中藥的適應性

並非所有人都適合使用中藥。使用中藥時應遵循中醫師的指導，避免盲目使用偏方或錯誤的養生觀念。例如，體質偏虛寒的癌症患者可能不適合使用具有燥熱性質的中藥。

（2）多重共病患者的專業指導

中醫治療注重全身氣血平衡，具有多重慢性病的癌症患者需要專業中醫師的綜合診治，以應對複雜的體質。

（3）保護腎功能

研究表明，接受中醫師開立的健保中藥治療的慢性腎病患者，能夠有效延緩腎病的惡化，提高存活率。正規中醫藥治療不僅不會傷害腎功能，還能有效保護腎功能。

（4）中西醫的協調

現代醫院中，中西醫的溝通與合作越來越普遍，良好的互動能夠為癌症患者提供最佳護理。

（5）定期追蹤治療

現代醫學技術能夠精確掌握癌症病程，結合中醫治療時，也應持續進行常規治療和定期追蹤，以把握治療時機，確保不遺漏最佳治療窗口。

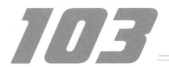

科學護理，家屬支持很重要

在癌症治療中，科學合理的治療和周到的護理至關重要，家屬的配合也發揮著關鍵作用。以下是一些重要的建議，幫助家屬更好地支持癌症患者：

（1）瞭解癌症基本知識

現代醫學已證明，癌症不再等於死亡。早在 20 世紀 80 年代初，世界衛生組織就明確指出：三分之一的癌症是可以預防的，三分之一的癌症可以治癒，而對於晚期癌症，雖然無法完全治癒，但透過各種治療手段可以減輕痛苦、提高生活品質和延長生存時間。實際上，只要能在早期進行診斷和治療，超過 90% 的癌症患者都有治癒的可能。瞭解這些事實可以幫助家屬積極配合醫生的治療，支持患者，增強戰勝疾病的信心。

（2）選擇正規的治療醫院

從懷疑癌症到確診和治療，患者應前往正規腫瘤專科醫院或大型綜合醫院接受治療。避免聽信所謂的「神醫」或「秘方」，因為迄今為止，尚無所謂的「仙丹」或「神醫」能夠治癒癌症。那些偽醫或癌症騙子時常出現，往往會導致患者延誤治療時機，最終造成經濟損失和健康受損。求神拜佛的做法更是無益。

（3）區分保健品與藥物

保健品行業中涉及癌症的產品繁多，但這些產品通常不是藥品，不能替代正規藥物治療。在癌症治療過程中，如果經濟條件允許，可以選擇一些經過衛生部門批准的保健品，但不要盲目依賴保健品代替癌症治療藥物。

（4）避免過度呵護

癌症不是傳染病，親近患者、細心護理固然重要，但過度呵護可能會削弱患者的自信心，不利於其恢復。鼓勵患者自己照料生活，保持正常的生活環境，並參與適當的社會活動和體育活動，有助於患者的心理和身體健康。

（5）放化療期間的護理

在化療或放射治療期間，患者可能會出現食慾減退、噁心、嘔吐、口腔潰瘍等反應。家屬應為患者準備他們喜歡且富有營養的食物，採用少量多餐的方式，並根據患者的喜好調整飲食。同時，應盡量減少患者外出，避免公共場所，以防感染，因為在此期間患者的免疫力較低，易發生感染。

（6）關於忌口的問題

癌症患者的飲食禁忌常常讓家屬感到困惑。一般情況下，除非以下三種情況外，癌症患者不需要特別忌口：

- 對某些食品如魚、蝦或蛋等過敏。
- 受到其他患者流傳的影響，對某些食品如雞肉、海鮮等有強烈疑慮時，待疑慮解除後再決定是否食用。
- 在接受中醫治療時，根據中醫師的建議，可能需要適當忌口。

透過科學的護理和積極的心理支持，家屬可以在癌症治療過程中發揮重要作用，幫助患者更好地面對治療挑戰，提升生活品質

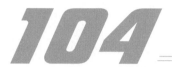

如何面對癌症患者
的營養障礙？

　　癌症患者常面臨各種營養障礙，這些障礙會影響治療效果和生活品質。以下是常見的營養問題及其對策：

障礙一：食慾減退

　　食慾減退通常在癌症早期出現，可能由腫瘤增大、體內毒素、化療或放射治療等因素引起。

對策：

- **少量多餐**：鼓勵患者每天多次進餐，沒有固定的餐次限制，盡量滿足患者的食慾。進餐時可以根據患者的感受適時休息，以減少疲倦感。

- **豐富多樣**：根據患者的喜好，調整食物種類和烹飪方式，注重食物的色、香、味和形狀的搭配。適量使用開胃品（如山楂）可以刺激食慾。

- **注意口味**：適當增加鹽的攝取對部分患者有幫助，但要避免過甜或油膩的食物，因為這些可能會進一步降低食慾。

- **保持愉快心情**：進餐環境應輕鬆愉快，有助於提升食慾。

障礙二：味覺改變

　　癌症患者常常對甜味和酸味的感覺減弱，而對苦味較為敏感。鹹淡的感覺也因人而異。

對策：

- **增強口味**：使用糖或檸檬提升食物的甜味和酸味，選擇香菇、洋蔥等風味獨特的食材。

- **避免苦味**：減少苦味食物（如苦瓜、芥菜）的使用，調整鹽的用量以適應患者的口味。

- **嘗試涼拌菜**：涼拌菜及適量調味品對一些味覺改變明顯的患者可能更具吸引力，雖然這類食物可能營養不足，但能幫助改善口味。

障礙三：噁心嘔吐

　　噁心和嘔吐通常由放射治療或化療引起。

對策：

- **避免空腹**：放射治療或化療前 2 小時應避免進食。

- **清淡飲食**：食物應以清淡為主，避免油炸、油煎及奶油類食物，減少一次性大量飲水。

- **避免冷熱食物同時攝取**：冷熱食物的同時進食可能刺激胃腸道。

- **酸味食物**：適量食用酸味食物可以改善噁心感。

- **使用止吐藥**：如嘔吐嚴重，可在醫生指導下使用止吐藥，並注意靜脈補液以防水和電解質失衡。

障礙四：口腔潰瘍

　　口腔潰瘍可能由放射治療、化療、癌瘤本身或病毒感染引起，影響飲食和咀嚼。

對策：

- **液體營養**：使用液體腸內營養製劑，可以口服或管飼，並輔以少量新鮮果汁以助消化。

- **調整「三度」**：進食腸內營養製劑時需注意以下幾點：

- **溫度**：與體溫相近。

- **速度**：每次口服或管飼量不宜超過 200 毫升，速度不宜過快。

- **濃度**：濃度不宜超過 25%。根據說明書配置，粉狀製劑兌水的比例通常為 1：4 到 1：60。

　　透過以上對策，能夠有效緩解癌症患者的營養障礙，幫助他們更好地應對治療過程中的挑戰。

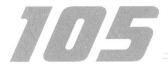

「吃」得好，
腫瘤會越長越大嗎？

腫瘤與營養的關係：誤解與真相

營養支持治療在腫瘤患者中的作用一直是醫學界討論的熱點問題，也讓許多患者及其家屬感到困惑。有人擔心，營養支援是否會為癌細胞提供「營養」，從而加速腫瘤的發展？以下是對這一問題的深入探討。

（1）腫瘤的生長與營養支持

腫瘤的生長並不依賴於營養支持，腫瘤細胞的生長依賴於體內的代謝過程，即使沒有進行營養支持治療，腫瘤也能繼續繁殖。癌細胞通常透過高效的糖酵解作用，從機體的骨骼肌中提取營養，消耗體內的資源並削弱免疫功能。因此，即使腫瘤患者完全不進食，腫瘤仍然能夠繼續生長。研究表明，雖然營養支持可能促進腫瘤細胞的增殖，但腫瘤自身的生長與機體的整體營養狀態緊密相關。

（2）營養支持治療的重要性

許多惡性腫瘤患者在治療過程中出現嚴重的營養不良，這會影響他們接受手術、放射治療或化療等治療的能力。營養支持治療可以顯著改善患者的營養狀況，幫助他們順利完成各種治療，從而提高治療效果、改善生活品質並延長生存期。

（3）術前營養支持

在手術前 1-2 週進行有效的營養支持可以改善患者的全身營養狀況，減少術後併發症的發生率，並降低手術死亡率。術後繼續營養支援有助於加速康復過程。

（4）放射治療與化療期間的營養支持

放射治療和化療常導致患者能量消耗增加，同時可能伴隨胃腸反應，如食慾不振、噁心嘔吐等，這會加劇體力消耗，甚至導致治療中斷。透過提供營養豐富且可口的食物，可以提高患者的耐受性，幫助他們順利完成治療。此外，營養支持還可以促進腫瘤細胞進入分裂期，使其對放化療更為敏感，從而提高治療效果。這種雙重作用使得營養支持治療在放化療期間顯得尤為重要。

正如上面所談論的，雖然營養支持治療可能影響腫瘤細胞的生長，但它在支持整體治療、提高生活品質和延長生存期方面的作用是不可忽視的。科學合理的營養支持對於腫瘤患者的治療和康復過程至關重要。

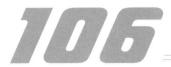

過度用藥不可取，癌症患者要「減負」

在癌症治療過程中，患者經常會面臨服用大量藥物的情況，包括西藥、中藥、化療減毒藥、升白血球藥、補血藥、免疫增強藥、營養藥、滋補藥、止痛藥和止吐藥等。除了藥片、膠囊，還可能涉及沖劑、口服液和自煎的中藥。這種情況在癌症患者中非常普遍，且藥物種類繁多、服藥時間漫長。儘管每種藥物似乎都有其療效，但實際上，大量藥物的使用可能帶來一系列問題：

藥物使用的潛在問題

- **藥效相互抵消**：多種藥物同時使用可能導致它們的有效治療作用相互抵消，使整體療效大打折扣。

- **藥物相互作用**：不同藥物的相互作用可能產生各種不良反應，增加患者的不適和風險。

- **肝腎負擔加重**：過多的藥物會使機體在短期內難以充分代謝和利用，最終被當作廢物排出體外，增加肝臟和腎臟的負擔，甚至可能損害它們的功能。

- **影響食慾和消化**：過量用藥還可能影響患者的食慾和消化吸收功能，導致嚴重的營養不良。

■ **經濟負擔增加**：大量藥物的使用會顯著增加患者的經濟負擔，給患者及其家庭帶來沉重的壓力。

過度用藥的原因

■ **病情複雜**：癌症患者常伴有多種併發症，如消瘦、出血、疼痛和感染。醫生為了緩解這些症狀，往往需要聯合使用多種藥物。

■ **多點就醫與隱瞞用藥情況**：患者可能在不同醫療機構就醫，並隱瞞自己在其他地方的用藥情況，導致醫生開出的藥物重複或藥物間產生禁忌。

■ **對藥物的過度信任**：一些患者對藥物抱有過高的期望，尤其是那些宣傳「增強免疫功能」、「無副作用」等特性的藥物。

■ **貪多心理**：有的患者認為藥物越多越好，試圖透過大量用藥來「多管齊下」。

■ **自行增加用藥量**：一些患者認為增加藥物劑量可以增強療效，因此擅自增加用藥量或延長用藥時間。

■ **相互推薦的藥物**：患者之間常常互相推薦所謂的「神奇」抗癌藥，一些經濟條件較好的患者則可能隨意購買使用。

■ **外界贈送的藥物**：親戚朋友送來的各種營養藥和保健藥，可能迫使患者被動服用。

優化用藥的建議

■ **主動參與診療**：患者應積極向醫生提供完整的病史和用藥史，並討論治療過程中的感受和反應。

- **透明用藥資訊**：如果患者在多處就醫或自行購買藥物，應向醫生提供真實的用藥資訊，以幫助醫生精簡用藥。

- **仔細閱讀藥物說明書**：在服藥前，患者應詳細瞭解藥物的注意事項和可能的副作用。

- **報告不良反應**：服藥期間如出現任何不良反應，應立即告知醫生，以便及時調整藥物方案。

- **警惕藥物宣傳**：患者和家屬應對抗癌藥物的宣傳保持警惕，避免被誇大或虛假的宣傳所誤導。

透過科學合理的用藥管理，癌症患者可以更好地控制病情、提高生活品質，同時減少不必要的風險和經濟負擔。

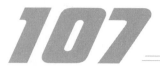

中醫藥，讓癌症治療事半功倍

　　癌症已經是目前人類主要的死亡原因之一。就香港的資料來看，2020年，共有 14,805 人因癌症去世，占總死亡人數的約三成。最致命的癌症為肺癌，其次是大腸癌和肝癌，這三種癌症的死亡人數合計超過所有癌症的死亡總數的一半。胰臟癌和乳癌分別位列第四和第五位。

　　而之所以談論香港，是因為香港在癌症的治療方面，有比較廣泛的中醫介入。中醫藥有著悠久的歷史和深厚的底蘊，在癌症的防治方面展現了其獨特的優勢。特別是在手術後的防治、腫瘤轉移和復發的管理、配合放化療以提高療效和減輕毒副作用、改善晚期患者的臨床症狀、提高生活品質和延長生存期方面，中醫藥積累了豐富的經驗，並得到了大量臨床實踐的驗證。

　　一些人誤解中醫藥僅僅作為癌症晚期的輔助治療，認為它是在西醫治療無效時的「試一試」選擇。還有部分患者因擔憂西醫抗癌藥物的副作用，而選擇單獨使用中醫藥。實際上，中醫藥在癌症治療的全過程中均可發揮積極作用，並不能代替手術、化療或放射治療。每種治療方法都有其適應症和局限性。

　　中醫藥在癌症治療中具有以下五個方面的作用：

- ■ **手術後的康復**：手術治療可能造成身體損傷，導致氣血虛損。中醫藥可以在此方面發揮優勢，幫助患者加快身體康復。

- ■ **減少癌症復發和轉移**：對於手術後不願接受化療或放射治療的患者，中醫藥治療可以有效減少癌症的復發和轉移。

- **緩解放化療副作用**：對於需要進行放化療的患者，中醫藥能夠有效減輕放化療的毒副反應，改善患者的耐受性和治療體驗。

- **晚期癌症的管理**：對於晚期或不適合手術和放化療的患者，中醫藥可以幫助控制腫瘤的生長，提高生活品質，並延長生存時間。

- **高齡患者的治療**：對於晚期高齡腫瘤患者，可以考慮單純使用中醫藥。如果患者身體狀況允許，也可以考慮手術。

　　如果手術不可行且放化療無法完全控制腫瘤，中醫藥治療可以作為替代方案。在老年患者中，腫瘤發展通常較慢。根據國際經驗，對於高齡癌症患者，有時甚至考慮不進行治療，以免過度損害身體。此時，中醫藥可能是更適合的選擇。正如上面所談論到的，在惡性腫瘤的治療過程中，中西醫應發揮各自的優勢，因人而異、因時而異、因地而異、因病而異，選擇最合適的治療方案。透過綜合應用中西醫方法，既能有效消滅癌症，又能兼顧患者的身體狀況，實現標本兼治，最終實現治療與生活品質的平衡。

108

癌症患者怎麼用滋補品？

　　癌症患者在經歷手術、放射治療和化療後，常希望透過進補滋補品來增強體質、提高免疫力、防止癌症轉移和復發。如何合理進補以獲得最佳效果呢？由於癌症患者通常面臨正氣不足、氣血陰陽虛弱的問題，儘管，選擇由多種滋補藥物、膏及輔助品組成的膏滋藥，比單一滋補品更全面、針對性更強、效果更佳。但是，多種組合的膏方類滋補藥物存在著一個問題，那就是藥材在濃縮之後裡面的一些殘留農藥與重金屬含量是否在安全使用範圍內，這是一個值得患者關注的問題。

量體裁衣，「開路」先行

　　市場上的滋補膏種類繁多，但由於其處方固定，可能不適用於每一位癌症患者。比如，市售的十全大補膏中包含黨參、黃芪等五種補氣藥和當歸、白芍等四種補血藥，適合氣血兩虧、陽氣不足的患者；但對於熱性體質的患者，服用後可能會感覺過熱或胃不適。因此，理想的冬季進補膏滋藥應量體裁衣，最好由經驗豐富的中醫師根據患者的體質和病情進行辨證分析，並制定個性化處方。

　　癌症患者在開始服用膏滋藥前，應首先服用「開路」藥。由於不少癌症患者存在邪正兼見的情況（如熱、瘀、濕），在邪氣尚未祛除時服用膏滋藥可能影響其消化吸收。常見的邪氣包括：

■ **熱**：表現為舌尖紅、口乾、便秘、尿赤。

- **瘀**：表現為舌青紫、瘀點、瘀斑，或舌下靜脈曲張紫黑。

- **濕**：表現為舌苔厚膩、胃口差、泛惡等。

　　祛邪的「開路」藥主要透過服用祛濕、熱、瘀的湯劑來實現。對於無濕、熱、瘀等邪氣但胃氣虛弱的患者，應先使用補脾健胃、和中理氣的湯劑。一般建議癌症患者在開始膏滋藥前一個月左右先服「開路」藥。

膏滋藥服用注意事項

1. **開始服用時間**：在「開路」藥服用完畢後，可以開始使用膏滋藥。膏滋藥的服用時間一般從冬至前一星期開始，持續到春節前。如果春節在一月份，可適當延長至二月初或中旬。初期每日一匙，用開水化後服用，或隔水蒸熱後服用最佳，建議在臨睡前一小時服用以促進緩慢吸收。在嚴寒的三九、四九時節，可以在早上再加服一匙，即每日兩次。加量時要逐步增加，從少量開始。

2. **總量控制**：需要估計膏滋藥的總量，確保在春節前後服用完畢，做到冬至到春節期間均勻服用。

3. **感冒與感染處理**：癌症患者體質較弱，易感冒，俗稱「虛人感冒」。感冒時，如果沒有發熱，可以繼續服用膏滋藥，但需減少用量，同時服用感冒藥。如果單用祛邪藥效果不佳，可適量加用滋補藥來治療感冒。對於急性感染、腫瘤轉移或正在接受放化療的患者，應暫停服用膏滋藥，待病情穩定或放化療結束後再嘗試少量服用並觀察效果。

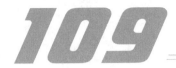

腫瘤患者，虛證才能補人參

中醫治療的一個重要原則是「虛者補之」，即只有在虛弱的情況下才需要補益。然而，腫瘤患者的病情可能同時表現出虛證和實證的症狀，實證時不應隨意補益。那麼，什麼是虛證，什麼是實證呢？雖然最好的辦法是請中醫師進行辨證，但以下舉例可以作為參考。

實證與虛證的表現

（1）實證

「實」指的是各種症狀表現為亢盛有餘，常見的症狀包括：

■ 腹部脹滿，影響進食

■ 煩躁不安，火氣旺盛

■ 大便乾結，伴隨裏急後重

■ 小便不暢，尿液呈赤色或有疼痛感

■ 高熱、大汗，脈象弦滑有力

■ 舌苔厚膩

在這種情況下，一般不適宜服用如人參這樣的滋補藥物。

（2）虛證

「虛」則指的是身體的衰弱和不足，是人參等補益藥物的主要適應證。虛證可分為不同類型，如陽虛、陰虛和氣虛等，因此不同的虛證需要選擇不同種類的人參。選擇使用什麼類型的人參，以及多少劑量，使用多久，這都需要非常嚴格的把控，否則過度與不當的使用就會帶來反效果。

- **陽虛**：陽虛常表現為惡寒、四肢冰冷、脈弱無力、舌質淡等。對於這類情況，適宜服用如野山參、紅參等具有溫性的補藥，這類藥物可以提氣助火，溫補五臟之陽。

- **陰虛**：陰虛則表現為內熱，如手足心熱、盜汗、舌質紅、脈數等。此時適合服用性質偏涼的西洋參，它能滋陰降火。西洋參性涼而補，是陰虛者的良好選擇。

- **氣虛**：氣虛的症狀包括疲乏無力、多汗、脈軟、舌苔薄、舌質較淡等，這種情況在腫瘤患者的康復期較為常見。適宜服用比較平和的生曬參、白參等。

使用人參的注意事項

瞭解這些人參的適用範圍後，腫瘤患者可以根據自身情況選擇合適的人參。不過，重要的是不要濫用或過量服用人參。臨床研究表明，不適當使用人參可能導致以下問題：

- **野山參**：可能引起頭痛、眩暈、牙齦腫痛、煩躁不安、失眠、咯血、鼻血、便血，甚至血壓升高、精神錯亂、抽搐、腦溢血等嚴重反應。

- **西洋參**：可能出現怕冷、寒戰、食慾減退、腹脹、頭暈等症狀，部分人可能出現過敏現象，如皮疹。

因此，雖然人參具有補益身體的作用，但由於腫瘤患者的症狀較為複雜，既有虛證也有實證，且虛證中可能存在陰陽之分，在使用人參之前，一定要先諮詢醫生的意見，以確保安全有效。

110

癌症患者如何走出心理誤區？

當家裡有人被診斷為癌症時，家屬通常會傾盡全力希望能挽救患者的生命。然而，很少有人考慮過，癌症患者每天正經歷著怎樣的心理煎熬。除了藥物副作用、手術疼痛、口腔潰瘍、脫髮和造口不便等身體不適，患者還常常承受著難以消除的心理痛苦，這會嚴重影響他們的生活品質。家屬在居家護理中應關注患者的心理問題，幫助他們調節情緒，提升生活品質，並延長壽命。

常見心理問題及應對策略

（1）懷疑診斷結果。

很多中年癌症患者由於強烈的求生欲望，初診後常懷疑自己是否真的得了癌症。他們可能在得到確診前後都會懷疑診斷結果，並四處求醫或重複檢查，以期發現誤診的可能性。

- **對策**：家屬應耐心陪伴患者，不必過早強迫他們面對現實，也不要用「當局者迷」的說法來糾正患者。家屬可以建議患者接受醫生的解釋，透過醫生詳細講解癌症知識，幫助患者逐步接受病情，避免無謂的檢查和誤治。

（2）逃避現實。

確認癌症後，許多患者會產生恐懼心理，害怕疾病的未知、孤獨、疼痛以及與親人分離。他們可能會幻想自己沒有得癌症，甚至認為癌症沒有惡化或轉移，從而對治療持消極態度。

- **對策**：雖然幻想自我未患癌症是一種心理上的良好願望，但現實卻是殘酷的。家屬應主動、溫和地傳達醫生的診斷結果，同時介紹癌症治療的最新進展，講述成功治癒的病例，以減少患者的恐懼，幫助他們接受現實。

（3）對治療產生消極情緒。

接受放射治療和化療的患者通常會面臨各種副作用，如噁心、嘔吐、食慾減退等，這些副作用可能使患者產生「生不如死」的感覺，甚至對生活失去信心，出現抑鬱、絕望，甚至自殺的念頭。

- **對策**：家屬應及時瞭解患者的思想狀況，除了提供身體上的照顧外，還需給予精神上的支持，幫助消除患者的顧慮。醫生會採取措施減少放射治療和化療的副作用，此外，標靶藥物的問世也帶來了新的希望。家屬應鼓勵患者不要因副作用而放棄治療，以免延誤病情。

（4）生活的孤獨與悲傷。

疾病的折磨和治療費用的增加常讓患者感到孤獨，並對未完成的事業和不能繼續照顧親人的未來感到深深的悲傷。這種情緒可能會被疼痛和藥物副作用進一步加重，甚至產生自殺念頭。

- **對策**：處於抑鬱狀態的患者對外界刺激極為敏感，家屬應避免悲觀的言辭，不要過度悲傷。對於抑鬱情緒嚴重的患者，家屬需密切觀察並提供精心護理，防止自殺行為的發生。目前，音樂療法被認為是有效

的抑鬱治療手段之一。家屬可以在舒適的環境中播放舒緩的音樂，並與患者一起進行深呼吸和冥想，回憶美好時光，以幫助患者調節情緒。

透過這些方法，家屬可以幫助癌症患者更好地應對心理上的困擾，提升患者的生活品質和生存期。

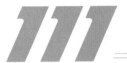

希望曙光：癌症的5年生存率

《柳葉刀》最新研究揭示：部分癌症患者 5 年生存率已超 80%。2021 年，《柳葉刀》發佈了一項重要研究，該研究分析了中國 17 個癌症登記處 12 年來的癌症生存資料，覆蓋了 2300 萬人。這項研究表明，各種癌症的 5 年生存率普遍上升，甚至包括肝癌和肺癌這樣的難治癌種，生存率也有了 2% 的增長。其中，甲狀腺癌的 5 年生存率達到了約 80%，這一資料令人充滿希望。

5年生存率的定義與臨床意義

「5 年生存率」是指癌症患者在接受治療後，存活超過 5 年的比例。這個指標被用來評價癌症治療的長期效果。選擇「五年」作為評估標準主要是因為大多數癌症在綜合治療後，如果能夠度過這段時間，復發或轉移的風險會顯著降低。統計資料顯示，癌症復發的 80% 通常發生在術後 3 年內。如果患者在這期間沒有復發，存活到 5 年後的復發機率會降到 10%。因此，5 年生存率雖然不代表完全治癒，但已是一個相對明確的臨床治癒標準。

「5年生存率」與復發風險

5 年生存率的提高反映了癌症治療水準的進步。在免疫治療等新技術的幫助下，晚期癌症的 5 年生存率也有了顯著提升。然而，即使達到 5 年生存期，也不能完全排除癌症復發的可能。因此，定期複查仍然至關重要。

肺癌的5年生存率

　　肺癌是全球癌症死亡的主要原因。目前針對於這種高死亡率的癌症，全球肺癌 5 年生存率也獲得了明顯的改善。

　　具體來看，中國肺癌的平均 5 年生存率為 19.7%。相比之下：

　　日本的平均 5 年生存率為 44.5%，其中：

- I 期：83.3%

- II 期：52.7%

- III 期：28.3%

- IV 期：7.1%

　　美國非小細胞肺癌的 5 年生存率為 28%：

- 早期：65%

- 中期：37%

- 晚期：9%

　　對於小細胞肺癌：

- 平均 5 年生存率為 7%

- 早期：30%

- 中期：18%

- 晚期：3%

　　由此可見，肺癌的治療在日本和美國表現出更高的生存率。

癌症復發的原因及應對策略

癌症復發是指癌症在被控制後再次出現，可能是原發部位的重新生長，或是透過淋巴系統或血液轉移到其他部位。復發的主要因素包括：

- **癌症類型**：不同類型的癌症復發風險不同，準確的診斷和分期是治療和預後的關鍵。

- **治療品質**：包括手術在內的各種治療方式的效果，比如手術能否徹底切除腫瘤對預後就至關重要。早期發現和早治療有助於減少復發風險。

- **患者體質**：患者的體質和遺傳因素可能影響癌症的復發。即使癌細胞被治療消滅，體內的適癌環境可能仍然存在。

- **定期複診**：複診能及時發現新出現的癌細胞，從而有效控制復發風險。

預防癌症復發的五大要點

- **健康飲食**：避免高油、高鹽、高糖飲食，增加蔬菜、水果和全穀物的攝取。

- **適度鍛鍊**：定期參加體育活動，增強體質，提高免疫力。建議每週至少 150 到 300 分鐘的中等強度活動或 75 到 150 分鐘的劇烈活動。

- **定期複查**：定期進行體檢，確保及時發現潛在的復發跡象。

- **遠離致癌因素**：避免抽菸、飲酒、熬夜和接觸有害裝修材料等。

- **自我監測**：注意觀察原病灶部位的變化，如有新腫物、結節或疼痛，及時就醫。

癌症復發是臨床上常見的問題，復發後的治療通常比原發性癌症更為複雜。因此，在癌症得到控制後，患者應高度重視預防復發，並採取積極的生活方式和定期檢查，以降低復發的風險。

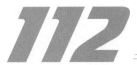

癌症根治後，不要太放縱

　　研究表明，癌症得到治癒的患者，其預期壽命可以與普通人群相當。然而，即使癌症治癒，患者依然面臨復發的風險，甚至可能出現新的原發性癌症。癌症生存者的復發風險不僅與個人的易感性有關，還與不良的生活習慣密切相關。因此，針對癌症生存者，以下提出三條防癌建議：

（1）平衡膳食，保持健康體重

　　均衡飲食：保持飲食多樣化，以獲得全面的營養。

- 每天至少攝取五種以上的蔬菜和水果。

- 多吃植物性食物，減少醃製食品和紅肉的攝取。

- 限制酒精和酒精飲料的攝取。

- 合理攝取脂肪、蛋白質和碳水化合物，適量限制糖的攝取。

- 選擇全穀物和粗糧食品。

- 低脂飲食，減少反式脂肪酸和飽和脂肪酸的攝取。

- 避免食用被病原微生物污染的食物，優選經過烹飪滅菌的食品。

- 每天至少喝八杯水以保持身體水分平衡。

- 控制體重：保持健康體重，以維持能量攝取與消耗的平衡。

- 避免肥胖，因為肥胖與癌症風險增加相關。

- 對於體重超標的癌症生存者，建議透過飲食控制和適量運動逐步減輕體重，目標減少 5%～10%。

（2）在醫生指導下補充營養品

謹慎選擇營養補充劑：目前關於補充維生素、礦物質或中草藥的效果仍存在爭議。

- 豆類食品富含蛋白質，推薦適量食用，但對雌激素受體陽性的乳癌生存者不推薦大劑量豆類異黃酮。

- 抗氧化劑的效果尚不明確，高劑量胡蘿蔔素可能增加肺癌風險。

- 鈣、葉酸和硒對結直腸癌復發的預防效果尚未確定。

- 由於缺乏充分證據，癌症生存者應在醫生指導下謹慎補充營養品，並根據個人情況調整飲食。

（3）積極運動，保持身體活力

增強體力：適度鍛鍊對癌症生存者的康復有顯著益處。

- 每週進行 1-3 小時的適度鍛鍊，可以將乳癌生存者的復發風險降低 26%～40%。

- 鍛鍊有助於增強骨骼強度，降低骨質疏鬆的風險，並可改善情緒、提高自尊和減輕疲勞。

- 對於有淋巴水腫的癌症生存者，伸展運動可能改善活動能力。

- 免疫力低下的患者在血細胞計數恢復正常之前應避免公共體育場所鍛鍊。

- 接受過放射治療的患者應避免在含氯化物的游泳池中鍛鍊。

■ 在運動時需注意身體平衡，以防跌倒。

總之，合理飲食、科學補充營養品和定期運動對癌症生存者的康復至關重要，同時有助於預防癌症復發和新癌症的發生。

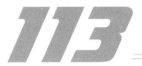

晚期癌症仍可積極治療

治療癌症通常涉及手術、放射治療和化療等傳統方法。然而，對於晚期腫瘤患者，除了這些常規療法，還可以考慮以下治療手段：

1. **生物治療**：這是一種新興的癌症治療方法。生物治療利用生物技術和生物製劑，從患者體內採集免疫細胞，在體外培養和擴增後再回輸到體內。這種方法可以激發和增強患者的免疫功能，從而幫助治療癌症。此外，分子標靶治療也是一種有效的生物治療方式。分子標靶藥物主要針對腫瘤相關的特定分子，阻止腫瘤的生長，對正常細胞的影響較小，適用於中晚期不適合手術的腫瘤患者，可以延長生命。

2. **微創治療**：統計資料顯示，超過 60% 的中晚期癌症患者可以透過微創治療獲得治療機會。技術如射頻消融和微波消融為那些不能接受傳統手術治療的中晚期肝癌患者提供了無瘤生存的可能性。超音波聚焦技術可以在腫瘤局部產生高溫，完全消滅腫瘤細胞，這些方法已被廣泛應用於晚期肝癌、胰臟癌和肢體腫瘤的治療。同時，微創治療也能有效緩解晚期癌症患者的疼痛等症狀。

3. **中醫藥治療**：中醫理論強調「存有一分血，便有一分命；存得一分津液，便有一分生機」。中醫透過辨證施治，使用傳統湯藥可以提高患者的體質，調節腫瘤微環境，間接控制腫瘤的生長。某些清熱解毒的中藥還可能直接抑制腫瘤生長。配合其他有效方法可能會進一步提高治療效果。但需要注意的是，中醫藥治療腫瘤必須在整體觀和辨證施治理論指導下進行，不能隨意施藥。

　　由於癌症治療週期較長且康復過程複雜，為晚期癌症患者創造一個舒適的環境至關重要，以減輕患者的痛苦並防止或減少併發症的發生。

4.　**心理支持**：晚期癌症患者常常面臨恐懼、失望和悲觀情緒，甚至可能產生輕生念頭。這些情緒不僅無助於患者的康復，還可能抑制免疫功能。因此，醫生和家屬應及時瞭解患者的心理狀態，提供針對性的心理疏導和支援。

5.　**控制癌痛**：疼痛是影響晚期癌症患者生活品質的主要因素之一。現有的止痛藥物種類豐富，合理使用這些藥物可以有效控制癌痛。此外，心理療法也是緩解癌痛的有效方法，比如透過聽音樂、看電視、讀書或讀報等方式分散患者的注意力，幫助消除不良情緒。

114

不要放棄，美好生活仍可繼續

當聽說癌症已經晚期並且轉移了，手術也無法進行時，病人常常會感到巨大的打擊，心理和身體上都可能感到崩潰。許多人在被診斷出癌症後，可能會問：「我到底做了什麼錯事，為什麼會得這個病？」家人也會陷入憂慮：「這個家庭以後怎麼辦？」

其實，我們對癌症的恐懼，往往源於對它的瞭解不足。當前，慢性病是導致死亡的主要原因，占總死亡人數的 78%，其中癌症、腦中風和冠心病佔據了絕大部分。癌症被視為一種慢性病並不意外，雖然它常常突如其來，但實際上是由長期的慢性因素積累而成。對於那些傳統上被認為無法根治的腫瘤，現在已有了新的維持治療理念：從完全消滅癌細胞的目標，轉向盡可能控制和減輕癌症對身體的影響。

如今，癌症並不等於死亡。癌症只是一種免疫系統缺陷的慢性疾病，這已經稱為醫學界的共識，只是很多大眾還缺乏正確的認識。現代癌症治療的理念已經從「帶癌生存」轉變為「帶癌生活」，與癌症和平共處。經過多年的科學進步，癌症已經變成了一種可控甚至可治的疾病，患者的生存率達到了新的高度。

「帶瘤」生活對許多患者而言是難以接受的現實。然而，這種狀態卻是許多惡性腫瘤患者必須面對的難題。那麼，如何幫助這些無法根治的晚期腫瘤患者在「帶瘤」生活中活得更長、更好呢？這個問題曾被認為極其棘手，但隨著醫療技術的進步，解決這一難題的希望正在逐步實現。如今，腫瘤已

經成為一種真正意義上的慢性疾病，許多晚期腫瘤患者的生存期已從過去的幾個月，延長至現在的數年。

抗腫瘤治療方法種類繁多，近年來新藥和新療法不斷問世，為「帶瘤」生活的患者帶來了新的希望。然而，這也帶來了新的困惑：過於激進的抗腫瘤治療可能因副作用和創傷而適得其反；過於溫和的治療可能無法有效控制惡性腫瘤細胞的擴散；守舊的治療方案可能無法利用最新的醫學進展；而追求昂貴的治療可能會耗盡財力，導致經濟困境。因此，為無法根治的晚期腫瘤患者選擇合適的治療方法，在正確的時間，以正確的方式進行治療，才能使其「帶瘤」生活得更好。

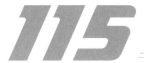

「癌症轉移」並是最終結局

通常情況下，當腫瘤出現遠處轉移時，意謂著局部切除手術已經不再適用。過去，這種情況常常被視為治癒的希望破滅，並且病情可能迅速惡化。

以常見的大腸癌為例，肝臟是結直腸癌最常見的轉移部位。約 15% ～ 25% 的患者在首次確診時已出現肝轉移，另外 15% ～ 25% 的患者在結直腸癌根治術後發生肝轉移。

然而，隨著醫學技術的發展，大腸癌肝轉移的治療也取得了顯著進展。研究發現，未經治療的肝轉移患者平均生存期僅為 6-9 個月，無法切除的患者幾乎無法存活到 5 年。然而，如果肝轉移灶能夠完全切除，患者的平均生存期可以延長至 35 個月，5 年生存率可達到 30% ～ 50%。

因此，儘管出現肝轉移，但某些患者仍然有治癒的可能。一般而言，如果患者的心肺功能良好且沒有廣泛的轉移，可以進行腫瘤學評估，探討是否存在治療甚至治癒的機會。

延長生命比單純縮小腫瘤更重要

雖然腫瘤縮小是抗腫瘤治療的重要指標，但縮小腫瘤並不一定能延長患者的生存時間，特別是對於那些對治療反應不佳或腫瘤增長緩慢的患者。對於無法根治的晚期腫瘤，醫生的治療策略不僅僅是縮小腫瘤，而是要透過持續穩定的治療，控制腫瘤的生長，從而延長患者的生命。

改善生活品質是「帶瘤」生活的關鍵

在延長帶瘤生存時間的同時，改善患者的生活品質是「帶瘤」生活的核心目標。這包括根據腫瘤的病情選擇合適的治療方法和強度，緩解治療帶來的身體和心理症狀，維護患者的整體生活品質。

調動各種力量實現長期生存

成功的長期「帶瘤」生存需要多方面的支援。患者不僅需要激發自身的潛力，還需依靠家屬、朋友和陪護者的支持。此外，一個值得信賴的醫療團隊是不可或缺的保障，患者應主動選擇能夠長期提供合理醫療和支援的團隊。

參與臨床試驗尋求新機會

近年來，新的抗腫瘤藥物研究進展迅速。許多以前對傳統治療無效的癌症，如腎癌、胃腸道間質瘤和黑色素瘤，現在已經有了顯著延長生存的新藥。患者可以積極尋求參與這些新藥的臨床試驗，尋求新的治療機會。

耐心與信心同樣重要

信心是抗腫瘤治療的基礎，但在長期「帶瘤」生存過程中，患者可能會遇到病情反覆、治療副作用以及情緒波動。在這種情況下，耐心尤為重要。只有長期堅持結合抗腫瘤治療和對症治療，才能有效改善患者的生活品質。

_116_

標靶治療：治療癌症的新希望

進入 21 世紀以來，腫瘤治療方法不斷豐富，除了傳統的手術、放射治療和化療，還包括生物治療和中醫中藥治療。針對腫瘤在器官組織和分子水準上的不同靶點，如今還有多種標靶治療技術可供選擇。

分子標靶治療，是針對腫瘤發生機制中異常信號傳導通路的阻斷治療，旨在殺傷腫瘤細胞並抑制腫瘤生長。與其他治療方法相比，標靶藥物的最大優勢在於其能夠精確打擊癌細胞，而對正常細胞的傷害較小。例如，針對表皮生長因子受體（EGFR）突變的肺癌患者，EGFR 酪胺酸激酶抑制劑（EGFR-TKI）不僅效果顯著，而且副作用較少。

標靶治療，通常能夠直接消滅癌細胞，較少誤傷正常細胞，因此患者常見的副作用如腹瀉和皮疹較為輕微，不會出現脫髮或白血球下降等嚴重反應，從而維持較高的生活品質。此外，標靶藥物通常口服，患者可以在家中進行治療，既節省了住院費用，也確保了治療的安全性。

標靶治療並非完全替代化療

首先，標靶治療並非適用於所有患者。儘管分子標靶治療在某些癌症患者中效果顯著，但並非所有癌症患者都適用。例如，EGFR 酪胺酸激酶抑制劑在 EGFR 基因突變的患者中有效率可達 70%，而在沒有突變的患者中有效率不足 5%。在實際臨床中，近一半的患者沒有基因突變或無法進行基因檢測，這些患者可能仍需依賴化療作為主要治療方案。因此，標靶治療雖然對正常組織的損害較小，但治療效果僅限於特定基因突變的患者。

其次，標靶治療後期可能需要化療。即使接受了分子標靶藥物治療的患者，在經過一定時間後可能會出現耐藥性，導致疾病進展。此時，化療仍可能是必要的。例如，晚期非小細胞肺癌患者即使存在驅動基因突變，也需要化療來控制疾病進展。研究表明，EGFR 基因突變患者在使用 EGFR 酪胺酸激酶抑制劑的同時進行化療，可以進一步提高治療效果，聯合治療的患者生存期較長（約 30-39 個月）。因此，即便存在驅動基因突變，多種治療方式相結合的個性化、精準化治療方式依然是不可忽視的治療手段，聯合治療通常是最佳選擇。癌症的生存率正在不斷提高

117

前景光明的腫瘤免疫治療

免疫系統與癌症的鬥爭

免疫系統由多個器官、細胞及其他保護機制組成，負責保護身體免受感染和疾病的侵害。免疫細胞在體內巡邏，抵禦細菌和病毒的入侵，並且在一定程度上也保護身體免受癌症的影響。

免疫系統可以記住大部分病毒和細菌的特徵，當遇到這些已知的病原體時，免疫系統能夠迅速反應。然而，癌細胞往往能夠偽裝自己，使免疫系統難以識別它們為外來物質。即使免疫系統能夠識別癌細胞，通常反應也可能不足以有效摧毀癌細胞。

為了克服這些挑戰，目前醫學界的研究人員正在探索如何幫助免疫系統更好地識別和攻擊癌細胞，從而提高治療效果。

什麼是癌症免疫療法？

癌症免疫療法是一種透過增強患者免疫系統來對抗癌症的治療方法。這種治療利用生物學手段，採用生物製劑來幫助或增強免疫系統的抗癌能力。

癌細胞在發生變異時通常會出現形態上的改變，白血球會識別並摧毀這些異常細胞。然而，如果癌細胞得以繼續增長，或者患者的免疫系統因某些原因被削弱，癌細胞會產生化學物質來保護自己，使白血球無法發現和破壞

它們。癌症免疫治療藥物透過提升白血球的功能，使其能夠有效識別並摧毀癌細胞。

免疫療法可以透過多種方式實現，包括引入人工合成的免疫蛋白質以刺激患者體內的免疫反應，或透過其他方式來提升免疫系統對癌細胞的識別和攻擊能力。免疫療法不僅包括直接刺激免疫系統的手段，還有一些方法透過訓練免疫系統來專門攻擊特定的癌細胞。

近年來，免疫療法已成為治療某些癌症的重要手段。許多新型免疫療法正在臨床試驗和研究階段，這些新方法預計將對癌症治療產生深遠的影響。

免疫療法的類型

癌症免疫療法主要包括以下幾種類型：

1. **單株抗體**：這些藥物針對特定的癌細胞標記物進行設計，能夠增強免疫系統對癌細胞的識別和破壞。某些單株抗體能夠「標記」癌細胞，使免疫系統更容易找到並消滅這些細胞。這類單株抗體也常被稱為標靶治療藥物。

2. **免疫檢查點抑制劑**：這些藥物透過去除免疫系統的抑制機制，幫助免疫系統更好地識別和攻擊癌細胞。

3. **癌症疫苗**：這些疫苗旨在激發體內免疫系統對癌細胞的反應，幫助免疫系統產生針對癌細胞的特異性免疫反應。

4. **細胞轉移療法**：這是一種透過刺激體內 T 細胞的自然抗癌能力來進行治療的方法。T 細胞是免疫系統的重要組成部分，研究人員會從患者的腫瘤中提取 T 細胞，並在實驗室中選擇或基因編輯這些細胞，使其更有效地識別和攻擊癌細胞。經過改造和擴增的 T 細胞會被重新注入患者體內，以增強其抗癌能力。細胞擴增過程通常需要 2 到 8 週。

化療、分子標靶治療與免疫治療的主要區別

- **化療**：化療藥物不僅攻擊癌細胞，還會對健康細胞產生影響，因此副作用較大。

- **分子標靶治療**：這種治療方法更具個性化，並不是所有患者都適合。醫務人員需在使用藥物前仔細評估患者的具體情況。

- **癌症免疫療法**：這種療法透過增強白血球的功能來改善治療效果，相較於化療，副作用通常較少。然而，免疫治療也可能帶來其他副作用，如皮疹、腸道炎症、腹瀉、肺炎以及甲狀腺問題等。

　　癌症的分期在選擇治療方案時也非常重要。分子標靶治療和免疫治療在治療 3 期和 4 期癌症方面尤為有效。

目前可接受免疫療法的癌症類型

- 黑色素瘤（皮膚癌）
- 某些類型的淋巴癌
- 肺癌
- 頭頸癌
- 膀胱癌
- 腎癌
- 肝癌
- 某些類型的乳癌
- 對化療耐藥的胃癌
- 某些類型的結腸癌

癌症免疫治療的療效

　　癌症免疫治療可以作為單獨的治療手段或與其他藥物結合使用，具體取決於癌症的階段。統計資料顯示，在免疫治療普及之前，黑色素瘤患者的 3 年生存率約為 5%。免疫治療後，這一比例上升至 42%。對於肺癌患者，5 年生存率也從 6% 提高到 15%。例如，一名 4 期黑色素瘤患者（癌細胞已擴

散到肺部、肝臟和骨骼）在接受免疫療法治療一年半後，癌細胞被控制在休眠狀態，且副作用減少，日常生活得以正常進行。這表明癌症免疫治療是一種有效的治療方法。

早期發現癌症可以顯著提高治療成功的機會。因此，定期健康檢查及與年齡相關的篩檢程式至關重要。即使在癌症晚期或已經擴散到其他器官的情況下，免疫療法等新興治療手段也可以使癌症進入休眠狀態，幫助患者盡可能長時間地保持正常生活。

傳統免疫療法的局限性

腫瘤免疫治療旨在透過激發和增強人體免疫系統的抗腫瘤能力來消滅或抑制腫瘤生長。這類治療通常包括細胞因子與免疫佐劑治療以及細胞免疫療法。

（1）細胞因子與免疫佐劑

細胞因子：常用的細胞因子治療包括干擾素和白介素 -2。這些藥物能夠提升免疫功能，對某些腫瘤如黑色素瘤和腎癌具有一定的抗腫瘤效果。然而，對於多數腫瘤，它們的控制效果有限。常規劑量下，這些藥物副作用較輕，主要包括發熱等感冒樣症狀。

免疫佐劑：如卡介苗、左旋咪唑、胸腺肽等，以及從中藥或食物中提取的藥物，如香菇多糖和人參多糖，這些均為非特異性免疫增強劑。雖然這些藥物副作用較小，能增強免疫功能，但它們的抗腫瘤效果仍然有限或不確定。

（2）細胞免疫療法

細胞免疫療法涉及提取患者自身或供體的免疫細胞，在實驗室中進行培養和擴增，並用細胞因子等藥物增強其功能，然後再輸回患者體內。這種方

法包括從第一代的 LAK 細胞到第二代的 CIK 細胞，及第三代的 DC-CIK
細胞治療。儘管這些細胞治療能改善免疫功能和患者體力，但其抗腫瘤效果
往往不如預期，控制或縮小腫瘤的效果有限，能否延長生命仍不確定。

前景廣闊的新型免疫療法

（1）CAR-T 細胞治療

　　CAR-T 細胞治療（嵌合抗原受體 T 細胞免疫療法）是一種第四代細胞
免疫治療方法。與傳統細胞治療不同，這種方法在分離出 T 淋巴細胞後，透
過基因工程技術將一個識別腫瘤細胞表面抗原並啟動 T 細胞的嵌合抗體裝
載到細胞上。經過體外擴增後，這些細胞再輸回患者體內。CAR-T 細胞治
療就像為「員警」配備了「雷達系統」，有助於更精準地找到和攻擊腫瘤細
胞。在國外，CAR-T 細胞治療在血液腫瘤治療中已取得突破性成果，但對
實體瘤的療效尚在研究中。

（2）免疫檢查點抑制劑

　　針對腫瘤引發的免疫抑制問題，科學家發現了免疫檢查點機制，如
CTLA-4 和 PD-1 受體。免疫檢查點相當於「鎖住」了免疫系統中的「員
警」，使其無法有效攻擊腫瘤。研究人員開發了免疫檢查點抑制劑，如
CTLA-4 抗體和 PD-1/PD-L1 單抗，這些藥物能「解鎖」免疫系統，使其重
新發揮作用。CTLA-4 抗體在黑色素瘤治療中表現優異，效果明顯優於傳統
化療。PD-1/PD-L1 單抗也在多種腫瘤的治療中取得了顯著成果，部分患者
的腫瘤明顯縮小，生命得以延長。

　　目前，CTLA-4 抗體和 PD-1/PD-L1 單抗已在國外上市，主要用於化療
效果差的腫瘤，如黑色素瘤，或在其他常規化療失敗後的治療。未來，這些
藥物有望與化療聯合使用，甚至用於術後治療。

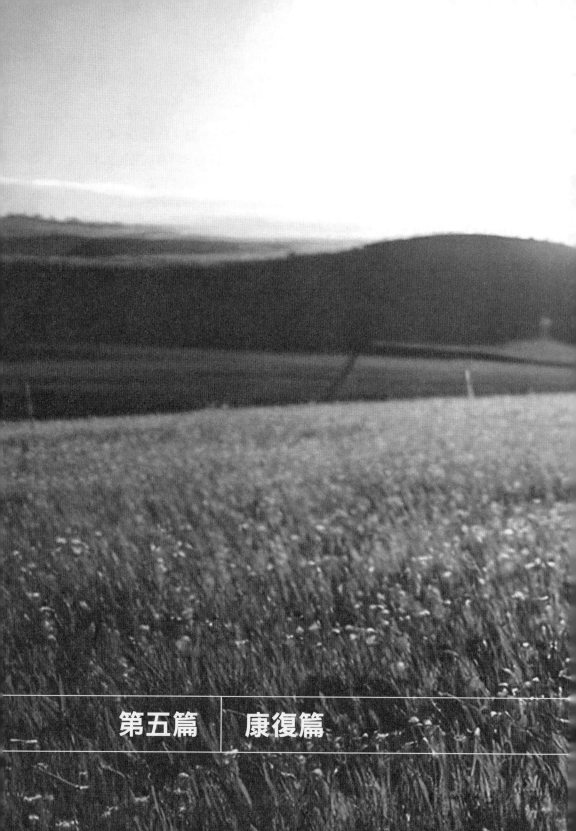

第五篇　康復篇

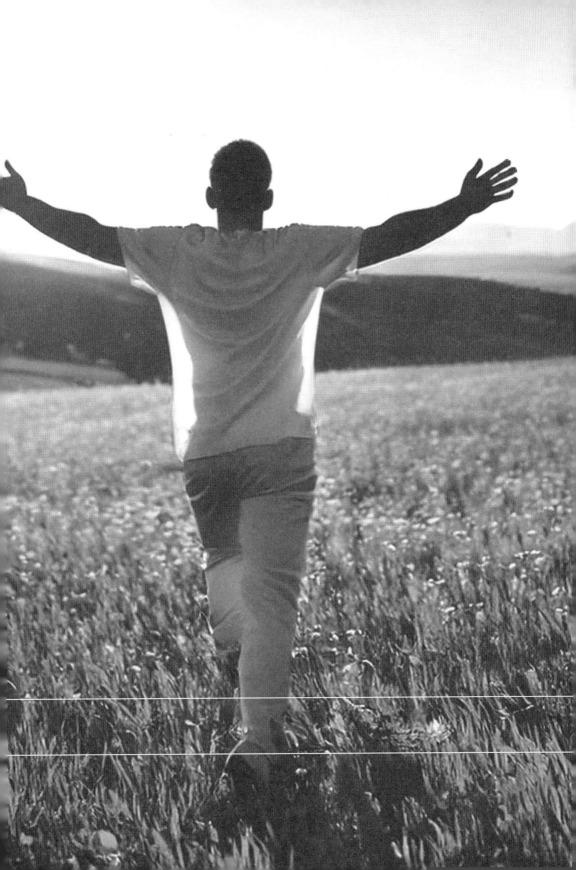

118

用保健品「抗癌」可信嗎？

保健食品與抗癌的真實情況

統計資料顯示，高達 82% 的癌症患者曾使用過保健食品，而且晚期患者的使用量通常更高。更有 7% 的患者使用了超過十種保健食品，甚至有些患者完全中斷了癌症治療，轉而依賴保健食品。那麼，保健食品真的能抗癌嗎？

保健食品與健康食品的區別

保健食品和健康食品實際上是兩類不同的產品。保健食品屬於一般食品，沒有透過藥品相關管理法的認證，因此不能標示具體的治療性功效。一些保健食品可能會聲稱「經實驗驗證」，但這些實驗通常是在動物身上進行的，並未經過人體試驗，因此不能用於疾病治療。相反，一些食物的元素及其效果是明確的，而基於健康食品的飲食與營養療法也是目前國際上比較公認的有效方式之一。

保健食品能否抗癌、防癌？

目前的研究並未提供證據證明保健食品能有效對抗癌症，甚至有可能產生反效果。根據歐洲臨床營養及代謝學會（ESPEN）的癌症患者營養指南，不建議使用單一高劑量的保健食品來輔助抗癌。美國衛生研究院的大型研究也發現，抗氧化維生素 C、β-胡蘿蔔素和硒補充劑無法預防前列腺癌。在

早期大腸癌患者的研究中，多種維生素補充劑並未延緩癌症復發或提高存活率。而在肺癌的研究中，吸菸者補充 β - 胡蘿蔔素或維生素 E 的結果顯示，肺癌的風險沒有減少，反而可能增加。

此外，雖然一些物質在動物或細胞實驗中顯示了抑制腫瘤細胞或減少血管增生的效果，但對人體內癌細胞的實際控制效果有限。

癌症患者是否需要保健食品？

許多癌症患者可能認為自身營養不足需要補充保健食品，但實際上，保健食品應作為輔助手段而非主要營養來源。均衡飲食和大量攝取蔬果，保持理想體重，可以有效預防營養不良。

在治療過程中，患者應根據醫生的建議調整飲食。如果出現食慾不振或體重下降，建議與營養師討論如何調整飲食，以確保良好的營養支持治療。

營養師提醒，如果患者仍希望使用保健食品，需要注意這些產品可能與西藥發生交互作用。因此，在購買保健食品之前，必須諮詢主治醫生或營養師。

均衡飲食是最佳選擇

保健食品只是營養補充劑，不能替代均衡飲食。因此，建議在保持均衡飲食和良好生活習慣的前提下，攝取多樣化的食物，這種方式比依賴維生素或保健食品更為健康。保持良好的營養狀態和適當的體重有助於治療過程的順利進行。

119

關於營養保健品的5問

（1）癌症患者是否需要額外補充營養品？

研究顯示，確診癌症後，體重減少與死亡率密切相關。體重減少 5% 可能是一個警示信號。比如你體重 70 公斤，在沒有特別進行體重管理的情況下，如果體重快速減輕了 3 到 4 公斤，這可能是癌症體質的前兆，這時需要進行檢查，並根據醫生的建議考慮補充營養品。此外，癌症患者由於情緒變化或治療副作用，可能會出現食慾下降，體重減輕時應及時諮詢醫療團隊，採取積極的營養干預措施。市場上的大部分營養品含有全面的營養成分，如蛋白質、脂肪、碳水化合物、維生素和礦物質，有些還添加了魚油、硒和麩胺酸等成分，旨在降低炎症反應和增強免疫力。

營養品不能只是象徵性地補充，要確保劑量足夠才能有效發揮效果。比如，臨床研究發現，每天至少需補充 450-500 卡路里和 20-30 克蛋白質，才能有效防止體重下降。

（2）含有魚油、硒、麩胺酸等抗癌成分的營養品更好嗎？

不一定。魚油具有抗炎效果，有助於減緩體重下降；硒具有抗氧化功能，在動物實驗中顯示能抑制腫瘤生長或縮小腫瘤。然而，並非所有癌症患者都需要補充麩胺酸。許多患者誤以為患癌就必須補充麩胺酸，這種觀念是錯誤的。麩胺酸是一種非必需胺基酸，體內可以自行合成，平時無需補充。有些細胞實驗還發現，麩胺酸可能成為癌細胞的營養來源。麩胺酸主要用於

放射治療後緩解口腔黏膜炎症，或化療後減輕腹瀉症狀，其他情況不建議補充。

（3）琳琅滿目的抗癌保健品是否真的有效？

研究發現，許多抗癌物質如維生素 A、C、E、硒、鍺、鉻、鋅等，及植物化學物質如白藜蘆醇、大豆異黃酮、薑黃素等，在動物或細胞實驗中表現出抑制腫瘤細胞的效果，但對人體的效果有限。常見的抗癌保健品還包括褐藻糖膠、靈芝、樹芝等多糖體。使用保健品的患者應告知主治醫生，因為某些天然提取物可能會影響癌症治療效果。醫療團隊會根據相關研究提供建議。

（4）補充保健品是否可以忽略其他營養需求？

有些患者認為只要吃了抗癌保健品，就能獲得所有營養素，這是錯誤的。癌症患者必須確保全面的營養攝取。保健品不能替代糖類、脂肪、蛋白質、維生素和礦物質等基本營養素。應首先確保營養基礎，再補充抗癌或提升免疫力的保健品，兩者相輔相成。

（5）多糖體類保健品如靈芝、牛樟芝、巴西蘑菇和褐藻糖膠等的使用禁忌是什麼？

多糖體類保健品如靈芝、牛樟芝、巴西蘑菇和褐藻糖膠等，能增強自然殺手細胞的活性，促進腫瘤細胞凋亡和提升免疫力。然而，使用這些保健品前需要瞭解其可能的副作用。例如，褐藻糖膠具有抗凝血作用，建議在接受重大手術前後三天內避免使用。目前，褐藻糖膠在抗癌效果上的人體實驗還不充分，主要作為「輔助和替代療法」，不能替代正規治療，建議在保養期使用。

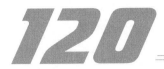

抗癌食品和保健品有何區別？

抗癌食品指的是那些具有一定預防癌症作用的食品。這些食品的概念比較廣泛，其中包括十字花科植物（如大蒜、花椰菜等），這些被認為有助於預防癌症。其他一些物質也正在研究中，以確認其是否具有抗癌作用。然而，需要注意的是，抗癌食品的作用主要體現在預防癌症方面，而非治療。對於已經確診的癌症患者，單純食用抗癌食品並不能替代專業的癌症治療。

保健品與抗癌治療藥物有本質區別。保健品主要是具有一定功能的食品，但它們不能用於治療癌症。因此，癌症患者不應將保健品作為治療癌症的替代品。儘管如此，保健品在某些情況下仍有其適用價值。癌症患者通常需要接受多種治療手段，並經歷不同的治療階段。在此過程中，適當使用保健品可以幫助提高身體的抵抗力，改善症狀。

使用保健品的原則

精簡而非多樣。癌症患者的基礎飲食應當確保足量且均衡，保健品的使用不應影響正常的飲食。如果患者同時使用多種保健品，應考慮它們之間的相互作用。目前，關於多種保健品聯合使用的研究還不夠全面，因此在使用多種保健品時應採取謹慎態度。

根據病情選擇保健品

1. **早期癌症患者**：正氣尚充足，但手術、化療等治療可能會損傷正氣。這類患者可以在術後適量使用一些補益氣血的保健品，如人參、枸杞或蟲草。

2. **中晚期癌症患者**：由於反覆治療導致正氣不足，可能會出現各種症狀。在這種情況下，選擇能夠緩解症狀的保健品，同時考慮一些扶助正氣的保健品。例如，對於晚期癌症患者出現的發熱和口渴，可以考慮西洋參來生津止渴；若伴有食慾不振，可以食用山楂餅以開胃。

優先選擇傳統保健品

近年來市場上出現了大量新型保健品，但由於原材料和製劑工藝的不同，這些新產品的品質參差不齊，且大多數還需經過更多實踐驗證。因此，癌症患者在選擇保健品時應優先考慮那些經過時間檢驗的傳統保健品，如人參和八珍膏，這些保健品經過長時間的使用，通常較為安全可靠。

結合家庭經濟狀況

一些患者認為昂貴的保健品效果更好，這是一個常見的誤區。價格並不總是決定保健品效果的唯一因素。選擇保健品時應根據實際需求和家庭經濟狀況進行合理安排。例如，對於早期癌症患者，補氣的保健品可以根據個人經濟條件選擇野山參、園參或黨參，雖然價格差異較大，但都能起到補氣的作用。這也就意謂著，合理選擇和使用保健品可以在一定程度上輔助癌症患者的康復，但應在專業醫生的指導下進行，以確保治療的安全性和有效性。

121

「偏方、驗方」不可信

數千年來，民間流傳著豐富的偏方、驗方和奇方，用於治療疑難雜症。所謂「偏方」，指的是藥味不多且對特定病症具有獨特療效的方劑；「驗方」則是指未經過系統論證，但在臨床上確有療效的方劑，多為民間經驗之談；而「奇方」則通常是指單味藥或藥味數量單數的方劑。中醫方書浩如煙海，其中不乏治療癌症的各種方劑，那麼這些偏方、奇方、驗方究竟效果如何呢？

在臨床實踐中，經常會有一些患者或其家屬諮詢網路上流傳的偏方，如紅棗、鐵樹葉、半枝蓮、白花蛇舌草，甚至是一些奇方如蟾蜍皮，生吞蛇膽等，包括採用中藥黃藥子用於甲狀腺腫瘤，中藥木鱉子用於晚期肝癌。這些方法或許可能對於某個特定的人有偶然性的效果，但不能一概而論，實際情況往往適得其反。為什麼會這樣呢？

首先，前兩類偏方藥性偏寒涼，雖然動物實驗顯示具有抗腫瘤效果，但一味地清熱解毒，長期使用可能傷及脾胃，損傷正氣，使身體更加虛弱。黃藥子和木鱉子短期內可能縮小腫瘤，但如果沒有醫生指導或長期使用，則可能引發肝功能損害等副作用。

為何癌症患者會嘗試這些偏方、奇方、驗方呢？主要原因有三：首先，儘管科學技術進步使癌症患者的生存期延長，但癌症仍是尚未攻克的重大疾病。對死亡的恐懼使患者希望找到靈丹妙藥。其次，常規治療效果不顯著時，聽到「偏方、奇方」容易產生嘗試的心理。最後，中藥材取自大自然，

因其高效、低毒的特點，國際上已經逐漸受到認可。患者希望透過「偏方、奇方、驗方」找到治療癌症的希望。

中醫治療講究「望、聞、問、切」四診合參，依據具體病情制定治療方案。如果患者沒有經過專業的中醫師辨證而自行嘗試這些偏方，可能會遇到有效、無效，甚至加重病情的情況。中醫的「方不對證」，意指不同的病機需要不同的治療方法，因此偏方、奇方、驗方可能導致錯失治療時機或病情惡化。

更有甚者，一些患者相信透過節食可以治癒癌症，嘗試減少高糖、高蛋白食物，試圖「餓死癌細胞」，結果導致體重嚴重下降，甚至危及健康。儘管如此，偏方中也不乏有價值的內容。比如，抗腫瘤藥物紫杉醇來源於紅豆杉，華蟾素注射液取自蟾蜍的有效成分，這些藥物在臨床上已取得良好效果。因此，對那些確有療效的偏方和驗方，期待未來有進一步的研究和證據支持。

總之，偏方、驗方和奇方不可隨意使用。即使是同一種疾病，中醫也有多種分型，每種類型的治療用藥都不同，體現了「同病異治」的原則。最好的做法是，在中醫師的指導下，根據患者的具體病情選擇適合的方藥，並定期隨訪，根據病情變化及時調整處方。

122

治癌無捷徑，「醫托」多騙局

俗話說「病急亂投醫」，許多患者和家屬在面對晚期癌症時，常常會失去理智和判斷力。這種情況下，他們不僅可能被熱心的「醫托」欺騙，還可能被虛假的「突破」「攻克」或「臨床治癒」癌症的宣傳所蒙蔽。結果，不僅浪費了金錢，還可能錯過了最佳治療時機，甚至喪失了生命。

警惕熱心「病友」的騙局

「醫托」的問題已不再新鮮，但受害者並未減少，特別是癌症患者因治癒欲望強烈，容易成為目標。醫托通常非常「熱情」，常用的伎倆是「同病相憐」。他們會聲稱自己也曾患有相同類型的癌症，然後誇大其個人的「治癒」經歷，透過講述感人的故事讓患者相信，從而誘導患者去「某專家」處購買大量藥物或保健品，結果既浪費了金錢，也耽誤了正規的治療。

對於這種「親身經歷」的說辭，患者和家屬必須保持警惕。世界上哪裡會有那麼巧的事？即使患者和醫托的病情相同，也不意謂著醫托的治療方法就一定有效。尤其是在癌症治療領域，假藥和虛假宣傳的騙子眾多，癌症患者更應提高警惕。在就醫時，不要輕信那些在醫院內推薦其他地方看病的「熱心人」。即使不幸遇到醫托，也不要急於付款或購買藥物，最好先多方核實情況。正規醫院通常設有導醫台，可以諮詢護士獲取資訊。

癌症尚未攻克

目前，癌症仍然是一種難治之症。所謂的「突破」「攻克」或「臨床治癒」癌症等，多為虛假的騙局，利用患者和家屬急於治療的心理。即使某些「個案」療效顯著，也不應全盤相信。臨床上，如果一種療法或藥物只有個別成功案例，而缺乏大規模的臨床驗證，就不能認為它是有效的。尤其是在如今假冒偽劣產品氾濫的市場中，很多自稱「教授、專家」的人物可能並不為同行所知，就如一些偽劣商品貼上名牌商標一樣，患者不應抱有僥倖心理，輕信這些虛假宣傳。

此外，患者還要對一些「權威」資訊保持高度警惕。例如，「某腫瘤科研單位的實驗資料」、「某著名腫瘤專家的推薦意見」，甚至「有權威腫瘤人士參與的新聞發佈會」或「腫瘤老軍醫」免費義診等，這些看似權威的宣傳往往只是誘騙患者購買藥品或保健品的手段。許多患者因盲目相信這些虛假的宣傳而遭受損失，需謹慎對待。

也不要隨意輕信網路與社群的資訊，很多資訊都是缺乏現代醫學與科學根據，更多的只是誇大行銷，這類資訊不僅會誤導患者，更重要的是會耽誤的正常的救治，導致疾病加重。也就是說，錢花了，病重了。

123

饑餓療法是治癌誤區

在臨床工作中，我們常常遇到腫瘤患者詢問是否需要忌口，或如何忌口。有些患者甚至認為，若腫瘤吸收了營養會加速其生長，因此採取嚴格的素食禁忌，試圖透過「餓死」腫瘤來治癒自己。事實上，這種所謂的「饑餓療法」不僅缺乏科學依據，而且極為危險，可能得不償失。

尤其是手術後的腫瘤患者，身體通常虛弱、免疫力低下，需要足夠的能量和營養來恢復。盲目忌口會導致蛋白質、脂肪、糖和維生素等營養素攝取不足，從而引發營養不良、傷口癒合遲緩、繼發感染及惡病質等嚴重併發症，進一步影響抗腫瘤治療效果，甚至可能加速腫瘤復發或轉移。

一些民間或「江湖郎中」的誇大宣傳常常造成患者的混亂，誤導他們走入忌口的誤區。我曾遇到一位乳癌術後的患者，手術成功後，儘管未發現復發或轉移，但患者卻因過度忌口而常感乏力、精神萎靡。經過詳細詢問，發現她的「忌口清單」上列滿了各種食物，實際上她能吃的東西寥寥無幾。這種極端的忌口方式顯然對她的身體造成了不利影響。

目前，臨床上所說的「饑餓療法」主要包括兩種手段：第一種是透過阻斷腫瘤的血管，減少腫瘤的血液供應，這種方法通常被稱為新生血管阻斷療法，意在「餓死」腫瘤細胞。第二種是使用藥物，如新生血管抑制劑，來降低腫瘤的血液供應。這兩種方法都旨在減少腫瘤組織的營養供應，但與讓患者禁食或減少全身營養並無關係。

在腫瘤患者的飲食管理上，強調的是不能讓患者挨餓或不吃飯，而是應當適當增強營養，以提升機體的免疫力和抵抗力。腫瘤細胞的生長不會因為患者的飲食好壞而顯著變化，也不會因為禁食而「餓死」。科學合理的飲食不僅對健康至關重要，也是支持機體恢復免疫功能和戰勝疾病的基礎。尤其在秋冬季節，食慾較好，進食量增加。中醫理論中「脾胃為後天之本」強調，後天的生長發育和新陳代謝都依賴於脾胃對食物的消化和吸收。胃口好通常意謂著脾胃功能正常，可以更好地吸收食物中的營養物質。

合理營養，增強體力

那麼，腫瘤患者應如何合理忌口和補充營養呢？根據傳統中醫理論和辨證論治，癌症患者在治療和康復期間會出現多種不同的辨證類型，不同的辨證類型應有相應的忌口和適宜食品。忌口應根據個體情況，以及病情與病因進行調整，並非絕對化。這表明，忌口需要個體化，且不能過於苛刻。

對於腫瘤患者來說，長期過度忌口可能導致營養攝取不足，從而降低身體的抵抗力，對康復不利。因此，患者應在醫生的指導下，合理增加營養食物的攝取，以防營養缺乏。

通常，腫瘤患者的營養需求包括基礎營養需求以及因腫瘤生長而增加的營養需求，因此應提供高於推薦量的各種營養素。建議患者多攝取新鮮蔬菜、水果、乳製品、豆製品，以及蘑菇、銀耳、黑木耳等。此外，飲用綠茶有助於抑制體內致癌物質亞硝胺的合成；戒菸限酒；確保攝取足夠的礦物質和微量元素（如動物肝臟、腎臟、蛋、豆類、芝麻等富含硒的食品）。

在放射治療或化療期間，患者需要大量的能量和營養素來提高免疫力，從而更好地對抗腫瘤。因此，合理調配飲食和營養素，對腫瘤患者尤為重要。

儘管癌症治療中的「饑餓療法」是存在其科學依據。這理論是早在 1971 年，哈佛大學的佛克曼教授提出了「餓死癌細胞」的理論，但這裡的「饑餓」是指對癌細胞進行營養剝奪，而不是對患者的胃。時至今日，「腫瘤饑餓療法」依然時常出現在公眾視野中。

但我們首先要明確一個問題：腫瘤組織的體積是否比正常身體組織大？毫無疑問，正常組織的體積更大。那麼維持身體正常運作的健康組織就需要充足的營養以維持正常代謝。如果營養攝取不足，身體的免疫力會下降，腫瘤也會繼續發展，只是會消耗更多的體能，使患者更加虛弱和消瘦。

研究表明，體重是影響癌症患者預後的重要因素。相對瘦弱的癌症患者更難以承受抗癌藥物的毒副作用。如果在治療過程中體重顯著下降，可能意謂著治療效果不佳，這通常與營養狀況不良或腫瘤的高消耗有關，從而預後較差。

因此，癌症治療中應強調「帶瘤生存」的理念。臨床經驗表明，抗癌治療開始後體重保持穩定、能夠正常進食、睡眠良好的患者預後更好。因此，腫瘤患者應更加重視營養攝取，不應輕信「餓死癌細胞」的理論。

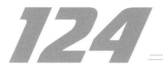

中醫治癌並非多多益善

　　在一些癌症患者的床頭櫃上，經常可以看到各種抗癌中成藥的堆積。這些藥物有的是在醫院配的，有的是聽取推薦後自行在藥房購買的，還有的是參加講座後免費贈送的，也有一些是透過社群媒體的各種宣傳然後購買的。許多患者誤以為中藥的數量越多、價格越高就越有效。然而，這種做法實際上背離了中醫治癌的原則，患者對此應予以重視。

1. **扶正祛邪**：癌症雖然表現為局部的腫塊，如胃、肝、肺、乳腺、卵巢等部位，但從中醫角度來看，它是整體疾病的局部表現。中醫認為，癌症的根本在於「正虛邪盛」，即身體的正氣不足，邪氣卻亨盛。僅僅使用清熱解毒藥物或以毒攻毒藥物來祛邪，或單用人參、西洋參、靈芝等藥物來扶正，都難以解決這一病理狀態。

2. **分析標本**：癌症中的「邪」表現為濕、熱、瘀等病理因素。濕邪常見於嘔吐、噁心、浮腫，舌苔厚膩；熱邪則表現為口乾、便乾、尿赤、舌邊尖紅等；瘀血則表現為疼痛固定、腫塊、舌質青紫、脈搏粗黑等。正氣虛則可分為氣虛、血虛、陰虛、陽虛等，每種虛證有其特定的藥物如氣虛用人參、黃芪，血虛用當歸、白芍，陰虛用生地、沙參、枸杞子，陽虛用仙靈脾、肉桂等。大多數癌症患者正虛與邪盛並存，但偏重有所不同。因此，必須透過辨證，瞭解患者的具體症狀後，再調整扶正祛邪藥物。中成藥，包括單方、驗方、秘方等，通常是固定的，很難適應個體的不同需求。

3. **同病異治**：雖然同一種癌症（如肝癌）在西醫治療中可能使用相同的方法和藥物，但中醫則有不同的辨證分型，如氣滯血瘀型、脾氣虛弱型、氣陰兩虛型等。中醫用藥必須根據具體證型處方，辨證不準確可能導致效果差甚至引發不良反應。因此，使用中藥湯劑時，需透過望、聞、問、切等方法來確診。將一張處方或秘方用於所有患者，即使是相同疾病，也並不合適。

4. **因人制宜**：即使是乳癌，由於患者的年齡、體質、是否伴有高血壓、糖尿病、心血管疾病等合併症，中藥處方也應有所不同。例如，服用地冬合劑（六味中藥）的乳癌患者，需在此基礎上進行加減調整。此外，中醫處方講究君臣佐使的配伍，藥物過多未必有效。一般抗癌中藥處方含 10 ～ 12 味藥，總劑量約 200 克，煎煮並不複雜。大量的臨床實踐，證明抗癌中藥的關鍵在於辨證施方，堅持適宜的處方，而不是藥物數量的多少。

125

仙草「靈芝」，
不是治癌「神」藥

　　靈芝在中國的應用已有兩千多年的歷史。從東漢時期的《神農本草經》到明代的《本草綱目》，靈芝因其多種健康功效而曾被譽為「仙草」。靈芝也因此成為了一種常見的抗癌保健品，它與其他類似產品一樣，具有一定的保健「功效」，但這種功效並不等同於「藥效」。儘管「功效」和「藥效」僅一字之差，它們對癌症患者的影響卻截然不同。藥品必須經過嚴格的人體試驗驗證，確保有明確的治療效果、可接受的副作用，以及穩定的品質，而這些要求功能性保健品則不必滿足。功能性保健品只需透過實驗室及動物實驗驗證其對機體功能的調節作用即可。

　　靈芝孢子粉，簡言之，就是靈芝的種子。它的外觀呈棕色或褐色的細粉末，雖然其藥效成分比靈芝本體高出 75 倍，但其吸收率卻相對較低，一般在 20% 到 30% 之間。理論上，只有經過破壁加工的靈芝孢子粉才能被人體完全吸收。儘管，靈芝孢子粉在動物實驗中顯示出約 30% 的腫瘤抑制率，但這並不意謂著靈芝孢子粉對人類腫瘤有實際的治療效果。首先，動物實驗的結果不能直接推斷到人類，因為動物和人類之間存在種族差異。即使是使用人類癌細胞的移植性腫瘤，也只提示了一種可能性，無法確定對人體的有效性。其次，移植性腫瘤與自發性腫瘤在生物學特徵上差異較大，而實際的癌症患者均為自發性腫瘤。最後，動物實驗中的劑量通常較高，而臨床應用時的劑量則遠低於此。

　　曾經有部落客對 10 款高銷量的靈芝孢子粉樣品進行檢測後，我們發現其衛生狀況令人擔憂。其中，有 7 款樣品的黴菌和酵母總數顯著超標，表明這些產品在生產過程中衛生條件較差，容易導致食物變質。

　　此外，10 款樣品中有一半出現了大腸菌群超標的情況，食用後可能導致急性中毒、嘔吐和腹瀉等問題。更令人擔憂的是，這些產品還存在重金屬污染問題，鉻和鎳等重金屬含量超標。過量攝取這些重金屬可能引發腎臟損傷，嚴重的甚至可能導致腎臟衰竭或癌症。因此，建議大家在購買靈芝孢子粉時，務必選擇從正規管道購買，並確保產品具備保健品批准證號，且微生物和重金屬指標均符合安全標準，以保障使用安全。

　　過去，一些標榜「抑癌生長」、「增強免疫」、「減輕放化療副作用」等的保健品，如中華鱉精、三株賦新康、鯊魚軟骨粉等，曾受到癌症患者的廣泛關注，但這些產品經過實踐檢驗，逐漸被市場淘汰，通常在兩年內消失。靈芝孢子粉以其「仙草」之名有一定聲勢，是否能持久並創造奇蹟，還需時間驗證。

　　值得注意的是，抗癌保健品並非全無價值。經過衛生行政部門批准的「健」字型大小保健品雖然不具備治療疾病的效果，但並非驗方或野藥，它們對人體仍有一定的幫助。然而，患者應避免將這些保健品誤認為治癌良藥，更不能過分高估其抗癌效果，以免影響正規治療。我們常見某些癌症患者因為信任這些誤導性宣傳，花費大量資金購買各種保健品，結果發現無效後再尋求正規治療時，往往已財力拮据。

　　21 世紀以來，癌症治療的觀念正在轉變，除了關注治癒率和生存期外，更重視提高生活品質。藥物治療也從「非特異性殺傷」逐漸向「多靶點治療」發展。更多人接受了「帶癌生存」的理念。因此，在各種可治癒癌症的治療間歇期、有效治療後的隨訪期，或晚期癌症階段，適當使用抗癌保健品有助於防止復發、提高生活品質、減輕痛苦，並可能延長生存期。

126

謹慎網購、國外代購抗癌藥

對於癌症患者來說，尋求醫療幫助和藥物是非常自然的行為。傳統上，患者通常會前往醫院就診、接受醫生處方，並在藥房購買藥物。然而，隨著時代的發展，尋醫問藥的方式和範圍正在發生變化。尤其是國內外在一些藥物上存在著不同程度的差異，包括國外一些最新的藥物我們由於監管的原因沒有獲得使用。這也導致越來越多的人選擇在網路上購買藥物或透過親友代購，尤其是抗癌藥物，這種現象日益普遍。然而，這種方式的結果卻是「幾家歡喜幾家愁」。

代購抗癌藥的普遍化

國外代購抗癌藥之所以逐漸增多，首先是由於資訊化時代的資訊傳播速度快，普通人也可以透過各種管道獲得最新的藥物資訊。此外，分子生物學的進步使抗癌藥物的研發速度加快，尤其是新型標靶治療藥物的出現，為癌症患者帶來了希望。相較於中國國內，這些新藥在歐美或港澳地區通常先上市，導致許多人選擇從國外或港澳代購。此外，某些新藥和特藥在國內未納入醫療保險，價格也較高，代購不僅可以減輕經濟負擔，還能緩解患者的痛苦，因此代購趨勢愈加明顯。當然，一些人為了相對比較低成本的獲得一些新的抗癌藥物，就透過印度購買他們的仿製藥。

代購抗癌藥的潛在風險

雖然代購抗癌藥可以解決部分患者的緊急需求，但這種方式也存在許多風險。藥品的特殊性決定了其市場的複雜性，尤其是抗癌藥多為處方藥，不同國家和地區的購藥要求和流程各異。此外，抗癌藥物種類繁多，有嚴格的適應證要求。例如，克唑替尼適用於 ALK 基因突變的肺癌患者，而易瑞沙、特羅凱則針對 EGFR 基因突變的肺癌患者。

代購抗癌藥的最大風險之一是可能購買到假藥或劣藥，這不僅導致金錢損失，還可能錯過最佳治療時機。曾有患者家屬在東南亞代購價格遠低於正規進口藥品的抗癌藥，儘管醫生曾建議不要貪圖便宜，但家屬仍然購買了這些藥物。結果發現這些藥物無效，甚至產生嚴重副作用。經過檢測，這些藥物被確認是假藥或劣藥，使得家屬深感後悔。

不過特別需要指出的是，網路上的一些「進口抗癌藥」的代購以出售，這類藥品種類繁多，真假難辨。一些價格低廉的普通藥品被虛假標稱為昂貴的抗癌藥，一些商家甚至會以澱粉來冒充，使用的風險很大，需特別謹慎。

127

癌症的疼痛，不必咬牙忍

疼痛是機體對組織損傷或潛在損傷的自然反應，是一種複雜的生理心理現象，特別是在晚期癌症患者中，疼痛常常成為主要症狀之一。統計資料顯示，約 70% 的晚期癌症患者會經歷疼痛，其中 30% 的人感受到的疼痛是難以忍受的劇烈疼痛。雖然藥物治療是緩解癌痛的首選方案，並能幫助 90% 的患者獲得緩解，但在臨床實踐中，仍有不少癌症患者選擇「忍痛」，不願使用止痛藥，更不敢使用麻醉性鎮痛藥。

忍痛有危害

疼痛是一種自然的防禦機制，旨在警示機體遠離有害刺激。然而，對於癌症患者來說，持續的慢性疼痛不僅不再起到保護作用，反而嚴重干擾生活品質。長期的疼痛體驗可以導致患者出現抑鬱、焦慮、失眠和恐懼等心理問題，並對其活動能力、生活品質和與他人交往能力產生負面影響。此外，疼痛的持續刺激還可能引發一系列併發症，如心血管系統、呼吸系統、消化系統等的功能障礙，嚴重時可能導致致命的後果，如心肌梗塞、高血壓或腦出血等。

合理的止痛治療

面對癌症疼痛，患者應採取有效的止痛措施。忍痛不僅會加重痛苦，還有可能將急性疼痛轉變為難治性疼痛。急性疼痛如果未經治療，可能演變為神經病理性疼痛，表現為疼痛過敏、異常疼痛或自發性疼痛等。例如，**觸**

碰輕微的刺激可能引發劇烈疼痛，或者傷口癒合後仍然有自發性疼痛。當疼痛變得難以治療時，通常需要更強的止痛藥、更高的劑量和更複雜的治療方案，這也增加了不良反應的風險。

克服對「上癮」的擔憂

目前，控制癌症疼痛的方法多種多樣，其中藥物止痛是基本且常用的手段。雖然藥物止痛治療並不排斥其他有效的止痛方法，如在適合的情況下進行抗癌治療可以幫助控制疾病並緩解疼痛，但對於晚期癌症患者，尤其是終末期，藥物止痛治療往往是唯一有效且耐受的方法。在所有止痛藥物中，麻醉性鎮痛藥（如嗎啡）具有不可替代的作用。相對於非麻醉性鎮痛藥，麻醉性鎮痛藥不僅在止痛效果上更為顯著，而且長期使用不會引發消化道潰瘍、肝臟毒性或腎毒性。

需要注意的是，麻醉性鎮痛藥也存在「雙刃劍」的風險。合理使用這些藥物可以安全有效地控制疼痛，而濫用則可能導致藥物依賴。藥物的依賴性主要發生在未按醫囑使用的情況下，例如非法使用毒品。在醫生的指導下，遵循合理用藥的原則，可以有效控制疼痛，同時避免藥物依賴。例如，相比於靜脈或肌肉注射，口服藥物能夠避免血藥濃度的突然上升，減少類似「上癮」的欣快感；按時用藥可以維持理想的藥物濃度，避免疼痛反覆和情緒低落。癌症疼痛如何解決

根據統計，大約有 50% 的癌症患者和 70% 至 90% 的晚期癌症患者經歷疼痛。對於大多數非癌症患者而言，他們所面臨的疼痛通常是急性的或較輕微的，因此一般的非類固醇止痛藥（如阿斯匹靈、布洛芬）往往能夠有效緩解。然而，對於癌症患者而言，疼痛通常更為常見且難以處理。普通藥店可以買到的非類固醇止痛藥可能效果有限，因此各國的癌症疼痛管理指南推薦將鴉片類止痛藥作為癌症患者止痛的首選藥物。

癌症疼痛治療原則

疼痛可以分為體感性疼痛、內臟性疼痛和神經性疼痛三種類型。

- **體感性疼痛**：這是健康人群中最常見的疼痛類型，通常涉及皮膚、肌肉和骨骼，疼痛位置明確且感受尖銳。體感性疼痛對非類固醇止痛藥通常有良好的反應。

- **內臟性疼痛**：這種疼痛源於內臟器官的損傷，位置通常模糊難以明確，有時伴有其他症狀，如面色蒼白、出汗、噁心、嘔吐等。內臟性疼痛對非類固醇止痛藥的反應不如體感性疼痛，因此常需使用鴉片類止痛藥。

- **神經性疼痛**：由神經受損引起，通常伴有刺痛、麻木、搔癢或燒灼感。神經性疼痛對各種止痛藥的反應通常較差，可能需要輔以其他藥物或非藥物治療。

癌症患者的疼痛情況常常較為複雜，可能同時存在體感性、內臟性和神經性疼痛，並且疼痛強度通常較高，非類固醇藥物可能無法有效緩解。因此，鴉片類止痛藥在癌症疼痛控制中發揮著重要作用。近年來，歐美的癌症疼痛治療指南已經不再強調 1986 年世界衛生組織提出的「疼痛階梯」概念，並且鴉片類藥物不僅限於癌症疼痛，也適用於其他中重度疼痛。

對於熟悉止痛藥物的醫生而言，在評估患者的疼痛狀況後，可以直接使用鴉片類止痛藥，甚至使用強效鴉片類止痛藥來滿足癌症患者的止痛需求。

理想的癌症疼痛控制

根據臨床的資料，幾乎一半的癌症患者會經歷疼痛，尤其是在癌症的後期階段，幾乎所有患者都會經歷疼痛。癌症疼痛治療的關鍵在於預防而非等

待疼痛發生後再進行緩解。理想的管理策略是盡量保持患者血中鴉片類止痛藥的穩定濃度，以提高痛閾，從而減少對疼痛的敏感性，這樣即使癌症繼續進展，患者也不會持續感到劇烈疼痛。

鴉片類止痛藥的副作用：耐受性問題

許多人對鴉片類止痛藥的副作用心存忌憚，如噁心、嘔吐、便秘、排尿困難和呼吸抑制等。然而，許多副作用的發生率並不高，並且透過調整劑量和時間，副作用往往會減輕甚至消失。鴉片類藥物的副作用通常在使用初期出現，但耐受性會逐漸建立，長期使用時相對安全。只要度過初期的不適，長期使用鴉片類止痛藥通常不會對胃、肝或腎造成顯著損害。因此，持續使用鴉片類止痛藥比長期使用非類固醇止痛藥更安全。

鴉片類藥物的成癮性

很多人擔心鴉片類藥物會導致成癮。實際上，符合監管部門批准並依循疼痛控制指南的鴉片類藥物，在癌症疼痛治療中成癮的風險極低。癌症患者因疼痛使用鴉片類藥物的成癮風險不到千分之五。只要患者是癌症患者、非藥物濫用者，並且遵從醫囑使用藥物，鴉片類止痛藥的成癮風險極低。

止痛藥的類型和選擇

止痛藥分為「非鴉片類止痛藥」、「弱效鴉片類止痛藥」和「強效鴉片類止痛藥」三類。

- **非鴉片類止痛藥**：如阿斯匹靈、對乙醯胺基酚和布洛芬等，主要用於體感性疼痛，但對於癌症患者可能效果不足，長期使用會增加胃潰瘍、消化道出血、腎臟和心臟功能損害的風險。

- **弱效鴉片類止痛藥**：如曲馬多（Tramadol）、丁基芬（Buprenorphine）、可待因（Codeine）。這些藥物的止痛效果相對較弱，適用於中度疼痛的管理。

- **強效鴉片類止痛藥**：如嗎啡（Morphine）、吩噻（Fentanyl）、氫嗎啡酮（Hydromorphone）、羥考酮（Oxycodone）。強效藥物用於控制重度疼痛，可以根據需要逐步調整劑量，效果明顯。

長效與短效止痛藥物的作用

鴉片類止痛藥有長效和短效兩種形式。長效藥物用於穩定控制疼痛，提高痛覺閾值，保持良好的生活品質；短效藥物用於快速緩解突發性疼痛。癌症患者通常需要同時使用長效和短效藥物，以應對不同類型的疼痛。

總而言之，選擇合適的止痛藥物沒有固定的標準，需根據患者的具體情況和藥物的反應來決定。除了非鴉片類和鴉片類藥物，還可以使用輔助性藥物，如雙磷酸鹽類藥物和抗抑鬱劑、抗癲癇藥物及局部麻醉劑等。疼痛是主觀感受，醫生需綜合考慮影像學檢查、理學檢查和患者的主訴，來制定最佳的治療方案。

128

規律運動助抗癌

　　許多癌症患者在被確診後，心態往往會發生很大變化。他們可能認為自己得了癌症，就成了「弱者」，因而小心翼翼地對待自己。有些人即便曾經是身材魁梧的運動員，也會選擇躺在床上，讓家人全力照料，認為「養病」就是被家人照顧，什麼都不做。此時，體育鍛鍊被視為讓身體承受不住、對「養病」不利的活動而被限制。實際上，這種一味「養著」的方式存在不少隱患，不僅不利於癌症康復，甚至可能帶來負面影響。

常規鍛鍊，適度「放養」

　　那麼，定期鍛鍊對癌症康復有哪些益處呢？首先，鍛鍊可以為患者提供更多的「供氧」。缺氧被認為是致癌因素之一。諾貝爾獎得主瓦魯特博士指出，癌細胞更容易在缺氧的環境中繁殖。透過鍛鍊，身體的供氧量增加，有助於增強細胞、組織和器官的新陳代謝，提升免疫力，從而改善整體健康。研究顯示，慢跑後氧氣供給量可比平時增加 8 倍。其次，鍛鍊有助於排出體內毒素。癌症患者，特別是接受放射治療和化療的患者，體內容易積累毒素。體育鍛鍊透過出汗幫助排除體內的鉛、鋰等毒素，並能提高製造白血球的能力。

　　此外，體育鍛鍊還能改善患者的心情。在陽光明媚的早晨，呼吸新鮮空氣，進行鍛鍊，享受與自然融為一體的愉悅感，與整天躺在床上、胡思亂想的狀態相比，前者無疑更有利於癌症康復。最後，鍛鍊有助於改善心肺功

能、消化功能和神經系統功能，提高機體對外界刺激的適應能力，緩解大腦皮層的緊張和焦慮，從而促進休息和睡眠。

因病情不同，選擇方法有別

當然，癌症患者的鍛鍊方式與健康人有所不同。癌症對身體本身是一種消耗，癌症引起的血液黏稠度增加可能導致血管事件，而手術、化療和放射治療也會降低身體的抵抗力。因此，患者不宜選擇高強度、對抗性強的運動，而應選擇一些運動量小、強度可控、對身心放鬆有益的運動，如散步、慢跑和太極拳等。根據個人情況，可以選擇具有針對性的鍛鍊方法。例如，肺癌患者術後或放化療後通常有肺功能下降，應以恢復或增強肺功能為目的，選擇如吹氣球和腹式呼吸等鍛鍊方式。乳癌患者在術後會出現患側上肢運動受限，術後早期進行肢體功能鍛鍊可以幫助恢復肢體的關節和肌肉功能。

在鍛鍊過程中，患者應善於自我觀察，防止出現不良反應。經過一段時間的規律性鍛鍊後，還應進行身體複查，進一步調整鍛鍊方案，以找到最佳的鍛鍊方法。特別是當患者出現體溫升高、癌症復發、骨骼疼痛、皮膚或口腔出血傾向、白血球低於正常值等情況時，最好暫停鍛鍊，以免造成意外。每天堅持運動就是最好的抗癌藥物

運動是預防癌症和抑制癌細胞的最經濟且簡便的方法，癌細胞最「怕」運動，人對於普通或者健康的人群而言，運動能有效減緩癌細胞生長。

2022 年《國際癌症雜誌》上的一項研究表明，長期堅持每週多次中等強度的有氧運動可以促使體內釋放更多抗癌分子，從而減緩癌細胞的生長。

2020 年，《運動與健康科學》英文版上發佈的《26 種人類疾病的運動干預指導方案》指出，運動處方被證明是提升癌症患者免疫功能和生命品質的有效方法之一。

- **乳癌**：對早期乳癌患者，長期進行低至中等強度的有氧運動和抗阻訓練更有助於康復。
- **結腸癌**：有氧運動和有氧結合抗阻運動效果顯著。
- **前列腺癌**：長期進行中高強度的有氧結合抗阻運動效果最佳。
- **肺癌**：長期進行中高強度的有氧運動或抗阻運動較為有效。

早上8～10點，運動抗癌效果最佳

儘管運動對抗癌有明顯效果，但運動時間也會影響效果。研究表明，每天早上 8 ～ 10 點進行鍛鍊對乳癌和前列腺癌具有顯著的保護作用，能將這兩種癌症的患病風險降低 26% ～ 27%。相對而言，中午或下午鍛鍊可能會延遲褪黑激素的節律，這種激素具有抗癌作用。因此，早晨的運動效果優於中午和下午。

這些運動方式特別推薦

（1）步行：最簡單的運動方式

走路是最簡單且安全的運動方式。如果身體條件允許，快走的效果會更佳。步行的好處需要長期堅持才能顯現，因此從今天開始，每天堅持一定時間的步行，保持身心健康。

（2）游泳：保護關節

游泳是一種出色的鍛鍊方式，可以增強心肺功能、提升體質、減肥，同時對頸腰椎的健康也有益處。游泳時關節承受的壓力較小，適合各年齡層的人群。

（3）揮拍運動：降低死亡風險

羽毛球、網球、桌球等揮拍類運動能夠降低 47% 的全因死亡率。其次是游泳和有氧運動，分別能降低 28% 和 27% 的全因死亡率。

（4）團體類運動：緩解精神壓力

足球、籃球、排球等團體運動能提升心情 22%，有助於緩解精神壓力。團體運動可以幫助集中注意力，融入集體，改善情緒。建議每次進行 45 分鐘至 1 小時，每週 3 ～ 5 次。

透過這些運動方式，我們不僅能夠增強身體健康，還能有效地降低癌症的風險。

129

錯誤的過度關懷

當家屬得知親人患癌後，常會經歷極大的心理衝擊，往往會不斷地向患者表達愛意、支持和鼓勵。他們可能會全力以赴地照顧患者，從洗臉、梳頭到洗澡、洗衣服等瑣事，幾乎一手包辦，認為這樣可以給予患者強有力的支持，同時也讓自己感到心理上的滿足和安慰。

在患者住院期間，這種全方位的照顧可能是對患者的一種關懷和體貼，但如果這種照顧模式延續到患者出院後，可能會帶來負面影響。過度的照顧會降低患者參與生活的積極性，可能讓他們感到無力和無用。雖然家屬往往是出於對患者健康的擔憂，但這種過度的幫助實際上可能將患者孤立開來，剝奪了他們作為家庭一員的一些權利。

正確的做法是鼓勵患者自己照顧自己，參與家務和家庭事務。簡單的說就是不要把患者當患者，而是當一個正常人。比如，讓患者做一些力所能及的家務，打理花草，參與家庭活動等。這種主動參與會激發患者對生活的熱情，增強面對疾病的信心。家屬應給予支持和鼓勵，如稱讚患者「已經能做家務了，身體恢復得很快」。

除了關注患者的飲食和休息，用心的溝通和共同度過難關也同樣重要。如果家屬僅僅忙於替患者處理事情，而忽視了對患者的關心和鼓勵，可能會導致患者感到家人不理解、不關心自己。家屬應該注重在心理和精神上的支持，經常與患者交流感情，溝通思想，讓他們感受到家人的關注。患者的願望應當被傾聽並尊重。有效的溝通可以增進相互理解和包容，同時提升家庭的凝聚力。

總之，雖然家屬過分「寵愛」患者的動機是好的，但如果處理不當，可能適得其反，阻礙患者的康復和生活品質的提升。因此，最好的支援方式是理解患者的需求，鼓勵他們掌握自己的生活，恢復正常生活，而不是完全包辦一切。

130

抗擊癌症的10項最新突破

根據世界衛生組織的資料，癌症每年導致約 1000 萬人死亡，是全球主要的死亡原因之一。乳癌、肺癌和結腸癌是最常見的癌症。儘管新冠疫情之前癌症的死亡率有下降趨勢，但疫情導致了癌症診斷和治療的廣泛停滯。不過，醫學領域的進步持續推動全球抗擊癌症的努力。以下是值得我們關注的 10 項最新的癌症研究進展：

（1）18 種早期癌症檢測技術

美國研究人員開發了一種檢測技術，聲稱能夠識別 18 種早期癌症。與傳統的侵入性和昂貴的檢測方法不同，Novelna 技術透過分析血液中的蛋白質來識別癌症。在對 440 名癌症患者的篩檢中，這項技術在 93% 的男性和 84% 的女性中準確識別了 1 期癌症。雖然 Novelna 技術仍處於早期階段，但它為建立一種成本效益高、精準且可廣泛實施的篩檢方法奠定了基礎。

（2）7 分鐘癌症注射治療技術

英國國家衛生服務體系（NHS）將成為全球首個採用 7 分鐘癌症注射治療技術的機構。目前，使用靜脈輸液吸收相同藥物需要長達一個小時。這項新技術不僅能加快治療過程，還能為醫務人員騰出時間。名為 Atezolizumab 或 Tecentriq 的藥物可用於治療肺癌、乳癌等多種癌症。預計將有大量患者從靜脈輸液轉向注射治療。

（3）精準腫瘤學

精準腫瘤學是戰勝癌症的重要工具。這一方法透過研究癌症患者腫瘤的遺傳和分子特徵來制定個性化治療方案。例如，英國的「100000 基因組計畫」研究了 1.3 萬多個腫瘤樣本，成功整合了基因組資料，以更加準確地制定治療方法。這種針對性的治療方法對健康細胞的傷害較小，因此副作用也較少。

（4）人工智慧抗擊癌症

在印度，人工智慧和機器學習技術正在改進癌症護理。例如，基於人工智慧的風險評估可以幫助篩檢乳癌等常見癌症，實現早期診斷。人工智慧還可用於分析 X 光影像，即使在沒有成像專家的情況下也能識別癌症。印度與世界經濟論壇合作，加快了 18 項癌症干預措施的實施。

（5）更強大的預測能力

美國麻省理工學院的科學家研發了一種人工智慧模型，能夠透過低劑量 CT 掃描預測一個人六年內患肺癌的風險。研究顯示，AI 工具 Sybil 經過複雜的成像資料訓練，可以預測短期和長期的肺癌風險。

（6）癌症 DNA 中的線索

劍橋大學醫院的科學家們透過分析 1.2 萬名癌症患者的腫瘤 DNA，發現了新的癌症成因線索。研究揭示了不同患者癌症的突變源，如吸菸、紫外線等。劍橋大學腫瘤學系的 Andrea Degasperi 博士表示，發現了 58 種新的突變特徵，擴大了對癌症的理解。

（7）液體和合成活檢

活檢是診斷癌症的重要手段，但傳統方法侵入性強。液體活檢是一種更溫和的方式，透過血液樣本檢測癌症，而合成活檢則能在癌症早期階段進行檢測。

（8）CAR-T 細胞療法

CAR-T 細胞療法在白血病患者中取得了顯著成功。該療法透過提取患者的免疫細胞並改變其基因，使細胞能夠識別並摧毀癌細胞。賓夕法尼亞大學的研究表明，首批接受 CAR-T 細胞療法的兩名患者在 12 年後仍處於緩解期。

（9）對抗胰臟癌

胰臟癌通常在確診時已擴散，5 年生存率不到 5%。加州大學聖地牙哥醫學院開發了一種檢測技術，能夠識別 95% 的早期胰臟癌。研究利用細胞外囊泡中的生物標誌物來檢測 I 和 II 期胰臟癌、卵巢癌和膀胱癌。

（10）減少乳癌風險的藥物

英國國家衛生服務體系正在測試一種可能將女性乳癌風險減半的藥物。名為阿那曲唑的藥物透過阻斷芳香化酶來降低雌激素水準，已被用於治療乳癌，現在也用於預防。國家衛生服務體系執行長 Amanda Pritchard 表示，這項新計畫旨在利用現有藥物的全部潛力，挽救更多生命並改善生活。

MEMO

MEMO